健康长三角
理论与实践丛书

总主编 严隽琪

本书为国家社科基金项目"主动健康导向的重大慢性病健康管理四维协同机 ⋯⋯2023）的阶段性成果

U0270507

中国居民电子健康素养调查报告（2023）

蒋 锋　　吴一波 ——— 主编

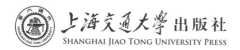

上海交通大学出版社
SHANGHAI JIAO TONG UNIVERSITY PRESS

内容提要

本书系"健康长三角理论与实践丛书"之一。全书分为上、下两编，以深刻的洞察和翔实的数据为基础，致力于揭示中国居民在电子健康素养方面的现状、挑战和机遇，从而推动居民电子健康素养的提高。上编通过梳理电子健康素养的发展背景、理论基础及作用，旨在向读者普及电子健康素养的相关知识。下编通过剖析不同人群在电子健康素养上的差异和共性，旨在勾勒出中国居民电子健康素养的全貌，希望为相关决策实践提供依据，为个性化的健康素养提升提供有力支持。本书适合对电子健康素养研究感兴趣的研究者，关切健康问题、有意于提高自我电子健康素养的读者阅读。

图书在版编目（CIP）数据

中国居民电子健康素养调查报告.2023 / 蒋锋,吴一波主编.-- 上海：上海交通大学出版社,2024.11

（健康长三角理论与实践丛书）.-- ISBN 978-7-313-31613-4

Ⅰ.R193-39

中国国家版本馆CIP数据核字第2024V08B19号

中国居民电子健康素养调查报告（2023）
ZHONGGUO JUMIN DIANZI JIANKANG SUYANG DIAOCHA BAOGAO 2023

主　　编：蒋　锋　吴一波

出版发行：上海交通大学出版社　　　　　　　地　　址：上海市番禺路951号

邮政编码：200030　　　　　　　　　　　　　电　　话：021-64071208

印　　制：苏州市越洋印刷有限公司　　　　　经　　销：全国新华书店

开　　本：710mm×1000mm　1/16　　　　　印　　张：18.5

字　　数：239千字

版　　次：2024年11月第1版　　　　　　　　印　　次：2024年11月第1次印刷

书　　号：ISBN 978-7-313-31613-4

定　　价：89.00元

健康长三角理论与实践丛书
编委会

总主编

严隽琪

编委会委员

（以姓氏笔画为序）

王会儒	邬惊雷	刘　涛	刘庭芳	汤　磊
许　速	李国红	吴英萍	吴建南	张录法
陈高宏	邵新华	范先群	胡　近	姜文宁
高　强	黄　丞	黄　震	康　琳	章晓懿
鲁　翔	魏　骅			

本书编委会

主　编

蒋　锋（上海交通大学健康长三角研究院）

吴一波（北京大学公共卫生学院）

副主编

明伟杰（香港城市大学传染病及公共卫生学系）

李　杰（首都医科大学附属北京友谊医院）

黄新城（华南理工大学新闻与传播学院）

编　委
（以姓氏笔画为序）

丁一潇（新疆石河子大学师范学院心理学系）

于文丽（吉林体育学院）

于镇婕（香港城市大学传染病及公共卫生学系）

马　莎（浙江中医药大学人文与管理学院）

刘　燕（济宁医学院公共卫生学院）

刘　薇（北京中医药大学中医学院）

刘迪玥（海南医科大学公共卫生学院）

齐佳乐（浙江大学传媒与国际文化学院）

麦剑荣（广州卫生职业技术学院）

苏增锋（安徽医科大学附属巢湖医院）

张　多（浙江大学传媒与国际文化学院）

张　佳（山东第一医科大学附属省立医院）

张云笛（复旦大学新闻学院）

张陈晓（河海大学公共管理学院）

陈　玲（南方医科大学深圳医院）

范思园（帝国理工学院公共卫生学院）

周小明（山东第一医科大学附属省立医院）

葛　蒲（北京中医药大学中医学院）

蒋俏蕾（清华大学新闻与传播学院）

曾雷霄（中国人民大学新闻学院）

谭　成（北京大学政府管理学院）

"健康长三角理论与实践丛书"序

我们每个人既是健康事业的建设者,又是受益者;既改变着健康环境,又受健康环境的影响。习近平总书记在2016年召开的全国卫生与健康大会上强调,要将健康融入所有政策,人民共建共享。2020年2月14日,习近平总书记在中央全面深化改革委员会第十二次会议上又强调,确保人民群众生命安全和身体健康,是我们党治国理政的一项重大任务。这为"健康中国"的实现指明了方向。

"全健康"需要摆脱单一的线性思维,身心兼顾、"防、治、康"并重,"医、工、理、文、体"一体化成为其重要的内涵。因为健康与科学知识、专业技术、药物器械等的进步有关,又与公共服务、金融服务、卫生政策、市场环境等系统的完善密不可分,所以现代健康事业离不开学科交叉、行业创新与全社会的合作,离不开大数据、互联网、精密机械、人工智能等高新技术的日新月异,离不开基层社会治理水平的不断完善;离不开优秀传统文化的挖掘承扬。"全健康"既是国家强盛的表现,更是国民福祉所系。

当今世界,各种要素的流动空前活跃,任何一个人、一个家庭、一个城市、一个省份,甚至一个国家都很难独善其身。在健康这个问题上,人类命运共同体的概念尤为突出。但从概念到现实,需要付出巨大的努力。长三角一体化已成为国家战略,长三角是在中国属于各方面基础条件较好的地方,如何能够在区域一体化方面率先作出探索,多省市协同,让长三角的老百姓尽快获得更普惠的高质量的卫生健康服务,让健康长三角成为健康中国的先行区，并形成经验，对全国的健康事业做出积极贡献，当是长三角的历史责任。

上海交通大学健康长三角研究院在2019年首届健康长三角峰会上宣告成立，这是区域协同、学科交叉的全新尝试，是上海交通大学积极承担社会责任和服务国家战略的充分体现，是该校勇于推进教育改革和开放式办学优良传统的继续。健康长三角研究院成立以来始终致力于贯彻落实"健康中国"和"长三角区域一体化"国家战略，立足长三角、放眼全中国，打造跨学科、跨部门、跨区域的政、事、产、学、研、创、智、用的开放式平台，力争边建设、边发挥作用。

正是基于此，上海交通大学健康长三角研究院决定推出"健康长三角理论与实践丛书"，旨在打造一套符合国情、凝聚共识、总结经验、推进合作的书系。本丛书将全面收集和梳理沪苏浙皖等省市在推动"健康中国"和"长三角区域一体化"国家战略进程中的主要举措、独特优势和角色定位，力图从体制机制、能力建设、人才培养以及风险监管等多个维度为各地推动健康长三角建设提供理论成果与实践借鉴。

期待"健康长三角理论与实践丛书"的推出，对推动健康领域研究，促进长三角健康事业发展，提升人民健康福祉，实现"健康中国"做出新贡献！

尹隽琪

2020年9月

前　言

随着公众对健康问题重视程度的提升,越来越多的学者开始深入研究电子健康素养,以促进个体获取、理解、运用基本健康信息与服务并做出正确的健康决策,从而提升个体健康水平。

电子健康素养(e-health literacy,eHL)是指人们通过网络搜集、理解和评价健康信息,并使用这些信息处理或解决健康问题的能力。在数字时代,个体需要适应并有效利用电子信息来提升自身的健康水平。电子健康素养不仅关注传统健康素养包含的内容,更强调在数字环境中获取、解读和应用健康信息的能力。

本书的主要目的在于通过梳理既有电子健康素养研究,调查不同人群电子健康素养现状,促使相关领域的实践者更好地理解电子健康素养的重要性及发展现状,推动该领域的进一步发展。本书综合了大量前人的研究成果,介绍了电子健康素养研究中常用的评估工具,调查了中国居民电子健康素养现状,希望这些内容可以为政策制定者、健康从业人员以及广大居民提供关于电子健康素养决策和实践的依据。

本书分为上下两编,以深刻的洞察和翔实的数据为基础,致力于揭示中国居民在电子健康素养方面的现状、挑战和机遇。上编通过梳理电子健康素养的发展背景、理论基础及作用,旨在向读者普及电子健康素养的相关知识。下编基于2023年中国居民心理与行为调查研究(PBICR项目),通过剖析不同人群在电子健康素养上的差异和共性,旨在勾勒出中国居民电子健康素养的全貌,希望为相关决策实践提供依据,为老年人、大学生、农村居民、慢性病患者及长三角地区居民健康素养的提升提供有力支持。

2023年中国居民心理与行为调查研究（PBICR项目）是由北京大学公共卫生学院社会医学与健康教育系、上海交通大学健康长三角研究院和山东省立医院联合发起的一项大规模、多中心、全国性横断面研究，立项单位为中国医药教育协会。PBICR项目聚焦于公众心理健康（如焦虑、抑郁、压力、人格特质、自我效能等）和健康相关行为（如吸烟、饮酒、运动、饮食、睡眠等）的综合研究。该项目的独特之处在于大样本和全国代表性，定期收集来自自然人群、特殊人群及专病患者的高质量微观数据，旨在分析中国居民的心理与行为问题，并推动全生命周期人群健康的跨学科研究。该项目自启动以来，已持续开展4年，调查设计严谨，抽样方法科学规范，涵盖范围广泛，并且质量控制严格。

基于多年累积的数据，PBICR项目初步揭示了我国公众心理与行为的变化趋势，为推动"健康中国"战略、保障人民身心健康、促进社会稳定与发展提供了关键依据。该项目的研究成果也为学术界提供了宝贵的实证数据和参考，为深化心理健康领域的理论与实践研究作出了重要贡献。

本书编写过程中，我和蒋锋教授、明伟杰教授、李杰、黄新城等人有过多次讨论、修改，并向编委会之外的专家请教，从而完成本书。在此，由衷地向本书的学术委员会顾问、委员及提供指导的各位专家、学者表示感谢！

本书作为调查报告，覆盖人群广、涉及内容繁杂，书中难免会有疏漏之处，敬请各行各界人士不吝赐教。

吴一波

2024年1月20日

目　录

上　编

下　编

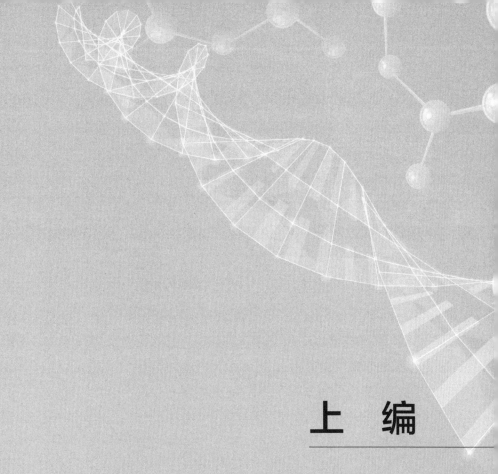

上　编

第一章

电子健康素养的内涵

第一节　电子健康素养的概念及内涵

互联网是目前发展最快的信息载体,健康相关的信息内容呈爆炸性增长趋势,越来越多的人通过互联网获取健康信息。为了更好地发挥网络在个体健康中的促进作用,减少不当网络健康信息带来的负面影响,电子健康素养(e-health literacy, eHL)逐渐引起研究者的关注,而今成为健康素养研究的新领域。在信息化时代下,如何提升公众的相关技能以使其充分利用电子健康资源,即如何提高公众的电子健康素养变得越来越重要。

2001年,加拿大学者艾森贝克(Eysenbach)首次提出"电子健康"(electronic health, e-health)的概念。"e-health"是医学、公共卫生、网络信息、传媒等学科的新兴交叉领域,具体指通过互联网相关技术来增强卫生服务和信息传递,通过使用信息和通信技术来提高当地的、地区和全球的卫生保健水平[1][2]。恩格(Eng)将电子健康定义为"使用信息和通信科技,尤其是互联网,来改变健康和卫生保健"[3]。电子健康相关概念一经提出便迅速引起学术界的关注,引得众多学者争相研究。其间,电子健康概念不断发展。直到2005年,世界卫生组织(World Health Organization, WHO)明确将"e-health"定义为"通过电子方式传播卫

---

① 董莹,陈锐,程瑾.电子健康素养内涵探析[J].中国健康教育,2011,27(7):542-545.

② EYSENBACH G. What is e-health? [J]. Journal of Medical Internet Research, 2001, 3(2): e20.

③ ENG E BROWNING. Electronic health literacy: expanding the digital divide into the field of health information [J]. Journal of Medical Internet Research, 2012, 14(5): e19.

生资源和卫生保健，使卫生专业人员和消费者能够传播和获取健康信息"。WHO就电子健康概念给出的明确定义再度引发相关研究热潮，也奠定了电子健康素养概念的基础。

随着数字时代的高速发展，健康素养数字化进程也被急速推进。"数字健康素养""移动健康素养"逐渐成为评估公民健康素养的新指标。此后有专家提出"电子健康素养"。电子健康素养由于拥有健康素养和互联网的协同优势，从而凸显其重要作用。电子健康素养随着人们健康意识的觉醒和互联网的诞生而出现，随着人们健康意识的转变以及互联网高速发展和普及而成为研究热点。随着健康关口前移、人们健康素养的提升和人工智能的发展，电子健康素养也必将成为当下及未来人们生活中必备的生存技能。

一、电子健康素养的概念、内涵和测量方法

电子健康素养是指人们通过网络搜集、理解和评价健康信息，并使用这些信息处理或解决健康问题的能力[1]。这一概念于2006年由加拿大学者诺尔曼（Norman）等[2]首次提出，其核心理论是自我效能感。自我效能感是人们对自身能否利用所拥有的技能去完成某项任务的自信程度，也是对自我行为能力的认知和评价。同年，诺尔曼提出电子健康素养的理论框架——百合模型（lily model）。该理论模型包括基本文化素养、健康素养、信息素养、科学素养、媒介素养和计算机素养6种核心素养。其中，基本文化素养、媒介素养和信息素养为分析型素养，适用于广泛的信息源；计算机素养、科学素养及健康素养为特定情境型素养。6种核心素养通过电子健康素养这一概念紧紧联系在一起。但是该模型没有描述其使用背景，且并不包含交互性内容。

---

[1] 董莹,陈锐,程瑾.电子健康素养内涵探析[J].中国健康教育,2011,27（7）: 542-545.

[2] NORMAN C D, SKINNER H A. eHEALS: the ehealth literacy scale[J]. Journal of Medical Internet Research,2006, 8(4): e27.

　　此后，不断有学者补充和完善电子健康素养的概念，在百合模型的基础上，电子健康素养综合模型、电子健康素养交互模型等理论模型相继被提出并加以应用。随后，范德沃德(van der Vaart)等提出电子健康素养综合模型，描述了不同背景下如何有效地调节患者与服务者之间的沟通，从而提高患者的电子健康素养。该模型主要强调健康问题的解决，还需具备语境素养、文化素养和沟通技能①。电子健康素养交互模型解释了患者需要信任和使用电子健康服务，并与电子健康服务提供方积极沟通交流，从而提高获取、理解、评价和应用电子健康信息的技能。除了从患者角度构建模型外，凯泽（Kayser）等从电子健康产品开发者的需求出发，构建了电子健康素养用户—任务—背景扩展模型。该模型认为应从卫生保健消费者的需求和技能层面，提高其电子健康素养②。可见，电子健康素养是多层次、融合多种素养的内涵体系。

　　2015年，鲍蒂斯塔（Bautista）在诺尔曼百合模型的基础上进一步将电子健康素养置于人的生命周期大背景下，并与生活质量相联系，认为电子健康素养是"在个体和社会因素作用下，使用数字技术获取、理解、交流和应用健康信息的能力，目的是在整个生命周期内维持和提高生活质量"③。

　　电子健康素养的概念是不断发展的。吉尔斯塔德（Gilstad）将文化和情景因素考虑在内，将电子健康素养定义为"为能够辨别和明确健康问题，且具备在不同的文化、社会和情境中寻求、理解、交流、评估和应用健康信息与移动技术，批判性地运用这些知识来解决健康问题的

① VAN DER VAART R, VAN DEURSEN AJ DROSSAERT CH, et al. Does the e-health literacy scale (eHEALS) measure what it intends to measure? Validation of a Dutch version of the eHEALS in two adult populations [J]. Journal of Medical Internet Research, 2010, 13(4): e86.

② KAYSER L, KUSHNIRUK A, OSBORNE RH, et al. Enhancing the effectiveness of consumer-focused health information technology systems through ehealth literacy: a framework for understanding usersneeds [J]. JMIR Human Factors, 2015, 2(1): 9-14.

③ BAUTISTA J R. From solving a health problem to achieving quality of life: redefining e-health literacy [J]. Journal of Literacy and Technology, 2015(16): 33-54.

能力"①。2018年，佩奇（Paige）考虑到网络环境的动态性，认为电子健康素养是"在动态环境因素的作用下，从网络环境中定位、理解、交流和评估健康信息，并将获得的知识应用于改善健康的能力"②。电子健康素养的概念根据个人和环境因素的变化而变化，包括个人健康状况、人们寻求健康信息的目的和他们选择获取健康信息的技术。

　　科学准确的电子健康素养评估为电子健康发展提供了基础，选择恰当的测量工具至关重要。国外学者从不同角度对电子健康素养概念进行了界定，并在此基础上开发了多种电子健康素养测量工具。我国电子健康素养的相关研究才刚起步，大多学者选择国外最初版的测量工具在各类人群中进行调查研究。2006年，诺尔曼首次公开发表了电子健康素养量表（e-HEALS）③，引起了医学领域学者的广泛关注。目前e-HEALS已经被翻译成多国语言，在老年人、学龄儿童和慢病患者等人群中进行测试和验证，是目前使用最广泛的电子健康能力测评工具。本书即采用该电子素养量表，用以衡量个人电子健康素养。该量表为李克特5级评分量表。从"非常不同意""不同意""不确定""同意""非常同意"分别赋分1分、2分、3分、4分和5分。我们的调查从原始的8个条目进行筛选，保留了其中5个条目，分别为："我知道网上哪里可以找到有用的健康资源"；"我知道如何在网上找到有用的健康资源"；"我知道如何利用网上的健康信息来帮助自己"；"我具备评价网上健康资源好坏的能力"；"我有使用网络信息来做出健康决策的自信"。上述5个条目分属3个维度，分别是网络健康信息与服务的应用能力、评判能力和决策能力。

① GILSTAD H. Toward a comprehensive model of e-health literacy [EB/OL]. (2018-12-30) [2024-01-20]. http://ceur-ws.org/Vol-1251/paper7.
② PAIGE SR, STELLEFSON M, KRIEGER JL, et al. Proposing a transactional model of ehealth literacy: concept analysis [J]. Journal of Medical Internet Research, 2018, 20(10): e10175.
③ NORMAN C D, SKINNER H A. eHEALS: the ehealth literacy scale [J]. Journal of Medical Internet Research, 2006, 8(4): e27.

近年来,国内学者除了引进e-HEALS 在不同人群中进行电子健康素养测量外,也有学者针对不同人群开发本土化的数字健康素养量表。2013年,北京大学公共卫生学院将 e-HEALS 进行汉化,并用于分析高中学生的电子健康素养,验证量表具有比较理想的信效度[1]。吴颖敏等从医疗健康类App使用意愿的角度出发,基于增权理论对最初的电子健康素养量表进行修订,增加认知、沟通、移动设备使用3个方面的内容,共12题,研制出移动版电子健康素养量表[2]。唐增等结合电子媒介健康素养的理论和e-HEALS,编制了适合我国高校学生的电子媒介健康素养量表[3]。刘思奇等以电子健康素养交互模型为理论基础,针对老年人的特点开发了社区老年人数字健康素养评估量表[4]。目前尚未见针对患病人群电子健康素养的研究,也缺乏评估患病人群电子健康素养的工具。电子健康素养的测评方法虽已趋于多样化,但电子健康素养量表仍是目前无法替代的测评工具。

二、电子健康素养的作用

随着互联网的普及和使用,互联网取代传统媒介成为人们获取健康知识的主要渠道。而互联网资源只有被充分、合理地使用时,其价值才得以实现。因此,这对人们提出了新的要求,即需具备一定程度的电子健康素养。电子健康素养作为一项重要的技能在居民健康领域发挥着多方面作用。一方面,人们能在日常生活中做出涉及保健、预防疾病和促进健康的良好判断和决策,强化获取、理解、应用与评价健康信息

---

[1] 郭帅军,余小鸣,孙玉颖,等.eHEALS健康素养量表的汉化及适用性探索[J].中国健康教育,2013,29(2):106-108.

[2] 吴颖敏,张媚,朱良艳.消费者电子健康素养评估及在移动医疗中的应用[J].消费经济,2017,33(1):90-96.

[3] TANG Z, WANG F, FU H. Development and assessment on the e-health literacy scale for college students [J]. Chinese Journal of Health Education, 2014, 30(1): 35-38.

[4] 刘思奇,付晶晶,孔德辉,等.社区老年人数字健康素养评估量表的编制及信效度检验[J].护理研究,2021,35(23):4169-4174.

的动机及能力；另一方面，医护人员可以通过对患者电子健康素养的评估，来提供与其能力相匹配的电子健康服务，从而改善医疗健康领域的预防、诊断、监控、治疗和管理等一系列服务，为医患双方进行长期、实时、紧密的沟通提供了可能[①]。当前，慢性病已成为危害居民健康的重要公共卫生问题之一，且老年人是慢性病的主要患病人群，占比高达70%以上[②]。《健康中国行动（2019—2030年）》提出，要利用互联网技术加快推进老年健康促进活动，以最大限度地减少慢性病患者的就医障碍，提高老年人的生活质量。因此，提高人们的电子健康素养至关重要。越来越多的国内外研究[③④⑤⑥]表明，高水平的电子健康素养不仅能直接推动居民对电子健康信息的有效利用，还有助于提高其健康知识水平，养成健康生活方式。针对电子健康素养的研究也有助于卫生从业者了解健康消费人群的需求及网络健康产品的接受度，从而提供与服务对象电子健康素养相匹配的健康信息与服务，最终促进全民健康。

三、国内外电子健康素养研究概述

国外对电子健康素养的研究较早，而且覆盖人群也比较广泛，包括学生、普通人群以及患者等。目前国内有关电子健康素养的研究对象多集中于学生和老年人群体。2021—2022年，国内某三级甲等医院老年

① 王刚，高皓宇，李英华.国内外电子健康素养研究进展[J].中国健康教育，2017，33（6）：556-558.
② 戴子莹，黄浠婷，毛翠，等.老年慢性病患者电子健康素养现状及影响因素的研究进展[J].护理与康复，2023，22（8）：93-97.
③ XIE L, ZHANG S, XIN M, et al. Electronic health literacy and health-related outcomes among older adults: a systematic review [J]. Preventive Medicine, 2022(157): 106997.
④ REFAHI H, KLEIN M, FEIGERLOVA E. E-health literacy skills in people with chronic diseases and what do the measurements tell us: a scoping review [J]. Telemedicine and e-Health, 2023, 29(2): 198-208.
⑤ 余良梦，杨巧芳，辛菊花，等.基于结构方程模型的中青年急性心脑血管事件高危人群健康促进行为影响因素分析[J].中国慢性病预防与控制，2023，31（12）：917-921.
⑥ 邝宏达，李间，谷正杰，等.电子健康素养在大学生心理健康与网络心理求助行为间的中介效应[J].中国健康心理学杂志，2023，31（12）：1876-1880.

患者移动端注册总量达215 731人次,线上诊疗总量达79 211人次,老年患者使用智能导诊累计交互136万次,老年患者对互联网医疗的使用次数逐渐增多[①],但仍存在获取疾病信息能力缺失、互联网操作能力欠佳、自我管理动力不足等问题,严重影响老年慢性病患者自我疾病管理能力的提升[②]。从电子健康素养维度得分来看,电子媒介健康获取能力条目均分最高,电子媒介健康实践能力条目均分最低。这与唐增[③]等的研究结果一致。电子媒介健康实践能力得分较低,说明大学生不能准确有效地将网络健康知识转化为健康行为,提高大学生对电子健康知识的应用能力迫在眉睫。现阶段有关电子健康素养的研究内容主要围绕搜寻行为、网络健康信息及其利用展开,调查不同人群的电子健康素养水平并分析其影响因素。研究发现,影响学生电子健康素养水平的主要因素包括身体状况、家庭结构、家庭经济、网络社会支持等;影响老年人电子健康素养水平的主要因素包括年龄、性别、教育程度、婚姻状况和文化障碍等。电子健康素养较差的个体往往年龄较大,患有的慢性疾病也较多。同样,受教育程度较低的人会较少地实施电子健康行为。影响不同人群电子健康素养水平的因素有共同之处,但也存在一定的个体差异[④][⑤]。

四、电子健康素养的干预措施

国外已经对电子健康素养理论和将其应用于干预进行了深入研究,应用效果良好。而国内相关研究较少,干预样本量较少,时间较短,

---

① 四川大学华西医院门诊部多措并举应对老年就医数字鸿沟 [J].Chinese Journal of Reparative and Reconstructive Surgery, 2022, 36(11): 1445-1446.

② 胡宇帆,陈璐,邓悦,等.老年慢性病病人电子健康素养现状及影响因素 [J].护理研究,2023, 37(19): 3442-3447.

③ 唐增,王帆,傅华.高校学生电子媒介健康素养量表的编制及评价 [J].中国健康教育,2014, 30(1): 35-38.

④ SMITH B, MAGNANI J W. New technologies, new disparities: the intersection of electronic health and digital health literacy [J]. International Journal of Cardiology,2019(292): 280-282.

⑤ 厉锦巧,冯国和,张伟,等.电子健康素养理论及干预的研究进展 [J].中华护理教育,2019,16 (4): 279-283.

干预效果的持续性有待进一步验证；个体的电子健康素养差异较大，缺乏个体化的电子健康素养干预方案；电子健康素养干预方案缺少一定的标准。干预对象的选择标准也需完善，干预方案可从线上线下相结合的形式出发，根据前期评估结果，对电子健康素养进行针对性干预，实时评估电子健康素养以调整干预时长，通过反复实践，进一步评判干预方案的有效性。

例如，对于大学生而言，在校期间即可接受一系列的指导，接受提高电子健康素养的干预措施，重点聚焦于电子健康素养培训和专业健康网站的使用，帮助大学生群体了解、熟悉获取健康信息的途径，掌握甄别健康信息真假的能力，以及健康信息的具体转化应用，指导团体主要由医生、护士、营养师等人员组成。对于患者而言，医生可以为其提供一份可靠和值得信赖的网站列表，指导患者使用专业网站进行健康信息搜集，当患者遇到问题时，可向相关医护人员咨询。对于老年人而言，特别是患有慢性病的老年人，分别从政府、在线健康信息平台及老年用户3个维度阐述健康信息与适老化改造方案：严格监管在线健康信息平台；监督网络运营商，确保网络通信畅通稳定；定期组织开展信息素养培训，举办健康信息应用学习讲座，向老年群体推广普及健康信息应用，开展识别虚假健康信息的线下或线上教学，提升老年用户群体的电子健康信息素养；规范行医人员的职业行为。同时，政府和医疗机构合作，在网上提供权威的、可信度高的健康信息来引导和指导患者，对于虚假信息或者有误导的信息应该及时进行处理，多种干预途径并用，多方协作，进而提高民众的电子健康素养。

五、展望

目前，国内外对于电子健康素养的研究不断深入，关于电子健康素养的文献发表量呈急剧上升趋势，研究人员对居民电子健康素养越来越重视。电子健康素养的研究热点可分为两部分。研究初期主要是基于电子健康概念、互联网技术及远程医疗等理论性研究。随着理论研究的逐渐深入与完善，近年来，电子健康素养的研究逐步向干预性研究转变，且更侧重于疾病预防性研究与患者心理、行为干预。在网络咨询发展迅速的今天，电子健康素养已经成为一项重要的能力指标，它直接影响了居民通过网络对健康信息的获取、使用以及做出相关的健康抉择。2016年10月，中共中央、国务院印发《"健康中国2030"规划纲要》，指出要全面建成统一权威、互联互通的人口健康信息平台，规范和推动"互联网+健康医疗"服务，创新互联网健康医疗服务模式，持续推进覆盖全生命周期的预防、治疗、康复和自主健康管理一体化的国民健康信息服务。国家层面的多个政策文件强调通过智慧医疗、信息平台建设、医疗大数据应用等多种"电子"途径，从供给侧与需求方双向出发，提高人民健康水平，提升我国居民电子健康素养水平势在必行。

第二节　电子健康素养的来源及延展

随着人民健康意识和水平的提高，以及数字化时代下健康促进措施的演进，电子健康素养已经成为衡量居民利用电子健康信息维护和促进自身健康能力的重要手段。鉴于当下电子健康素养在我国仍处于研究初期，要进一步评价和研究电子健康素养，不仅仅需要知晓其概念和内涵，还需要知晓其来源和延展。

一、电子健康素养的来源

电子健康素养不是一个新概念，自21世纪初起，学者们就进行了大量与此相关的研究。2001年，加拿大学者艾森贝克提出"电子健康"（e-health）的概念[①]。这是电子健康素养的根源，类似于"健康"与"健

---

① EYSENBACH G. What is e-health? [J]. Journal of Medical Internet Research, 2001, 3(2): e20.

康素养"的关系。此后，电子健康相关研究如雨后春笋般涌现，各个国家和地区也越来越重视电子健康，期望通过互联网实现健康促进。2005年，世界卫生组织将"e-health"正式定义为"通过电子方式传播卫生资源和卫生保健，使卫生专业人员和消费者能够传播和获取健康信息"。这使得国际上对于电子健康及电子健康素养研究的热情高涨，进一步促进了电子健康在全世界范围的推广和应用。2006年，加拿大学者诺尔曼等提出电子健康素养这一概念[①]，他们认为电子健康素养可被解释为从电子资源中搜索、查找、理解、评鉴健康信息，并将所获取的信息加以处理、运用，从而解决健康问题的能力。诺尔曼在提出电子健康素养时，对其进行深入剖析，同时提出了电子健康素养相关的6种核心素养。这6种核心素养没有明显界限，相辅相成，又都围绕电子健康素养展开，如同一朵百合花，故称为"百合模型"。该模型一经提出，迅速得到了不少学者的认可，他们在此概念和模型的基础上延展出很多研究，不乏相关量表的开发、应用等。

电子健康素养作为健康促进的重要内容，多方面因素促成了这一概念的提出和相关研究的推进：① 人们日益重视健康问题和生活质量的提高；② 伴随着消费者至上主义的流行，人们掌控自己生活的愿望日益强烈；③ 与健康教育相关的传统说教策略效果有限；④ 人们认识到许多健康问题与个人生活方式相关；⑤ 网络技术和传媒技术的发展，促进了健康相关内容的电子信息化；⑥ 在自我保健与妇女运动的影响下，要求权利分配向个人转移；⑦ 世界经济环境恶化使医疗项目和高科技卫生保健面临更大的压力；⑧ 针对健康问题的社会学、行为学和教育学研究不断深入；⑨ 针对健康的整体性有了更深刻的认识。

在过去20年中，不同学者提出了各自关于电子健康素养的定义，

---

① NORMAN C D, SKINNER H A. E-health literacy: essential skills for consumer health in a networked world [J]. Journal of Medical Internet Research, 2006, 8(2): e9.

部分定义差异明显,但这些差异只是视角和侧重点不同,没有根本性冲突。随着时代的进步,网络信息技术的快速更新迭代和健康信息的推陈出新,电子健康素养相关理论也在不断演进。鉴于诺尔曼提出电子健康素养的重要意义以及在此基础上涌现的后续研究,本书目前仍沿用诺尔曼提出的电子健康素养相关理论。

二、电子健康素养的延展

(一) 健康信息素养

2015年12月30日,《中国公民健康素养 —— 基本知识与技能(2015年版)》[①]首次提出了我国对健康信息素养的定义,即个体获取、理解、甄别、应用健康信息的能力。此定义除了强调健康信息的获取、理解和应用外,还首次将真伪健康信息的甄别作为主要的衡量指标。可见,健康信息的甄别能力是公众健康信息素养的重要方面。在数字化时代,大量的健康信息对于个人健康决策和健康管理具有重要意义。提高个体的健康信息素养能力,可以促使个人能够理解和评估健康信息的质量,准确、科学地获取健康知识,并在医疗决策和健康管理中做出明智选择。

近10年来,以移动互联网、社交网络、云计算、大数据为特征的第三代信息技术架构蓬勃发展。与此同时,在数字化时代,错误和虚假的信息将对信息资源配置、公共卫生、环境保护、社会安全以及社会凝聚力产生重大威胁[②]。面对上述问题和威胁时,需要具备一定水平的健康信息素养的公民参与批判性地解构虚假信息和伪科学信息,做出正确合理的科学判断。相比于电子健康素养,健康信息素养更侧重信息分析型

---

① 中国公民健康素养—基本知识与技能(2015年版)[J].中国健康教育,2016,32(1): 94-95.

② ZONGMIN L, YE Z, XINYU D, et al. How does the development of COVID-19 affect the public's engagement to fake news rebuttal microblogs? [J]. Telematics and Informatics, 2023, 5(11): 79-84.

素养，强调从庞杂的信息源中筛选和鉴别适宜的健康信息。另外，不同于电子健康素养是面对患者或需求人员的评估，健康信息素养的评估人群可涵盖信息提供者、医生或是需求人员。如信息提供者的健康信息素养要求其在提供健康信息时遵循科学、真实等原则，避免提供有害信息、虚假信息和诈骗信息等。对于医生而言，循证医学是健康信息素养的最佳体现，它要求医生慎重、准确地应用目前所能获得的最佳研究证据，同时结合临床医生个人的专业技能和长期的临床经验，并考虑患者的价值观和意愿，以制订具体的治疗方案。对于需求人员而言，如患者，健康信息素养类似电子健康素养。[①]

健康信息素养[②]较电子健康素养强调的健康信息获取途径更为宽泛，除了包含网络和社交媒体等电子途径外，还包括诸如广播、电视、报纸、书籍等传统媒介和其他不同类型的获取途径。因此，电子健康素养可以看作是一种特定环境下的健康信息素养。

（二）数字健康素养

数字健康[③]拓展了电子健康的内涵，它包括数字技术在健康领域的其他用途，如物联网、高级计算、大数据分析和人工智能。美国食品和药物管理局（FDA）将数字健康定义为"范围广泛，包括移动健康（m-health）、健康信息技术、可穿戴设备、远程医疗以及个性化医疗"。区别于传统的纸质媒介的健康数据储存方式，数字健康通过可穿戴的、便携的、可摄入的设备，使得医疗数据能够在病人、家属和医生之间顺畅流动，从而通过信息技术手段满足患者的个性化需求，提高医院卫生保健服务的质量和水平，为病人带来医疗便利。研究认为，数字健康素

[①] 赵烨,陈辉,邹聪,等.成年网络用户电子健康素养与健康信息搜寻行为的关系研究[J].中国健康教育,2018,34(9):812-816.

[②] 张秀,李月琳.健康信息素养：概念辨析与相关研究进展[J].文献与数据学报,2020,2(2):78-88.

[③] 王刚,高皓宇,李英华.国内外电子健康素养研究进展[J].中国健康教育,2017(6):556-558.

养概念是从电子健康素养概念上发展而来的。数字健康素养是指从电子资源或数字环境中寻找、查找、理解和评估健康信息，并将所获得的知识应用于解决健康问题的能力①。

随着健康数据的数字化和信息共享的推进，个人隐私和数据安全成为重要的问题。因此，数字健康素养还需要关注个体在使用电子健康工具时保护个人隐私和数据安全的能力，如了解隐私政策、掌握数据共享的风险和采取必要的保护措施②。数字健康素养不仅仅是操作数字健康工具和平台的能力，还包括了数字隐私保护、数据安全防护、信息安全意识、数据分析等方面的能力。数字健康素养要求个人具备对数字安全的认知和保护意识，能够合理利用数字技术进行健康数据的收集和管理，并能够理解和分析这些数据，从中获取有益的健康信息。

三、医疗健康科技和数字医疗对电子健康素养的新要求

（一）医疗健康科技的发展

随着科技的不断进步，医疗领域也出现了许多新兴的数字健康技术和工具，如远程医疗、人工智能辅助诊断、智能医疗设备等，这使得个性化医疗和健康管理成为可能。电子健康素养也需要适应和拥抱这些新兴技术③。数字疗法等数字健康新工具将为全人全域全程健康管理提供全新的解决方案，或将成为新时代推进高质量医疗健康服务发展的主要模式。通过学习和掌握这些技术，个人能够更好地使用数字健康工具，并与医疗保健系统进行互动，实现自主健康管理。因此，在新兴技术不断发展的新时代，熟悉相关的健康信息平台、可穿戴设备、远程

---

① 韩雨廷，吕筠，余灿清，等.数字公共卫生的进展与应用[J].中华流行病学杂志，2022，43（6）：791-797.

② CHUNG J Y. Digital therapeutics and clinical pharmacology [J]. Translational and Clinical Pharmacology, 2019, 27(1): 6-11.

③ ROBERTO VERNA. Digital therapeutics—what they are, what they will be [J]. Acta Scientific Medical Sciences, 2020, 5(7): 1-9.

患者监护以及应用程序和网站显得格外重要，这需要个人有较高的电子健康素养。

1. 数字化健康信息平台

当下网络成为人们获取健康信息的重要途径，搜索引擎成为最常用的健康信息搜寻渠道。其中，专业医疗平台（商业健康网站、医院或官方机构网站）和社交媒体（如论坛、聊天工具）是重要的渠道[①]。数字化健康信息平台作为电子健康信息的重要来源，为用户提供丰富多样的健康知识、在线诊疗、健康管理等服务。这些平台集合了大量的医疗健康数据，并通过算法进行分析和整合，向用户提供个性化的健康建议和管理方案。用户可以通过这些平台获取专业的医疗咨询、健康检测结果等，增强对自身健康状况的了解，并做出相应的调整和管理。

相比于中老年人群，数字化健康信息平台更倾向于服务年轻人群，但中老年群体更需要健康科普服务来促进和维护健康，因此亟须打破受众壁垒，在更多中老年群体中推广这一服务。在线健康社区、移动健康管理程序等提供的同伴支持服务、医患互动平台、辅助工具，有助于提高中老年居民使用网络来解决健康问题的技能和水平。因此，加强面向老年人的电子健康素养教育是必然趋势，同时数字化健康信息平台在提供健康信息时，需要提供适老化选择，如适老化显示、简化操作流程、提升视听交互效能。

2. 智能穿戴设备

智能穿戴设备（如智能手环、智能手表）通常都具有丰富的智能感知和先进的通信能力，可以实时跟踪和监测用户的日常行为活动、地理位置和健康状况，实时监测个人的健康指标（如心率、血压、睡眠质量等），并将数据传输到手机或电脑等设备上进行分析。这些设备的普及

---

① DANG A, ARORA D, RANE P. Role of digital therapeutics and the changing future of healthcare [J]. Journal of Family Medicine and Primary Care, 2020, 9(5): 2207-2213.

使得个人能够更加方便地获取自身健康数据,并有针对性地改善生活方式和健康管理方式[①]。

使用智能穿戴设备监测健康状况的用户对自身健康诉求更高,更注重健康维护和促进,也具备一定的电子健康素养。目前市场上大多数智能穿戴设备需要使用者规范穿戴,并且需要保持信息传输渠道通畅,使用者自行查阅回报的健康信息。正确地使用智能穿戴设备和充分发挥其作用来促进健康,需要使用者有较高的电子健康素养。

3.移动健康应用程序

移动健康应用程序的兴起为人们电子健康素养的提高提供了便捷的渠道。这些应用程序提供了丰富的健康管理功能,如健康日记记录、饮食管理、运动跟踪等。用户可以通过这些应用程序监测自己的健康状况、设定健康目标,并获得相应的建议和反馈。移动健康应用程序的推出与智能手机和移动互联网的普及密切相关,为用户提供了个性化、随时随地的健康管理服务。

移动健康应用程序与智能穿戴设备具有相似之处,其用户均有较高的健康诉求和电子健康素养;不同之处在于有无硬件设备的支持。因此,移动健康应用程序的有效应用更需要使用者配合,需要使用者有更高的依从性、自我驱动力和电子健康素养。

(二) 数字医疗和数字疗法

在国家大力推动科普和科创两翼齐飞的背景下,以5G、云计算、大数据、远程医疗和人工智能等为代表的数字技术发展迅速,数字化赋能医疗服务的价值不断显现。数字医疗(digital medicine)是由循证医学基础支持的软件或硬件产品组成,能够用来测量或干预人类健康,包括数字诊断、数字生物标志物和远程患者监测设备等。随着人工智能、物联网、区块链等数字技术的不断赋能,传统的医疗卫生服务逐渐升级为

① 张坤,王文韬,谢阳,等.我国电子健康研究进展[J].图书馆论坛,2018(8): 84-92.

数字健康服务共同体[①]。医生以医疗健康大数据为基础要素，通过智能化输出标准诊断方案，形成患者医疗健康信息的数字画像，实现智能化健康管理。另外，数字流动医院、数字化诊室的广泛应用，为家庭医生签约、到家看护、邻里互助提供了智能化、便利化的新载体，推动数字健康服务普惠、均等、共享。

数字疗法可以单独使用，也可以与药物、医疗器械或其他疗法配合使用，以优化患者护理效果和健康结局[②]。数字化技术赋能让慢病健康管理线上线下的壁垒日渐消融，在生活方式健康管理、脑健康、"三高"共管等应用场景中的一体化发展趋势渐显；人工智能赋能医疗健康，促进传统医疗健康智慧化转型，全国三级医院健康管理医学学科建设依托智慧健康管理步入快车道，老年健康管理数字化发展趋势明显。与此同时，医疗行业也存在数据安全风险。如何兼顾便利性与安全性，将是伴随智慧医疗发展的永恒课题。

数字医疗和数字疗法不仅仅要求患者有较高的电子健康素养，同时要求医生有更高的电子健康素养，以便为患者提供数字健康服务，应用数字疗法提升治疗效果。

总之，在新一代信息技术迅猛发展的形势下，人们所接收到的健康信息具有动态性特征。因此，电子健康素养将会是大健康时代下每个人所必需的能力，提升大众电子健康素养的重要性不言而喻。未来，随着科技的进一步发展和应用，电子健康素养将在个人健康管理中发挥越来越重要的作用。因此，我们应该重视电子健康素养的教育和普及。学校、医院、社区等各类组织应该加强对公众的电子健康素养教育，让更多人掌握使用数字化健康工具的知识和技能，提升个人的健康管理

[①] DUNN P, HAZZARD E. Technology approaches to digital health literacy [J]. International Journal of Cardiology, 2019(293): 294-296.

[②] YANG K, HU Y, QI H. Digital health literacy: bibliometric analysis [J]. Journal of Medical Internet Research, 2022, 24(7): e35816.

水平。同时,政府部门也应该加大对数字健康和相关技术的投入,促进数字化医疗的发展,为公众提供更好的数字化医疗服务。电子健康素养不仅是个人健康管理的重要组成部分,也是数字化时代个人信息素养的重要方面。随着科技的不断发展和应用,电子健康素养将不断延伸和拓展,为健康科技和医疗保健带来新的机遇和挑战。

第二章

电子健康素养的评估

第一节　电子健康素养相关理论要点

　　电子健康素养逐渐成为人们追求全面健康不可或缺的一环,涵盖了知识和技能、信念和态度、行为以及模型构建等多个方面。在数字化时代,个体对于电子健康知识和技能的需求不断增加。从了解健康信息到合理利用健康应用程序,个体需要掌握多样的电子健康工具,以更全面地了解和管理自己的健康状况。信念和态度在塑造个体电子健康素养方面起着关键作用。个体的行为是其电子健康素养的实际体现,包括对健康信息的主动搜索、使用健康应用的频率以及对电子健康工具的积极利用等方面。通过培养良好的健康行为,个体不仅能够更好地理解自身的健康需求,还能更有效地预防疾病和提高生活质量。模型构建是电子健康素养研究中的关键领域,建立科学的理论模型有助于更好地理解电子健康素养的本质。本节将对以上内容进行分析,为电子健康素养的提升提供理论支持。

一、电子健康素养相关知识和技能

（一）基本读写能力

　　基本读写能力是一个人在日常生活和职业生涯中所必需的核心技能,也是电子健康素养所需的基本技能,主要涵盖了阅读、写作和交流等方面。

　　1.阅读

　　阅读是指个体对各种形式的文本的理解能力,如文章、书籍、报纸和电子文档、网页内容等，以获取信息和知识①。阅读能力还涵盖了理解、分析能力，以及从文本中提取重要信息的能力。通过阅读医学文献、医疗手册、药物说明书和健康新闻等信息，个体可以更好地了解疾病及其症状、治疗和预防方法等。

2. 写作

写作能力是指个体利用文字表达思想和观点的能力，例如书写病历、健康日记和病历报告等。书写和记录电子健康信息可以帮助患者及时跟踪自身健康状况，并与医疗专业人员进行有效交流②。

3. 交流

交流主要是指通过语言表达思想、传递信息的能力，例如演讲、讨论、会议、日常对话等，包括发音正确度和清晰度、表达能力等③。在医患交流的过程中，良好的表达能力和倾听能力都是非常重要的。医生应以耐心的态度聆听患者的描述，以便更好、更全面地了解患者的病情、病史和疾病对患者的生活质量造成的影响④。反之，患者也需要清楚地描述他们目前出现的疾病症状、对疾病的担忧和治疗期望。这种相互尊重和理解的交流有助于增强医患之间的信任度。此外，医生应选择恰当的表达方式，以通俗易懂的语言向患者传达医疗信息，如药物使用方法，不同治疗方式的选择、风险和效益，从而使患者更有可能参与共同的治疗决策，并具有较高的治疗依从性⑤。

---

① KOCH-WESER S, RUDD R E, DEJONG W. Quantifying word use to study health literacy in doctor-patient communication [J]. Journal of Health Communication, 2010, 15(6): 590−602.

② 闻武. 浅谈大数据时代电子健康档案云服务建设[J]. 中国信息化, 2023（9）: 104−105.

③ NOURI S S, RUDD R E. Health literacy in the "oral exchange": an important element of patient-provider communication [J]. Patient Education and Counseling, 2015, 98(5): 565−571.

④ BERKHOF M, VAN RIJSSEN H J, SCHELLART A J M, et al. Effective training strategies for teaching communication skills to physicians: an overview of systematic reviews [J]. Patient Education and Counseling, 2011, 84(2): 152−162.

⑤ LEE S J, BACK A L, BLOCK S D, et al. Enhancing physician-patient communication [J]. Hematology Am Soc Hematol Education Program, 2002(1): 464−483.

在迅速发展的互联网时代，人们创造了一系列旨在促进健康和提供医疗保健的工具。然而，这些工具需要一定的读写能力才能有效使用[①]。读写能力反映了个体的综合素质，它是动态变化的。教育水平的提升，可增强个体的读写能力，有助于个体使用电脑、智能手机读写电子邮件或在互联网搜索以获得有效的信息[②]。

（二）信息素养

互联网时代的快速发展要求我们具有较强的自主学习能力。钟志贤认为信息素养是除了"阅读、写作、计算"三种基本能力之外的第四种基本能力，是自主学习的基本条件。处于互联网新时代的居民应该合理、负责地运用现代化信息技术进行终身学习和合作性学习，培养良好的信息素养[③]。

2015年12月30日，我国发布《中国公民健康素养基本知识与技能（2015年版）》，首次提出健康信息素养的概念，即个体获取、理解、评价与应用健康信息的能力。若要提高电子健康素养，这就要求我们需要做到以下几点。

1. 明确自身信息需求

明确自身健康信息需求是提高健康信息素养的基础。目前关于健康信息需求的概念没有明确的界定。张馨遥认为健康信息需求是指当个体自我感觉身体不适、怀疑存在健康问题时，主动搜索相关健康信息或者向医生咨询所需健康信息，以消除担忧[④]。曹树金和闫欣阳则认为健康信息需求是指个体为了弥补自身健康知识的不足、排除忧虑，主动寻

---

① ZHANG Y, XU P, SUN Q, et al. Factors influencing the e-health literacy in cancer patients: a systematic review[J]. Journal of Cancer Survivorship, 2023, 17(2): 425-440.

② SMITH M C, SMITH T J. Adults' uses of computer technology: associations with literacy tasks [J]. Journal of Educational Computing Research, 2010, 42(4): 407-422.

③ 钟志贤. 面向终身学习：信息素养的内涵、演进与标准[J]. 中国远程教育, 2013（8）: 21-29, 95.

④ 张馨遥. 健康信息需求研究的内容与意义[J]. 医学与社会, 2010, 23（1）: 51-53.

求和获得所需健康信息①。

不同人群的健康信息需求存在差异。青年人的健康信息需求呈现多样性，主要包括体育运动、体重管理、养生保健、性健康以及心理健康等，主要是对身体管理方面的关注②③④。相应地，随着年龄的增长，老年人的健康信息需求呈现出相对单一化的特点，主要是疾病治疗信息、药物信息和营养膳食信息等方面。其中，养生保健方面需求仍然占有重要地位⑤⑥。总的来说，不同年龄段和人群的健康信息需求因其生活阶段和健康状态而异，理解自身的健康需求是进行健康信息搜索的前提。

2. 提高信息搜索能力

信息搜索能力是信息素养的重要技能⑦，指的是个体在获取所需健康信息时，能够高效、准确地使用各种工具和技术，以满足自身的信息需求。信息搜索能力包括以下两个关键因素。

1）多渠道搜索信息

信息来源是个体获取所需信息的各种渠道和资源。信息来源具有多样性，主要分为线上来源和线下来源。线下来源包括传统媒体

① 曹树金，闫欣阳.社会化问答网站用户健康信息需求的演变研究：以糖尿病为例[J].现代情报，2019，39（6）：3-15.

② ROOKS R N, WILTSHIRE J C, ELDER K, et al. Health information seeking and use outside of the medical encounter: is it associated with race and ethnicity? [J]. Social Science & Medicine, 2012, 74(2): 176-184.

③ OKONIEWSKI A E, LEE Y J, RODRIGUEZ M, et al. Health information seeking behaviors of ethnically diverse adolescents [J]. Journal of Immigrant and Minority Health, 2014(16): 652-660.

④ 李月琳，王姗姗，阮妹.跨源健康信息搜寻的动机、信息源选择及行为路径[J].情报学报，2021，40（1）：77-87.

⑤ FLYNN K E, SMITH M A, FREESE J. When do older adults turn to the internet for health information? Findings from the Wisconsin Longitudinal Study [J]. Journal of General Internal Medicine, 2006, 21(12): 1295-1301.

⑥ 袁红，唐娜.数字移民健康信息搜寻动机及感知障碍研究[J].情报资料工作，2015（2）：67-72.

⑦ 甘亚非.信息时代背景下大学生信息检索能力培养[J].内江师范学院学报，2020，35（4）：112-115.

（报纸、广播等）、学术出版物、图书馆以及与专家、亲戚和朋友的交流等[1][2][3]。随着数字技术的发展，互联网、电子数据库、社交媒体和在线学习平台等渠道成为健康信息获取的重要来源，各种健康类网站层出不穷，如丁香医生、39健康网、好医生在线等[4]。与线下资源相比，线上资源实时性较强且获取更便捷。

信息来源多种多样，搜索信息时应结合多种渠道，不应该只局限于其中一种。只有充分了解并熟练使用这些渠道才能获得准确且全面的信息。健康信息来源的选择是指个体面临特别的健康信息需求时，经过一定的考量，从可获得的信息来源中选取一个或几个以获取与健康、疾病、保健等相关的知识的行为[5]。信息来源的选择是进行信息搜索的基础。

2）正确使用搜索引擎

搜索引擎是信息检索的常用工具，个体需要掌握不同搜索引擎的使用方法，常用的搜索引擎包括谷歌、百度、必应等。除了通用的搜索引擎外，还有一些专业领域的搜索引擎，如Google Scholar、PubMed、Web of Science等，针对学术或专业领域的信息检索能提供更精确和更专业的结果[6]。我们需要熟练掌握各搜索引擎的使用技巧才能加快搜索

① 于良芝.图书馆情报学概论[M].北京：国家图书馆出版社,2016: 342.

② MASSEY P M. Where do US adults who do not use the internet get health information? Examining digital health information disparities from 2008 to 2013 [J]. Journal of Health Communication, 2016, 21(1): 118-124.

③ 于倩男,高春玲.大数据时代老年人健康信息搜寻行为研究[J].科技文献信息管理,2019,33（2）: 31-34.

④ 吴丹、李一喆.老年人网络健康信息检索行为实验研究[J].图书情报工作,2014,58（12）: 102-108.

⑤ 陈燕玲.杭州市西湖区城市老年人健康信息源选择及其影响因素研究[D].杭州：浙江大学, 2020.

⑥ BROUWER W P, HOLLENBACH M. Search engine optimization for scientific publications: how one can find your needle in the haystack [J]. United European Gastroenterology Journal, 2022, 10(8): 906.

的速度,提高搜索结果的准确度。部分有极高电子健康素养的患者群体会进行科学的文献检索,但医学所存在的专业壁垒以及健康问题的复杂性会影响所检索信息的准确性。

首先,在使用关键词进行搜索时,应避免使用模糊或口语化的词语,选择恰当的关键词或专业术语[①]。精确的检索词语有助于减少信息的噪声,提高检索效率。其次,需掌握布尔运算符(AND、OR、NOT)的含义并使用它们对检索所用的词语进行组合,以提高搜索结果的准确率和查全率。其中,"AND"用于查找两个及以上关键词同时存在时的结果;"OR"用于查找包含所有关键词中的任意一个关键词的结果;"NOT"用于查找排除指定关键词的结果。最后,大多数的搜索引擎提供高级检索选项,可以根据时间、文件类型等更具体的条件筛选搜索结果。

3. 培养信息评价能力

对所获得的信息进行评价是使用信息的前提,也是信息素养中的决定性因素。网络的开放性和自由性为信息的发布和传播提供便利条件的同时,也导致了信息质量的参差不齐,难以分辨健康信息的真假,将降低人们获取健康信息的有效性[②]。因此,具备良好的信息评价或甄别能力是至关重要的。信息评价或甄别能力包括以下四个关键要素。

1) 正确识别信息源

健康信息的输出者类型广泛,可以是专业医生、医学机构甚至是非专业的普通人,因此个体在必要时可了解信息输出者的资格和背景以对信息质量进行判断。比如信息输出者是否具有医学教育背景和医师

---

① ZIMMERMANN M, JUCKS R. How experts' use of medical technical jargon in different types of online health forums affects perceived information credibility: randomized experiment with laypersons [J]. Journal of Medical Internet Research, 2018, 20(1): e30.
② 王世雄,朱明旻,骆彦余.信息疫情中真假信息竞争性传播研究[J].现代情报,2023,43(9): 124-136.

资格证书，机构或组织是否持有合法的营业执照和拥有专业团队。可靠的信息来源通常包括知名度较高的新闻机构、学术出版物、政府机构等；不可靠的信息来源可能是社交媒体的帖子、短视频平台或未知来源的网站。

2）信息的时效性

某些信息可能随着时间的推移而不能准确地反映当前的情况，尤其是在快速发展的领域。了解信息的发布日期和数据的时效性可以帮助我们判断信息是否仍然有效。但信息的时效性并不是评价信息质量的绝对标准，需要我们结合各自专业背景知识对其进行判断。

3）信息的一致性

在获取信息时，可通过多个途径对相同的内容进行搜索。若多个独立来源均提供了相似的信息，那么这些信息具有较高的可信度。

4）了解信息类型

信息可以是事实、意见、统计数据等不同类型。不同类型的信息需要使用不同的评价方法和标准。比如，统计数据需要了解数据采集方法和样本量等信息，而意见或建议则需要考虑输出者的动机和背景。

（三）电子设备使用技能

1. 电子设备操作技能

目前常用的电子设备包括智能手机、平板电脑和笔记本电脑等。个体需要快速而准确地使用这些设备进行信息检索、数据输入及在线交流。因此，个体应掌握的基本操作如下：熟练使用触屏、键盘、鼠标等输入工具，了解不同设备的操作系统和界面，能够安装和卸载应用程序等。

2. 网络使用技能

电子设备或工具往往需要连接互联网才能发挥其功能。因此，个体需要具备一定的网络使用技能。这包括能够连接互联网并使用浏览器进行网页浏览、搜索信息、发送和接收电子邮件等[1][2][3]。

3. 数字化工具应用技能

个体能够熟练运用各种数字化工具，包括但不限于健康管理应用、健康监测设备、在线健康平台等。个体需要了解并能够正确使用数字化工具来记录健康数据，如测量体重、血压、血糖等，以及运用这些数据进行健康状况的监测和评估。

二、对于电子健康素养的认知和态度

对于电子健康素养的认知和态度是个体进行电子健康管理的关键因素。认知能力决定了个体如何获取、理解和应用电子健康信息；而态度则影响个体对这些信息和工具的接受程度和使用意愿。认知和态度相辅相成，互为补充，共同促使个体更有效地适应数字时代的各种健康挑战和发展机遇。

（一）电子健康素养认知

1. 电子健康素养认知的内涵

电子健康素养认知指的是个体对电子健康工具、信息和服务的理解与认识。这种认识包括对电子健康信息的可靠性、数字医疗服务的便捷性，以及数字化工具在健康管理中的实用性的深刻理解。

2. 电子健康素养认知的重要性

电子健康素养认知在数字健康时代尤为重要。较高的认知水平使得个体能够准确获取、理解并应用电子健康信息，从而在健康决策中做

---

[1] FORZANI E. How well can students evaluate online science information? Contributions of prior knowledge, gender, socioeconomic status, and offline reading ability [J]. Reading Research Quarterly, 2018, 53(4): 385–390.

[2] DAI E, SUN Y, WANG S. Ginger cannot cure cancer: battling fake health news with a comprehensive data repository [C]. Proceedings of the International AAAI Conference on Web and Social Media, 2020(14): 853–862.

[3] 周芮，陈彦东，宿明. 基于大数据和AI的电子病历自动质控系统构建[J]. 医学信息，2022，35（4）：13–16.

出更明智的选择。此外，这种认知能力还能帮助个体识别可靠的数字健康资源，避免因接受误导性信息导致的健康风险。通过提升电子健康素养认知，个体能够更积极地参与自我健康管理，形成更健康的生活方式和行为。

3. 电子健康素养认知的影响因素

（1）教育水平。教育水平较高的个体通常具备更强的信息理解和处理能力，能够更好地获取、评估和应用电子健康信息。

（2）技术使用经验。具有丰富技术使用经验的个体通常能够更好地适应并利用电子健康工具和平台，从而提高对电子健康信息的理解和应用能力。

（3）年龄。年轻人通常对数字技术更加熟悉，处理信息的能力也较强，而年长者可能面临更多的认知挑战。

（4）社会经济地位。经济条件较好的个体更可能接触到先进的数字健康工具和平台，这有助于提高其电子健康素养认知水平。

（二）对于电子健康素养的态度

个体对电子健康素养的态度是指个体对电子健康的总体评价和使用倾向，包括个体对电子健康工具的喜好，对电子健康信息的积极或消极的评价，以及对电子医疗服务的好感度或满意度等。

个体对电子健康素养的态度深刻影响其健康行为。具有积极态度的个体更可能采纳数字健康技术，这不仅能提高他们的健康管理效率，还能增强他们对自身健康决策的信心。反之，消极的态度可能导致个体对电子健康信息的不信任，进而影响个体的健康行为，甚至可能阻碍其获取重要的健康信息。个体对电子健康素养的态度受如下5个因素的影响。

（1）个人健康信念。如果个体相信数字健康资源能够有效改善自身健康状况，他们通常会持有更积极的态度，并愿意使用这些工具。

（2）技术接受度。对技术持开放态度的个体更可能接受并使用新兴的数字健康工具，而对技术持保留态度的人可能对电子健康资源持有怀疑或抗拒态度。

（3）生活环境。来自家庭、朋友或社会网络的支持和推荐可以增强个体对电子健康工具的信任感和使用意愿。同时，社会对电子健康技术的认可和推广也会影响个体的态度。

（4）信息的质量和可用性。高质量、易于理解且实用的电子健康信息能提升个体对这些资源的信任度和满意度，进而使其形成积极的使用态度。

（5）文化背景。不同的文化对电子健康工具的态度和使用方式可能有所不同，这会影响身处其中的个体对电子健康素养的整体态度，进而影响其行为。

三、电子健康素养相关行为

（一）获取和评估电子健康信息的行为

1. 搜索健康信息

主动利用互联网等电子资源搜索健康信息，使用搜索引擎和专业医疗网站，个体可以获得健康相关的信息。

2. 解读健康数据

个体需要学会解读不同类别的健康数据，如体征、检测结果等。这涉及对医学术语和常用词汇的理解，以及对图表、统计数据和图像的解读。正确理解健康数据有助于个体了解自己的健康状况。此外，个体还应具备将个人健康信息与自身处境和健康需求相联系的能力，从而更好地进行自我管理和健康决策。

（二）参与健康决策和管理的行为

1. 使用电子健康记录

电子健康记录可以帮助个体管理和追踪自己的健康信息[①]。搜集、整

---

① 吴丹，马乐.基于可穿戴设备的医疗健康数据生命周期管理与服务研究[J].信息资源管理学报，2018，8（4）：15-27.

理并把烦琐的信息有序地保存下来，以便后续可以通过社交媒体或专业健康社区分享自己的健康管理经验、疑问和建议，与他人共同学习和成长。

2. 使用健康应用程序

个体可以使用各种健康应用程序来监测和记录自己的日常状况，如运动量、饮食和睡眠等。个体需要学会下载、安装和使用健康应用程序，并合理利用其提供的功能。个体也可以利用智能手环或智能血压计等智能设备来收集自身健康数据，并将数据上传至相应的健康应用程序。

3. 参与远程医疗

远程医疗是一种通过电子通信技术提供医疗服务的方式。个体需要学会参与远程医疗，如进行在线咨询、进行视频会诊等，借此可以更便捷地与医生、护士或其他医护专业人员进行交流。个体应了解如何有效提出问题、分享个人病史或寻求建议，以获得更好的医疗结果。

4. 健康决策参与

电子健康素养强调个体参与自身健康决策的能力，包括在治疗方案选择、病情管理等方面的积极参与，与医疗团队形成合作伙伴关系，积极与医生和护士沟通，共同制订和执行健康管理计划。

5. 数字健康监测

通过数字设备监测生理指标、运动活动、睡眠等信息，帮助个体更好地了解自己的健康状况，从而做出相应的管理决策。

6. 在线社交支持

通过利用在线健康社区、社交媒体等平台，个体可以获取他人的经验和建议，形成社交支持网络，对自身健康决策和管理产生积极影响。

（三）保护隐私和安全的行为

保护个人隐私，提高安全意识。在数字环境中，保护个人健康数据的安全性至关重要。个体需要学会保护个人隐私信息,如在使用健康应用程序时注意个人隐私设置,避免将敏感的健康信息泄露给未经授权的第三方。个体应学会使用安全密码、定期更新软件、防范网络攻击和隐私侵犯等[①];也可定期备份数据、使用安全的网络连接以及了解相关的法律和隐私保护政策。

四、电子健康素养相关理论模型的构建

随着数字技术的迅猛发展,电子健康素养在现代医疗保健领域的重要性不断凸显。因此,许多学者和研究机构致力于构建电子健康素养的相关模型,以便更好地理解和评估个体的电子健康素养。

（一）百合模型

百合模型[②]提供了一个全面、系统的框架,用于评估个体的电子健康素养。

1. 百合模型的内容

百合模型（见图2-1）由诺尔曼等人在2006年提出,涵盖了电子健康素养的6种技能,主要分为2种类型:分析型素养和特定情境型素养。分析型素养（见图2-2）是个体日常生活中所必需的技能,包括基本文化、信息、媒介3种素养;特定情境型素养（见图2-3）则以具体问题和特定情境为中心,主要体现为医患互动、自我保健及利用计算机解决问题的能力,包括计算机、科学、健康3种素养。在"百合模型"中,6种技能就像百合花的6片花瓣,紧紧围绕电子健康素养这个花蕊,既交叉渗透又相互关联。

---

① HASSAN J, SHEHZAD D, HABIB U, et al. The rise of cloud computing: data protection, privacy, and open research challenges: a systematic literature review(SLR) [J]. Computational Intelligence and Neuroscience, 2022(1): 8303504.

② NORMAN C D, SKINNER H A. E-health literacy: essential skills for consumer health in a networked world [J]. Journal of Medical Internet Research, 2006, 8(2): e506.

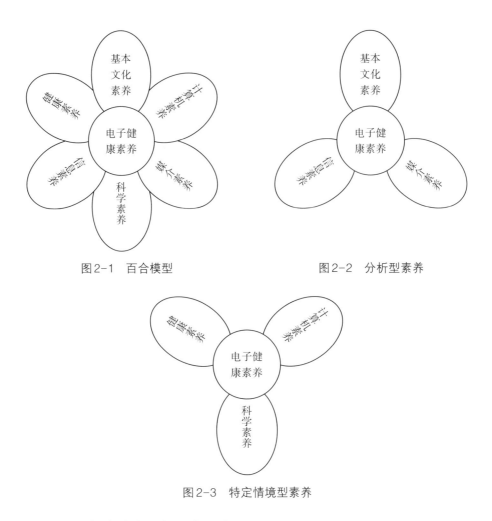

图2-1　百合模型　　　　　　　　　　图2-2　分析型素养

图2-3　特定情境型素养

2. 百合模型的优点及局限性

1）优点

百合模型概括了适用于各种信息来源和特定情境的分析性技能以及专业领域技能，是目前电子健康素养领域最基础、最常用的理论模型，也是构建其他电子健康素养模型的基础。

2）局限性

电子健康素养不是一成不变的，它是一种处于动态变化的技能，随着新技术的引入以及个人、社会和环境背景的变化而不断发展。百合模型侧重个人技能，不能有效地解释社会和环境因素的作用，已不能完全适用于Web 2.0情境。

3. 百合模型在电子健康素养研究中的应用

百合模型为开发电子健康素养测量工具提供了指导。研究者可以基于该模型的结构,设计问卷或评估工具,以全面捕捉个体在电子健康素养各个方面的水平,从而更准确地评估其技术适应能力。

百合模型为电子健康素养的干预设计提供了依据。通过了解用户在使用电子健康工具时所需核心技能,研究者可以有针对性地设计培训和介入措施,以提高个体在电子健康环境中的素养水平。

（二）电子健康使用互动模型

博迪（Bodie）等人[①]构建了电子健康使用互动模型（integrative model of e-health use, IMEHU）,旨在全面剖析社会结构与个体电子健康行为、健康结果之间的联系。

1. 电子健康使用互动模型的内容

该模型（见图2-4）包括个性特征、外部因素（社会、文化等）、行为意向和实际使用行为等主要组成部分。该模型认为宏观层面的社会结构差异（如人口学特征）会影响个体电子健康素养的最基本层面（健康素养和计算机素养）,进而影响个人以健康为目的使用互联网的动机和能力,最终影响个人的健康知识、信念及行为。该模型强调了人的认知、情感、行为和环境之间的复杂互动,有助于研究者、健康专业人员和决策者更好地理解电子健康素养的相关因素,为证明电子健康素养与健康行为之间的关联提供了强有力的依据。

2. 电子健康使用互动模型的优点和局限性

1）优点

该模型可以对数字鸿沟、医疗保健差距以及传播技术使用之间的

---

① BODIE G D, DUTTA M J. Understanding health literacy for strategic health marketing: ehealth literacy, health disparities, and the digital divide [J]. Health Marketing Quarterly, 2008, 25(1-2): 175-203.

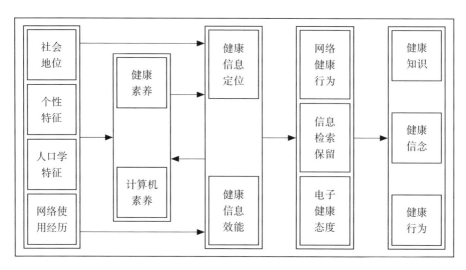

图2-4　电子健康使用互动模型

联系提供一个合理的解释，并指出若要真正地解决数字鸿沟问题，应重点解决导致医疗差距的结构性问题。

2）局限性

由于模型中的多个变量相互作用，因果关系较为复杂，难以确定某一因素对于个体使用意愿和使用行为的影响。在实际应用中，研究者可以根据具体情境和研究目的，有选择地使用和调整模型中的不同变量。

3.电子健康使用互动模型在电子健康素养研究中的应用

电子健康使用互动模型可以指导个体电子健康素养的培养和干预。通过了解用户的参与度、技能和动机，研究人员可以针对不同类型的用户设计相应的培养策略。该模型建议，应针对低电子健康素养的用户，建立一个以视频为基础的信息库，便于病人或者护理人员根据需要选择性浏览，而不是仅仅提供难以理解的文字和枯燥乏味的网页。

（三）电子健康素养普及需求和障碍的框架

个体可以通过电子健康工具管理自己的健康状况，做出健康决策。但是，电子健康工具的设计大多没有考虑到不同群体的特点和需求。

许多因素会阻碍用户有效使用电子健康工具，包括环境障碍、资源障碍和个人其他层面的障碍。解决获取和技能障碍有助于个体使用技术来管理自己的健康状况。康妮（Connie）等人基于电子健康素养模型和布卢姆教育目标分类法，开发了一个系统的框架，对电子健康素养需求和相关障碍进行分类、诊断和描述，为解决方案的制定提供参考信息[1]。

1. 电子健康素养普及需求和障碍框架的内容

该框架可以具象化为一个矩阵，其中详尽地展示了认知过程的各个维度，清晰地标明了电子健康素养的不同层面，两者交织，共同形成了36个细分的类别。为确保分析的深度和精度，该框架进一步对个体的基本文化素养和计算机素养进行了细致的划分，涵盖了阅读、写作和计算等多个方面，并进行了详尽的探讨，如表2-1所示。这一矩阵不仅为电子健康素养与认知过程提供了坚实的分析框架，同时也构成了编码本的基础，为后续的分析工作提供了有力的支撑。框架编码的运用则采取了2种相辅相成的方式，如图2-5所示。其中，采用认知任务分析（cognitive task analysis, CTA）这一方法，旨在深入剖析电子健康任务

表2-1 电子健康素养和认知过程维度示意表

电子健康素养维度	认知过程维度					
	记忆	理解	应用	分析	评价	创造
计算机信息						
媒体						
阅读						
写作						
计算能力						
科学						
健康						

---

[1] CHAN V C, DAVID R K. A framework for characterizing e-health literacy demands and barriers [J]. Journal of Medical Internet Research, 2011, 13(4): e1750.

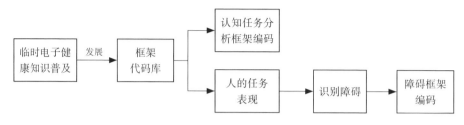

图2-5　用框架描述电子健康需求和障碍的过程

的内在需求,同时用同样的分类模式来描述人类在这些任务中的表现。

同时,我们又利用相同的分类模式,精确地描述了人类在执行这些任务时的实际表现。这种双重分析视角,使得我们能够更加全面、深入地理解电子健康任务的本质和人类在其中扮演的角色。

认知任务分析方法作为传统任务分析技术的延伸,其核心价值在于深入探究人类的认知过程。通过分析个体在执行特定任务时的思维活动、决策过程以及所运用的认知策略,揭示任务执行者在面对认知挑战时所使用的知识、技能和心理模型。当我们将这一方法应用于电子健康素养的分析时,该框架可以阐明每个任务所需的电子健康素养和认知需求,为优化任务设计和提升用户体验提供了有力的指导。

2. 电子健康素养普及需求和障碍框架的优点和局限性

1）优点

该框架能够系统地分析在特定系统或设备上熟练执行电子健康任务所需的技能和知识并进行分类描述,且可以应用于描述用户在执行任务时遇到的阻碍。

2）局限性

目前,该框架是临时性的,需要更大规模的研究、更大的样本量、更多样化的人群及更复杂的任务进行更全面的验证和阐述。该框架采用认知任务分析方法,侧重分析用户的技能和行动,这可能没有涵盖科学素养的其他方面,例如理解疾病的生物学机制和对科学过程的批判性评估。这些方面在个人必须了解治疗方案的结果并决定是否参加随机对照临床试验等情况下发挥作用。因此,需进一步改善该框架。

3.电子健康素养普及需求和障碍框架在电子健康素养研究中的应用

未来,该框架和分析方法可以成为一种潜在的、强大的生成性研究工具,用于开发基于计算机工具的设计指南、构建基于任务的电子健康素养评估体系,以及实现提高用户电子健康技能的教育目标。例如,作为开发匹配算法的基础,为具有不同技能的用户提供适当的工具。特别是针对电子健康技能较低的医疗保健消费者,开发教育媒体或其他中介工具,可以帮助他们更好地理解障碍,促进其参与电子健康管理并从中受益。

(四) 电子健康素养用户—任务—背景扩展模型

除了从电子健康产品、平台或系统的用户角度出发以外,凯泽等人[1]从开发者的角度建立了电子健康素养用户—任务—背景扩展模型(expanded user-task-context matrix for ehealth literacy)。该模型的目的是提示健康信息产品或系统的设计者和研发者,在进行系统的设计、开发和评估时全面考虑用户的需求。

1.电子健康素养用户—任务—背景扩展模型的内容

该模型主要包括7个元素(见图2-6),涵盖了用户的多方面需求,包括:

(1) 个体对自身健康状况的了解。用户对自身健康状况的认知和了解程度,包括过去的医疗历史、目前的健康状况等。

(2) 信息交互能力。用户与电子健康信息系统进行信息交互的能力,包括信息检索、数据输入和输出等方面的技能。

(3) 技术使用能力。用户对相关技术的熟练程度,包括对硬件、软件和网络的理解和熟练操作程度。

① KAYSER L, KUSHNIRUK A, OSBORNE R H, et al. Enhancing the effectiveness of consumer-focused health information technology systems through e-health literacy: a framework for understanding users' needs [J]. JMIR Human Factors, 2015, 2(1): e3696.

（4）获得有用的技术。用户能够从电子健康信息系统中获取对个人健康有用的信息的能力。

（5）获得符合个人需要的技术。电子健康信息系统是否能够提供符合用户个性化需求的信息。

（6）自觉技术有益于个人。用户自认为使用电子健康信息系统对自身有益的主观感受。

（7）自觉技术是安全和可控的。用户自认为对使用电子健康信息系统有足够的安全感。

2. 电子健康素养用户—任务—背景扩展模型的优点和局限性

1）优点

通过考虑用户对自身健康状况的认知、信息交互能力、技术使用能力等方面，该模型为系统设计者提供了明确的指导原则，有助于设计更加贴近用户需求的电子健康信息系统。该模型强调用户在系统使用中的主观感受，如技术对个人的益处、感知的安全和可控感等，以用户为导向，有助于提高系统用户的满意度。

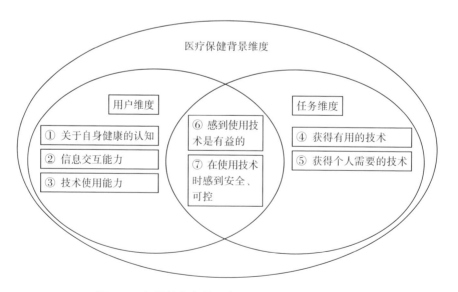

图2-6　电子健康素养用户—任务—背景扩展模型

此外，该框架补充了特定的数据收集方法，用于收集用户需求和能力方面的详细信息。例如，有声思维方法（think-aloud method），该方法可以用于开发针对个人和群体的电子健康应用程序。例如，在开发区域或国家个人健康记录和个人健康门户时，需要考虑应用程序的主要用户类别、用户的电子健康素养以及他们认为有用的任务类型。随着用户越来越多地使用社交媒体，对该框架的需求也越来越多。

2）局限性

该模型更侧重于关注用户的静态因素，较少关注用户的动态变化。在实际使用中，用户的需求和技能可能会随时间而变化，模型相对较为静态，且该模型虽然提出了多个元素，但并没有为这些元素提供具体的度量标准。在实际应用中，缺乏具体的度量标准可能使模型的量化和验证变得更为困难。

3. 电子健康素养用户—任务—背景扩展模型在电子健康素养中的应用

1）在研究中的应用

在电子健康素养的研究中，研究者可以使用该模型对参与者进行全面的评估，通过测量参与者在模型各个元素上的得分，可以更好地理解参与者对电子健康信息系统的使用体验，探索影响个体电子健康素养的关键因素。

2）在系统设计中的应用

在电子健康信息系统的设计过程中，设计者可以运用该模型指导系统的用户界面设计、信息交互流程的设计等方面。通过考虑用户对技术的感知、控制和安全感，设计者可以打造更符合用户期望的系统。

3）在培训和教育实践中的应用

通过了解个体对自身健康的认知水平、信息交互能力和技术使用能力，培训者可以制订更适合个体水平的培训计划。

总之，电子健康素养模型的构建是一个多因素交织的复杂过程。除了以上提及的模型，还有研究者构建了其他模型，例如电子健康素养交互模型（transactional model of ehealth literacy, TMeHL）、整合技术接受和使用理论（unified theory of acceptance and use of technology, UTAUT）等，这些模型旨在帮助研究人员、医疗保健专业人员和政策制定者更好地理解和评估个体在数字化医疗信息时代的能力，但部分模型缺乏正式的评估和检验。这些模型的应用和逐步完善将有助于推动健康信息领域的进一步研究和实践，从而更好地满足人们的健康需求。

第二节　电子健康素养量表

一、电子健康素养量表的简介

在互联网发展初期，学者们早已开始关注电子健康行为的研究。这种行为指的是为了健康目的而利用互联网（包括计算机、平板、电脑或手机）在线寻求健康信息，通过浏览网站、健康应用程序、社交媒体或使用可穿戴的健身设备来实现。在早期，对电子健康行为的研究主要集中于互联网使用和在线寻求健康信息的问题上。1999年，南加州大学数字未来中心开始了首次针对年轻人的数字未来调查（digital future survey, DFS）[①]。接着在2000年，皮尤（Pew）的互联网项目发布了关于用户电子健康行为的首份报告，描述了美国人如何在线搜索健康信息以及他们对在线隐私的态度。随后，2003年，美国国家癌症研究所（National Cancer Institute, NCI）开展了两年一次的健康信息国家趋势调查（health information national trends survey, HINTS）。2006年，诺尔曼和斯金纳等学者首次提出了电子健康素养的概念[②]。他们为衡量个

[①] ALICIA Y H, JINMYOUNG C. Assessment of ehealth behaviors in national surveys: a systematic review of instruments [J]. Journal of the American Medical Informatics Association, 2018, 25(12): 1675−1684.

[②] NORMAN C D, SKINNER H A. eHEALS: the ehealth literacy scale [J]. Journal of Medical Internet Research, 2006, 8(4): e27.

体在查找、评估和应用电子健康信息解决健康问题方面的综合知识和感知技能上，开发了一种评估工具。这标志着电子健康素养的研究方向从简单的行为观察扩展到更综合的素养概念，强调了个体在数字健康环境中获取、理解和应用健康信息的能力。

电子健康素养量表由诺尔曼等人于2006年编制，旨在评估个人在利用电子健康信息解决健康问题时的综合能力。该量表共包含8个条目，涵盖了网络健康信息与服务的应用能力、评判能力和决策能力3个重要维度。每个条目均采用李克特5级评分法，范围从"强烈不同意"到"强烈同意"，得分从1分到5分不等。通过考查个体在这些条目上的评分，可以得出个体的总体电子健康素养水平，总分范围在8～40分之间。e-HEALS作为评估个体电子健康素养的重要工具之一，一经提出便迅速引起了相关学者的关注，并引发了电子健康素养研究的热潮。该量表为研究者和从业者提供了一种有效的手段，来了解和衡量个体在利用电子健康信息方面的能力和信心水平。

电子健康素养量表具有一系列独特的特点和显著优势，使其成为评估消费者在利用信息技术促进健康方面的首选工具之一。① 自我感知评估。e-HEALS是一种自我感知的量表，不仅能够评估个体在使用信息技术方面的技能水平，还能够反映他们对这些技能的自我认知和自信程度。这种自我感知的评估方式使得评估结果更贴近个体真实的行为和态度。② 多样化的应用形式。e-HEALS的应用形式非常多样化，可以通过纸质问卷、电子问卷[1]甚至电话询问[2]等方式进行答题。这种灵活的应用形式使得研究者和从业者能够根据实际情况

① JENNIFER N, MICHAEL M, BARBARA C, et al. Construct validity of the ehealth literacy scale (eHEALS) among two adult populations: a reach analysis [J]. JMIR Public Health Surveille, 2016, 2(1): e24.
② STELLEFSON M, PAIGE S R, TENNANT B, et al. Reliability and validity of the telephone-based ehealth literacy scale among older adults: cross-sectional survey [J]. Journal of Medical Internet Research, 2017, 19(10): e362.

选择最适合的评估方式，提高了量表的适用性和实用性。③ 普适性。e-HEALS是一种普适性量表，适用于不同年龄、不同文化背景和不同健康状况的人群。它不受特定人群或场景的限制，可被广泛应用于医学生[1][2]、老年人[3][4]、慢性病患者[5]、肿瘤患者[6][7]等各种人群。④ 快速评估。答题时间较短是e-HEALS的另一显著优势。由于量表结构简洁明了、条目少且简单易懂，被评估者能够在较短的时间内完成答题，降低了评估的时间成本。⑤ 多语言版本。除了中文版本[8]外，e-HEALS量表还被翻译成多种语言版本，包括日语[9]、韩语[10]、意大利语[11]、德

---

[1] 崔光辉，尹永田，王铭洲，等.医学生电子健康素养与健康生活方式的关系 [J].中国学校卫生，2020，41（6）：936-938.

[2] CHRISTIAN K, SARAH S, HELENA P, et al. Medical students' and radiology technician trainees' ehealth literacy and hygiene awareness-asynchronous and synchronous digital hand hygiene training in a Single-Center Trial [J]. Healthcare (Basel, Switzerland), 2023, 11(10): 1475.

[3] 胡宇帆，陈璐，邓悦，等.老年慢性病病人电子健康素养现状及影响因素 [J].护理研究，2023，37（19）：3442-3447.

[4] 陈雪姣，韩文娟，王静，等.电子健康素养量表在老年糖尿病病人中的信效度检验及其健康素养影响因素分析 [J].循证护理，2022，8（15）：2092-2095.

[5] 王骥，汪春燕.慢性阻塞性肺疾病病人健康素养、电子健康素养及疾病知识与生活质量的相关性分析 [J].蚌埠医学院学报，2022，47(9): 1210-1213.

[6] BANG-EUN L, JU-YEON U, SOO M K. Effects of social support and self-efficacy on e-health literacy in Korean women undergoing breast cancer treatment: a secondary analysis [J]. Asia-pacific Journal of Oncology Nursing, 2023, 10(9): 100267-100267.

[7] SONG L, TATUM K, GREENE G, et al. E-health literacy and partner involvement in treatment decision making for men with newly diagnosed localized prostate cancer [J]. Oncology Nursing Forum, 2017, 44(2): 225-233.

[8] 郭帅军，余小鸣，孙玉颖，等.E-HEALS健康素养量表的汉化及适用性探索 [J].中国健康教育，2013，29（2）：106-108，123.

[9] SEEIGO M, AI S, KAORI I, et al. Developing Japanese version of the ehealth literacy scale (e-HEALS) [J]. Japanese Journal of Public Health, 2011, 58(5): 361-371.

[10] CHUNG S, PARK BK, NAHM ES. The Korean ehealth literacy scale (K-e-HEALS): reliability and validity testing in younger adults recruited online [J]. Journal of Medical Internet Research, 2018, 20(4): e138.

[11] NICOLA D, LELIA A D, JOHANNES P S. A psychometric analysis of the Italian version of the ehealth literacy scale using item response and classical test theory methods [J]. Journal of Medical Internet Research, 2017, 19(4): e114.

语[①]、荷兰语[②]等,以满足不同地区和人群的评估需求。

二、电子健康素养量表的发展

2011年,范德沃德等对于诺尔曼等人所开发的8条目e-HEALS的有效性提出了质疑,表明该量表与人们使用互联网之间的预期相关性较弱[③]。同年,该量表研发者诺尔曼对第一代e-HEALS与互联网的变革进行说明,针对范德沃德等人的质疑做出回应:"由于Web 2.0工具的出现和环境所创造的信息格局的快速变化,e-HEALS首次进入人们的视野时,科技行业正在从互联网泡沫破灭中恢复过来,并且仍在寻求自我发展。社交媒体尚未实现,移动互联网也并未广泛使用,呼吁学者们跟随时代脚步并鼓励学者们针对第一版的e-HEALS进行改进,使量表与互联网的发展更契合。"[④]这次回应促成了后来的学者们对e-HEALS的使用和改进。

自诺尔曼等人开发的最初版本的e-HEALS进入人们的视野以来,e-HEALS作为评估电子健康素养的有力工具,在多个国家和地区得到验证,所得结果均可靠有效。e-HEALS也被引入我国。最初,e-HEALS在我国台湾地区被翻译为繁体中文版,并得到验证,显示出良好的信

① MATTHIAS M, GERRIT E, EVAMARIA S, et al. Measuring electronic health literacy: development, validation, and test of measurement invariance of a revised German version of the ehealth literacy scale [J]. Journal of Medical Internet Research, 2022, 24(2): e28252.

② ROSALIE V D V, JAM A D V, HC C D, et al. Does the ehealth literacy scale (e-HEALS) measure what it intends to measure? validation of a Dutch version of the e-HEALS in two adult populations [J]. Journal of Medical Internet Research, 2011, 13(4): e86.

③ VAN DERVAART R, VAN DEURSEN A, DROSSAERT C, et al. Does the ehealth literacy scale (e-HEALS) measure what it intends to measure? Validation of a Dutch version of the e-HEALS in two adult populations [J]. Journal of Medical Internet Research, 2011, 13(4): e86.

④ NORMAN C. Ehealth literacy 2.0: problems and opportunities with an evolving concept [J]. Journal of Medical Internet Research, 2011, 13(4): e125.

效度[1]。而由于大陆与台湾地区存在着一定的语言文化差异，因此，繁体中文版本的e-HEALS在大陆使用时，面临一系列问题：① 中国大陆居民所使用的文字大多以简体中文为主，在某些专业词汇上，台湾和大陆之间由于不同的语言习惯可能会产生一些歧义。微小的词汇差异也会造成最终对于语句理解的重大偏差。② 不同于台湾地区的城乡结构，中国大陆农村人口基数庞大，且农村居民的经济收入水平、受教育水平和健康状况相对落后；农村地区网络基础建设水平相对较差，导致农村居民的电子健康素养水平低于城市居民[2]。因此，繁体中文版本的e-HEALS想要扩大适用范围，就要必须翻译为易于理解的简体中文版本。

与诺尔曼等人开发的原始版本e-HEALS一致，简体中文版本的e-HEALS同样包含8个条目。整个翻译过程严格遵循了世界卫生组织提出的文书翻译和改编指南。首先，由专业的双语研究人员将原始英文版本的e-HEALS初步翻译成中文。其次，一个由4名健康传播研究专家和2名农村医疗专家组成的审查小组，对双语研究人员翻译的简体中文版进行了细致的审查。审查结束后，研究者对简体中文版本的e-HEALS进行了细致的修订，从而初步完成了完整版本的简体中文版e-HEALS（C-e-HEALS）。为确保翻译的准确性和语义的完整性，研究者还请了一位不熟悉原量表内容的专业英语翻译人员，将初步完成的C-e-HEALS重新翻译成英文。之后，专业研究团队成员与另一位专业英文翻译人员共同对回译的英文版本进行了详尽的对比和修订，以确保不存在语义上的差异。此外，研究人员还将此简体中文版本的

① KOO, MALCOLM, et al. Psychometric evaluation of a Chinese version of the ehealth literacy scale (e-HEALS) in school age children [J]. The International Electronic Journal of Health Education, 2012(15): 29–36.
② ZHU Y, ÖSTERLE A. Rural-urban disparities in unmet long-term care needs in China: the role of the hukou status [J]. Social Science & Medicine (1982), 2017(191): 30–37.

e-HEALS与之前开发的繁体中文版本e-HEALS进行了详细的比对，以确保两者在语义上的一致性。这一系列严谨的翻译和修订过程，确保了C-e-HEALS在保持原量表精髓的同时，更加符合简体中文的语言习惯。

2013年，我国学者郭帅军针对诺尔曼等人开发的e-HEALS量表进行了精心的比对、翻译和修订工作，以确保其更加符合中国的文化背景和语言习惯[①]。汉化版e-HEALS保持了原版的8个条目结构（见附录一），这些条目涵盖了网络健康信息与服务的应用能力测试（第1~5题）、评判能力测试（第6~7题）以及决策能力测试（第8题）。郭帅军利用汉化后的量表对110名高中生进行了深入的调查。调查结果显示，该量表的Cronbach's α 系数为0.913，KMO值为0.875，同时Bartlett球型检验值达到了544.0。这些统计数据有力地证明了汉化版e-HEALS量表具有出色的信度和效度。值得一提的是，汉化版e-HEALS量表不仅为我国高校学生电子健康素养的评估提供了一个合适的工具，而且极大地推动了我国电子健康素养评估领域的发展。

2014年，我国学者唐增等人对诺尔曼等人开发的e-HEALS量表进行了细致的翻译和修订工作[②]。修订后的量表更加符合中国高校学生的实际情况。这份新修订的量表共计包含20个题目（见附录二），它从电子健康信息获取能力、电子健康信息评价能力以及电子健康信息实践能力3个维度对学生进行了全面的考量。为了验证修订后量表的信度和效度，唐增等人对上海市高校的1 163名学生进行了广泛的调查。调查结果显示，该量表在各个维度的Cronbach's α 系数均大于0.80，这表明量表具有非常好的内部一致性。同时，因子分析的载荷系数在

---

① 郭帅军, 余小鸣, 孙玉颖, 等. E-HEALS健康素养量表的汉化及适用性探索[J].中国健康教育, 2013, 29(2): 106-108, 123.
② 唐增, 王帆, 傅华. 高校学生电子媒介健康素养量表的编制及评价[J].中国健康教育, 2014, 30(1): 35-38.

0.692～0.869之间，属于中等相关，这进一步证明了量表的内容效度是相当好的。唐增等人的研究结果不仅再次确认了汉化后的e-HEALS量表可以作为我国高校学生电子健康素养评估的一个实用工具，而且也为我国在电子健康素养领域的研究提供了新的视角和方向。

2016年，学者居尔-塞奇金（Gül Seçkin）等人以全新的视角对人们的电子健康素养能力进行了深入的评估[①]。他们敏锐地指出，传统的健康素养主要侧重于阅读能力，但在信息爆炸的时代背景下，人们对健康信息的筛选能力变得尤为关键。随着信息技术的迅猛发展，我们对于电子健康素养的理解也需与时俱进，仅仅局限于文本阅读显然已无法满足当代的需求。基于此，居尔-塞奇金等研究者站在时代变革的前沿，对电子健康素养的内涵进行了重要扩充。他们特别强调评估信息质量的能力，认为这是电子健康素养在新时代下的核心能力。为了更准确地评估这一能力，他们开发了一种全新的健康素养评估工具——e-HLS（见附录三）。这份e-HLS量表共计包含19个条目，涵盖行动、态度及沟通3个维度。每个条目都采用5分制的李克特量表进行评分，评分范围从"从不或非常不同意"到"总是或非常同意"。这一量表的开发，不仅为电子健康素养的评估提供了更为全面和深入的视角，也为后续的相关研究和实践提供了有力的工具支持。

2017年，学者格雷戈尔-彼得里奇（Gregor Petrič）等人针对电子健康素养的复杂本质进行了深入研究[②]。他们基于诺尔曼等人开发的e-HEALS量表，进行了全面的扩充和修订，最终开发出了eHALS-E量

---

① SEÇKIN G, YEATTS D, HUGHES S, et al. Being an informed consumer of health information and assessment of electronic health literacy in a national sample of internet users: validity and reliability of the e-HLS instrument [J]. Journal of Medical Internet Research, 2016, 8(7): e161.

② PETRIČ G, ATANASOVA S, KAMIN T. Ill literates or illiterates? Investigating the ehealth literacy of users of online health communities [J]. Journal of Medical Internet Research, 2017, 19(10): e331.

表（见附录三）。这份新量表涵盖了6个维度，分别是对信息来源的认识、识别信息质量和意义、理解信息、感知效率、验证信息以及在网络上变得更加聪明。这些维度的设置使得量表能够更全面地评估个人的电子健康素养，从而更好地适应信息时代的需求。同年，学者范德沃德等也提出了一个全新的电子健康素养评估工具——DHLI（见附录四）[①]。他们旨在通过这份量表扩大数字健康素养的衡量范围，并评估其中涉及的广泛技能。DHLI的Cronbach's α系数为0.87，显示出较高的内部一致性。该量表从7个维度出发，共计包含21个条目。每个条目都采用4分制评分，回答选项包括"非常容易""容易""困难""非常困难"，或者"从不""偶尔""经常""总是"，分别计1分、2分、3分和4分。在这份量表中，更高的分数代表更高的数字健康素养水平，从而能够更准确地评估个人在电子健康素养方面的能力。这两种新的量表不仅为电子健康素养的评估提供了更为全面、细致的视角，也为后续的相关研究和实践提供了有力的工具支持。它们的开发标志着电子健康素养评估工具的不断进步和完善，为提升公众的电子健康素养水平奠定了坚实的基础。

e-HLQ和e-HLA这两个评估工具，都是在e-HLF的基础上进行修订和更新的重要成果。e-HLF是一个包含7个维度的全面框架，这些维度深入刻画了用户在健康信息与知识方面的掌握情况，反映了用户与技术交互时的安全感、控制感和动机，还涵盖了用户的系统体验，诸如系统的可用性、易访问性以及用户需求满足度等关键要素。随着互联网服务在医疗保健领域的深入应用，包括家庭可访问的健康门户网站和健康记录系统，医疗和社区之间的互动方式变得日益复杂和多样化。为了适应这一行业变革，学者凯泽等人在2018年精心设计了基于电子

---

① VAN DER VAART R, DROSSAERT C. Development of the digital health literacy instrument: measuring a broad spectrum of health 1.0 and health 2.0 skills [J]. Journal of Medical Internet Research, 2017, 19(1): e27.

健康素养框架的多维度评估工具——eHLQ(详见附录五)[①]。该量表全面覆盖7个维度，共计35个详细条目，各维度分量表的Cronbach's α值稳定在0.77～0.86之间，这充分显示了其良好的内部一致性，为评估提供了可靠的依据。同年，卡诺（ Karnoe ）等人也发布了另一项重要的评估工具——eHLA 量表(详见附录六)[②]。这份量表专注于评估个人在参与电子健康项目时所展现出的能力。eHLA由7个细致的工具组成，其中4个主要用于评估与健康相关的各项能力，而另外3个则聚焦于评估数字技能。整个量表共计包含42个项目，采用4分制评分，确保了评估的精确性和全面性。这2个量表的问世，不仅为电子健康领域的评估工作提供了强有力的工具支持，更推动了该领域向着更加专业化、精细化的方向发展。

　　2019年，学者马对C-e-HEALS量表进行了简化，以适应我国农村居民的实际情况[③]。由于农村地区发展相对滞后，工作机会有限，许多农村居民为了追求更高的经济收入而选择迁往城市，这反而加剧了农村人口的流失问题。而那些无法迁移到城市的居民，往往识字率较低，健康状况也较差。根据中国互联网络信息中心的数据，2017年年中，农村的互联网普及率仅有34.0%，远低于城市的69.4%。这表明农村居民在信息通信技术的认知和接纳程度上可能落后于城市居民。基于这样的背景，将e-HEALS量表翻译为简体中文，并在农村人口中进行心理测量分析显得尤为重要。简化后的电子健康素养量表包含5个项目，每个项

---

① KAYSER L, KARNOE A, FURSTRAND D, et al. A multidimensional tool based on the ehealth literacy framework: development and initial validity testing of the ehealth literacy questionnaire (eHLQ) [J]. Journal of Medical Internet Research, 2018, 20(2): e36.

② KARNOE A, FURSTRAND D, CHRISTENSEN K, et al.Assessing competencies needed to engage with digital health services: development of the ehealth literacy assessment toolkit [J]. Journal of Medical Internet Research, 2018, 20(5): e178.

③ MA Z, WU M. The psychometric properties of the Chinese ehealth literacy scale (C-e-HEALS) in a Chinese rural population: cross-sectional validation study [J]. Journal of Medical Internet Research, 2019, 21(10): e15720.

目的选项都采用五分制评分,范围从1分(强烈不同意)到5分(强烈同意)。这样的设计使得量表更加简洁明了,便于农村居民理解和填写。简化版的C-e-HEALS将更加贴合中国农村居民电子健康素养的评估需求。马以简化版的C-e-HEALS作为调查工具,于2017年6月在四川省朝田市开展了为期3周的居民电子健康素养调查(PRBIC)。该调查采用面对面访谈的形式,深入探讨了中国农村居民移动互联网媒体使用与其健康结果之间的关系。根据调查结果,可以针对性地开展健康教育和培训活动,甚至可以促进医疗保健战略方针的调整。这些举措将有助于提高农村地区居民的健康水平,缩小他们与城市居民在健康素养方面的差距。这一量表的简化和应用,既为农村居民的健康素养评估提供了便捷的工具,也为我国农村地区的健康教育工作提供了新的思路和方法。

三、电子健康素养量表未来的应用前景

电子健康素养量表在未来的发展中也将面临新的机遇和挑战。随着人工智能技术的快速发展,电子健康素养评估工具有望实现更智能化和个性化的发展,为评估工具带来新的可能性。通过机器学习和数据挖掘等技术,未来的评估工具可以更好地分析和解释大量的健康数据,从用户的行为和健康数据中挖掘潜在信息,为用户提供更个性化和更精准的评估结果及健康建议。然而,这一进步并非易事。它需要跨学科的合作,吸引心理学、社会学、教育学、信息科学和公共卫生等多个领域的专家参与,确保评估工具的科学性和实用性。同时,国际标准化的支持也至关重要。它可以推动评估工具设计、使用和解释标准的统一,提高其全球范围内的可比性和可靠性。未来的电子健康素养评估工具还需要更长期的追踪研究,因为个体的电子健康素养水平可能随时间和经验而变化。此外,为了满足不同个体的需求,评估工具还需更加个性化和定制化,这样才能更好地服务用户,提高评估工具的适用

性。但在这个过程中，我们必须始终关注用户数据隐私和安全。在利用评估工具获取信息时，必须严格保护个人隐私和数据安全，避免个人信息被滥用或泄露，从而确保用户对评估工具的信任和认可。只有这样，电子健康素养评估工具才能在未来得到更广泛的应用和认可。

四、其他的电子健康素养量表

1. 研究准备情况自我评估

研究准备情况自我评估（research readiness self-assessment, RRSA）是一种创新性的评估工具，由伊万尼茨卡娅（Ivanitskaya）等人提出并精心构建[1]。该评估体系独树一帜，分为两大部分：知识测试和操作测试。这两部分相辅相成，共同构成了对受试者全面而细致的评估。在知识测试中，受试者需要回答一系列多项选择题，这些题目旨在检验他们对健康信息来源、专业术语等基础知识的掌握情况。通过这种方式，研究人员能够精确地了解受试者在电子健康素养领域的知识储备。操作测试则更加注重对受试者实践技能的考核，要求受试者进行网站检索、信息选择以及健康信息真实性评估等实际操作。这一环节的设计，旨在评估受试者在真实场景下运用所学知识解决问题的能力。RRSA不仅衡量了受试者在获取健康信息、评估信息质量方面的能力，还特别关注了他们对于抄袭行为的理解程度。这一维度的列入，显示了该评估工具的全面性和前瞻性。为了增强评估的准确性和客观性，RRSA共有16道选择题和40道判断题，总计56道题目。此外，受试者还需对自己的信息检索能力进行自评，评分范围从1分（无该能力）到6分（优秀）。这种自评方式有助于研究人员更深入地了解受试者的自我认知和实际能力之间的差异。

---

[1] LANA I, IRENE O, MARIE A C. Health information literacy and competencies of information age students: results from the interactive online research readiness self-assessment (RRSA) [J]. Journal of Medical Internet Research, 2006, 8(2): e6.

在实际应用中,研究人员利用RRSA在线评估工具,对大学生的健康信息素养进行了广泛测量。他们从3门课程的学生中精心挑选了400名参与者,最终成功收集了308名学生的数据。这些学生通过在线方式完成RRSA测试,展示了他们在信息搜索、信息评估以及理解抄袭等方面的实际能力。为了深入分析这些数据,研究人员采用了多种统计方法。他们使用描述性统计详细分析了学生在各个维度上的表现,利用斯皮尔曼(Spearman)相关性分析探讨了自评技能水平和实际技能水平之间的关联性,并通过多重回归分析进一步探究了学生的实际表现与自我感知技能之间的关系。值得一提的是,该评估工具的56个条目的Cronbach's α系数为0.78,这表明RRSA在测量健康信息素养方面具有相当高的内部一致性,是一种可靠且有效的评估工具。

2. 电子的健康素养量表

塞奇金(Seçkin)等人以互联网环境下的健康素养为视角,精心构建了电子的健康素养量表(electronic health literacy scale, e-HLS)[①]。这一量表不仅深入反映了受试者在互联网时代的健康信息素养,更从沟通、信任和行为3个核心维度出发,全面评估了个体在电子健康领域的素养水平。e-HLS量表共包含19个精心设计的条目。其中,4个条目聚焦于认知素养,旨在评估受试者对电子健康信息的理解和应用能力;2个条目则聚焦于互动素养,考察受试者在网络环境中的交流和协作能力;而剩余的13个条目则聚焦于行为素养,探究受试者在实际生活中运用电子健康信息的能力。每个条目都采用李克特5级评分法,评分范围从1分("从不或强烈不同意")到5分("总是或非常同意"),为受试者提供了充分的表达空间。值得一提的是,e-HLS量表的得分越高,

① SEÇKIN G, YEATTS D, HUGHES S, et al. Being an informed consumer of health information and assessment of electronic health literacy in a national sample of internet users: validity and reliability of the e-HLS instrument [J]. Journal of Medical Internet Research, 2016, 18(7): e161.

表明受试者的电子健康素养水平越高。为了验证量表的效度和可靠性，研究者特地从Knowledge Networks网络调查平台选取了710名美国成人作为样本，并进一步筛选出194名60岁及以上的老年人作为子样本。通过在线调查方式，研究者使用自行开发的e-HLS量表系统地收集了相关数据。在数据分析阶段，研究者首先采用探索性因子分析和验证性因子分析来评估量表的结构合理性。这两种分析方法结合使用，不仅验证了量表内部结构的合理性，还确保了量表能够真实反映受试者的电子健康素养水平。此外，为了深入探究量表与相关变量的关系，研究者还进行了回归分析。这一步骤不仅有助于理解各变量之间的相互影响，还为量表的进一步完善提供了有力支持。经过一系列严谨的测试和分析，e-HLS量表显示出极高的信度和效度。其Cronbach's α 系数为0.93，表明量表内部条目间的一致性较高。同时，各维度间的相关系数范围为0.17～0.59，既保证了量表各维度之间的相关性，又避免了过高的相关性可能导致的冗余问题。综上所述，e-HLS量表无疑是一个科学、全面且高效的评估工具，为电子健康素养的研究和实践提供了重要支持。

3. 数字健康素养量表

罗莎莉（Rosalie）等人为了全面衡量个体在Health 1.0和Health 2.0时代的技能水平，精心研发了数字健康素养量表（digital health literacy instrument, DHLI）[1]。这一量表构思巧妙，由自评量表和操作性条目两大部分构成，旨在从不同角度全面评估受试者的数字健康素养。自评量表部分涵盖了7个关键维度：操作能力、导向能力、信息检索、评估信息可靠性、信息关联性评价、添加网页内容以及隐私保护。每个维度下设3个问题，合计共21个条目。该量表评分采用4分制，回答选项

---

[1] ROSALIE V D V, CONSTANCE D. Development of the digital health literacy instrument: measuring a broad spectrum of health 1.0 and health 2.0 skills [J]. Journal of Medical Internet Research, 2017, 19(1): e27.

从"非常容易"到"非常困难",以及从"从不"到"经常",充分考虑了受试者的不同感受和经验。为了更贴近实际操作,研究者在每一个自评技能的维度上都增加了一个与之对应的操作性条目。这些操作性条目以问题的形式出现,旨在评估受试者的实际操作技能。例如,向受试者提供一个搜索引擎或网页页面,并提出一个与互联网操作技能相关的问题。每个问题包含5个选项,其中仅有1个正确答案,3个错误答案,以及1个"我不知道"的选项。受试者回答正确得1分,回答错误或选择"我不知道"则得0分。整套量表共包含7个这样的操作性条目。最终得分采用各维度总平均数的形式来计算,总分越高,代表受试者的数字健康素养水平越高。为了验证量表的信度和效度,研究者采用了科学的抽样和统计方法。在样本选择上,研究者使用分层抽样方法从荷兰一般人群中随机选取了200名成年人作为研究对象。通过使用自行开发的DHLI量表进行调查,收集了大量真实有效的数据。在数据分析阶段,研究者首先使用Cronbach's α 系数和类内相关分析来考查量表的信度。结果显示,该量表总的Cronbach's α 系数为0.87,表明量表内部条目间的一致性较高。其次,研究者使用主成分分析来确定量表的内容效度,确保量表能够全面反映受试者的数字健康素养水平。最后,通过相关性分析评估了量表与相关变量的关联程度,以检验其结构效度。与e-HEALS相比,DHLI量表更加注重衡量人们在Web 2.0时代的网络交互能力。例如,它评估了个体主动参与网站内容创作和分享,以及撰写并分享健康相关信息所需的技能。这使得DHLI量表在评估个体数字健康素养方面更具时效性和全面性。此外,值得一提的是,该量表最初是用荷兰语编制的,但为了满足更广泛的需求,目前已经被翻译为英语版本。这一举措无疑将进一步推动数字健康素养评估工作的国际化和标准化进程。

4. 电子健康素养评估工具包

卡诺等人精心开发的电子健康素养评估工具包(ehealth literacy

assessment toolkit，eHLA），是一个全面而细致的评估体系[1]。它不仅评估了个体的健康素养，还深入考查了个体的数字素养，从而提供了一个多维度的视角来审视个体在健康信息获取和数字技术运用方面的能力。这个工具包由7个精心设计的工具组成，其中4个工具聚焦于评估与健康相关的能力，而另外3个工具则致力于评估数字技能。这种综合性的设计使得eHLA能够全方位地评价受试者在健康信息素养方面的实力。为了验证这一工具包的有效性和可靠性，研究者从哥本哈根北部医院的一个门诊诊所和社区中精心选取了475名受试者作为样本。通过问卷调查的方式，研究者系统地收集了包含eHLA工具包的7个工具、共计96个条目的数据，以及受试者的社会人口学信息。这一严谨的数据收集过程为后续的深入分析奠定了坚实的基础。在数据的初步分析阶段，研究者们进行了下限效应、上限效应、条目间相关性、条目—总分相关性以及Cronbach's α系数分析等多项统计测试。这些分析不仅揭示了数据的内在结构和关系，还验证了量表的内部一致性。此外，研究者还运用拉什（Rasch）模型对数据拟合度进行了深入探究，并使用皮尔森（Pearson）相关系数来评估7个工具之间的相关性。这些先进的统计方法的应用，进一步提升了研究的科学性和精确性。

　　具体而言，工具1侧重于评估功能性健康素养，它包含10个条目，分数范围在0～10分之间。这一工具的Cronbach's α值为0.67，显示出一定的内部一致性。工具2则致力于测量自我评估的健康素养。它由3个板块构成：医疗保健、疾病预防和健康促进。受试者需要评估自己在发现、理解、评估和应用信息方面的难易程度。该工具的回答范围得分为1分到4分，从"非常困难"到"非常容易"，其Cronbach's α值为0.85，表明其具有较高的信度。工具3要求受试者对一些与医疗保健相关的术

---

① ASTRID K, DORTHE F, BANG K C, et al. Assessing competencies needed to engage with digital health services: development of the e-health literacy assessment toolkit [J]. Journal of Medical Internet Research, 2018, 20(5): e178.

语和概念进行评分,以评估他们对健康和医疗保健的熟悉程度,评分范围从1分到4分,从"完全不熟悉"到"完全熟悉"。这个工具由5个条目组成,其Cronbach's α值高达0.90,显示出极高的内部一致性。工具4是一个带有问题的多项选择测验,旨在评估受试者的健康与疾病知识。每个问题都有4个回答选项:1个正确答案(2分)、2个错误答案(0分)和1个"我会咨询其他人"的选项(1分)。该工具由6个条目组成,分数范围在0~12分之间,其Cronbach's α值为0.59,虽然相对较低,但仍具有一定的参考价值。工具5则侧重于评估受试者对技术的熟悉程度。它包含6个条目,每个条目的评分从1分到4分,范围从"完全不熟悉"到"完全熟悉"。其Cronbach's α值高达0.94,显示出极高的信度。工具6旨在评估受试者使用移动技术的信心。它由4个条目组成,评分范围从1分到4分,从"非常不自信"到"非常自信"。该工具的Cronbach's α值为0.91,表明其具有较高的内部一致性。工具7致力于评估受试者参与技术的动机。它包含4个条目,评分范围从1分到4分,从"完全不同意"到"完全同意"。其Cronbach's α值为0.90,显示出较高的信度。

总的来看,eHLA工具包是一个全面、细致且具有高度信度的评估体系。它通过7个精心设计的工具,深入评价了个体在健康信息素养和数字技术方面的能力。这一工具包的开发和应用,无疑为健康信息素养的评估和研究提供了有力的支持。

5. 交互性电子健康素养工具

交互性电子健康素养工具(transactional ehealth literacy instrument, TeHLI)是由佩奇(Paige)等人基于交互性电子健康素养模型精心研发的[①]。这一工具设计的核心目的在于深入衡量患者对于理解、交换、评估以及应用源自多样化在线资源和多媒体健康信息的相关感知技能。TeHLI量表构成较为精细,共包含18个条目,这些条目被巧妙地划分

---

① R S P, MICHAEL S, L J K, et al. Transactional e-health literacy: developing and testing a multi-dimensional instrument [J]. Journal of Health Communication, 2019, 24(10): 737–748.

为4个维度：功能性、交流性、批判性和转化性。为了确保量表的准确性和有效性，研究者们进行了严谨的数据收集与分析。他们从大学研究注册中心的病人中随机选取了283人进行测试。初始的量表由30个条目组成，用于初步的数据收集。在数据分析阶段，研究者采用了多种统计方法来验证量表的信度和效度。他们使用主成分分析来检查条目的数量、解释方差以及条目的模式矩阵，从而确保每个条目都对其所属的维度有显著贡献。此外，他们还利用Mplus 8.0软件进行了一系列的验证性因子分析（confirmatory factor analyses，CFAs），以进一步验证量表的内部结构。经过这一系列严谨的分析过程，最终的TeHLI量表包含18个条目。为了更深入地评估量表的性能，研究者们还使用了R Studio软件，将数据拟合到Rasch评定量表模型（Rasch rating scale model）中进行条目分析。这种分析方法有助于检验量表条目是否具备合理的难度分布和区分度。同时，为了验证量表与外部标准的一致性，研究者们还采用了皮尔森相关分析来评估其外部效度。值得一提的是，TeHLI量表的4个相关量表的Cronbach's α值均位于0.87～0.92之间，这表明量表具有较高的内部一致性，即各个条目在衡量相同特质时具有高度的一致性。

与其他电子健康素养工具相比，TeHLI量表的独特之处在于它特别强调了从各渠道（如用户生成或各类网站）获取健康信息时的可信度、相关性和安全性评估。这种设计使得TeHLI量表能够更全面地反映个体在电子健康信息评估中的实际能力。尽管开发者们认为TeHLI量表的相关性适用于各个年龄段和不同人群，但他们也指出，未来仍需要就不同人群和不同的测试方式（例如电话调查、纸质问卷等）对量表进行进一步的验证和研究。

回顾电子健康素养评估工具的发展历程，我们可以看到e-HEALS作为开创性的工具，是基于Web 1.0时代的百合模型开发的。然而，随着电子健康领域的快速发展和Web 2.0时代的到来，e-HEALS因无法全面衡量个体的电子健康动态和社会性技能而受到批评。这也为后续的电子健康素养工具研究和实践提供了新的挑战和机遇。因此，第二代测量工具如 e-HLS、DHLI、eHLA、eHLQ 以及 TeHLI 等应运而生，它们旨在测量更广泛的电子健康素养概念，以更好地适应生活在社交媒体时代的人们的需求。

6. 移动版电子健康素养量表

吴颖敏等学者在深入研究和精准翻译 e-HEALS 量表的基础上，进行了细致的优化。他们审慎地删除了 2 个语义相近的条目，保留了原有量表的 6 个核心条目，确保了量表的简洁性和针对性。更值得一提的是，他们将增权理论巧妙地融入医疗卫生系统，从而创新性地编制了移动版的电子健康素养量表——m-e-HEALS。m-e-HEALS 量表在保留原有量表精髓的同时，新增了 2 个认知方面、3 个沟通方面以及 3 个移动设备使用方面的条目。这些新增条目使得量表更加贴近现代移动医疗的实际需求，全面反映了用户在移动医疗环境中的健康素养。该量表最终由 12 个精心设计的条目构成，涵盖了自我觉知、信息获取和互动评判 3 个重要维度。这种设计不仅使得量表的结构化特点更加突出，还有助于更全面地评估用户的电子健康素养。此外，量表采用了李克特 5 级计分法，评分范围从 1 分（"非常不符合"）到 5 分（"非常符合"），这种计分方式能够更精细地刻画用户的电子健康素养水平。

为了验证 m-e-HEALS 量表的有效性和可靠性，研究者们通过在线随机样本服务精心选择了 3 083 名网络消费者作为研究样本。他们使用自主开发的移动版电子健康素养量表 m-e-HEALS 进行了广泛的调查。在数据分析阶段，研究者们运用了探索性因子分析和验证性因子分析等多种统计方法，对量表的结构效度进行了严谨的检验。结果表明，该量表的 Cronbach's α 系数为 0.91，显示出较高的内部一致性。同时，自我觉知、互动评判和信息获取 3 个分维度的 Cronbach's α 系数也分别达到了 0.77、0.86 和 0.78，进一步证明了量表在各个维度上都具有较好的内部一致性。综上所述，m-e-HEALS量表是一个经过精心设计和严谨验证的移动版电子健康素养量表。它不仅简洁明了、结构清晰，还具有极高的信度和效度。这一量表的开发和应用，为移动医疗环境下的电子健康素养评估提供了支持。

7. Web3.0电子健康素养量表

随着互联网技术的不断进步，我们已经经历了Web1.0、Web2.0时代，现在正迈向Web3.0时代。每个时代都对应着不同的互联网特性和用户体验。在Web1.0时代，用户主要是被动地接收信息，无法直接参与内容的创作或编辑中。而到了Web2.0时代，用户开始主动参与网站的内容创作与分享，享受更多的社交和协作功能，这一时代的互联网强调了用户体验与互动性。如今，我们迎来了Web3.0时代，这是一个智能网络的时代，它将互联网与人工智能、大数据等尖端技术深度融合，为用户提供更加智能化、个性化和自动化的互联网体验。这个时代更加强调互联网的开放性、透明性以及用户对数据的掌控力。

为了迎接Web3.0时代的到来，并准确衡量这一时代背景下人们的电子健康素养，Liu等学者[1]积极开发出了一种全新的量表——eHLS-Web3.0。这个量表旨在评估个体在Web3.0环境下获取、验证和应用移动技术信息的综合能力。为了确保该量表的准确性和适用性，学者们进行了2次深入的研究。在首次研究中，他们邀请了421名中国大学生和8位健康专家共同参与eHLS-Web3.0量表的开发过程。这一步骤至关重要，因为它确保了量表的内容既科学又贴近实际使用场景。随后，在第二次研究中，他们从中国的4个不同城市招募了741名大学生，以进一步验证新开发的eHLS-Web3.0量表的信度和效度。为了严格检验

---

① LIU P, YEH L L, WANG J Y, et al. Relationship between levels of digital health literacy based on the Taiwan digital health literacy assessment and accurate assessment of online health information: cross-sectional questionnaire study [J]. Journal of Medical Internet Research, 2020, 22(12): e19767.

量表的结构效度, Liu等[①]学者采用了Mplus (version 7)结构方程模型, 对各条目进行了验证性因子分析。此外, 他们还利用卡方统计量(c2) 来检验模型的总体拟合优度, 通过平均方差(AVE)来检验聚合效度, 以及采用多组协方差结构分析方法, 以检验测量结果在不同性别、专业 和地区之间是否具有一致性。eHLS-Web3.0量表的独特之处在于, 它 不仅能测量用户在搜索电子健康信息方面的技能(Health 1.0技能), 或用户在互联网上进行互动和沟通等"交互性"技能(Health 2.0技 能), 还能准确评估用户在个人健康数据收集和自我管理方面的能力 (Health 3.0技能)。这种全方位的评估使得eHLS-Web3.0成为一个全 面而深入的电子健康素养评估工具。

该量表依旧沿用了经典的李克特5级评分法, 并精心设计了包括移 动技术信息的获取、验证和应用在内的3个核心维度。整个量表共由 24个条目构成, 每个条目都经过精心挑选和打磨, 以确保其能够准确反 映用户在Web3.0时代的电子健康素养水平。经过严格的信效度检验, 该量表的Cronbach's α系数高达0.976, 显示出极高的内部一致性。值 得注意的是, 虽然eHLS-Web3.0是专门为中国大学生新开发的评估工 具, 并已经在这一特定群体中展现出了良好的适用性, 但它在其他群体 中的适用性仍有待进一步的研究和验证。未来, 研究团队将继续致力 于量表的优化和推广工作, 以期在更广泛的范围内发挥其应用价值。

第三节 电子健康素养评估方法

电子健康素养的评估方式非常多样, 不仅限于量表评测, 还包括操

---

① LIU P, YEH L L, WANG J Y, et al. Relationship between levels of digital health literacy based on the Taiwan digital health literacy assessment and accurate assessment of online health information: cross-sectional questionnaire study [J]. Journal of Medical Internet Research, 2020, 22(12): e19767.

作试验、模拟情景、深度访谈、焦点小组访谈和实验法等评估方法。每种评估方法都各有优劣，需要根据研究对象的年龄、性别、居住地、受教育程度，以及研究者资金、设备和场所等条件来选择最佳的评估方式。下文将对电子健康素养的评估方法进行详细介绍。

一、操作试验法

有研究者认为，采用问卷调查的方法让个体进行自我评估可能存在误差，个体普遍会高估自己的实际水平，需要通过操作试验（performance test）来对个体电子健康素养的真实情况进行评估[1]。目前对于电子健康素养操作试验的主要方法是设置疾病相关的任务，让个体通过上网操作的方式完成这些任务，从而评估个体电子健康素养的水平。此外，在操作试验中，屏幕录像法（screen recording）是指将参与者在电脑或手机上的操作过程利用录屏的方式记录下来，以供研究者分析。这一方法能够让参与者在研究者的任务指导下较为自然地完成相关任务，不受研究者的影响，从而能够更好地评估个体的电子健康素养。

操作试验的过程如下：① 准备试验需要的材料，包括用于测试的电子设备，例如手机、电脑；试验任务书一份，引导参与者在试验人员的指导下提前浏览和熟悉任务的要求。② 在操作试验的过程中，研究者可以对参与者进行适当的观察和访谈，以了解他们对指令的理解能力和应用能力。这些任务包括获取、理解、评价、应用和生成信息。研究者需要为每个任务分配一个时间范围。执行任务所用的时间由研究人员记录，并辅以软件记录。研究人员根据参与者的表现，将任务标记为"独立完成"或"未完成"。对记录表现的第二次评估由另一位研究人

---

① VAN DER VAART R, DROSSAERT C H C, DE HEUS M, et al. Measuring actual eHealth literacy among patients with rheumatic diseases: a qualitative analysis of problems encountered using health 1.0 and health 2.0 applications [J]. Journal of Medical Internet Research, 2013, 15(2): e2428.

员执行,如果出现分歧,第三位研究人员会进一步评估①。对每个参与者表现的评估方式如下:通过观察评估参与者的动机、信心和任务熟练程度。所有观察评估结果的得分范围为1分(差)到5分(好)。观察评估在任务完成后立即进行。对每项表现进行2次这样的观察评估,如果出现分歧,则进行第三次观察评估。③ 使用数据分析软件对收集到的定量或定性数据进行描述性和相关性分析。尤其需要注意的是,研究过程需要严格按照知情同意原则,告知调查对象本研究的目的与用途,取得其同意后方可进行相关调查。

在任务制定方面,国外已有学者提出了相当详细的任务内容,这些内容包括:① 基本的设备操作,如让参与者基于某些网站进行线上的信息搜索,下载、注册和使用相关的软件或App,以及将信息分享到本人的电脑或手机上。② 网络健康信息查询任务,例如查询特定疾病的基本信息和治疗方案。③ 电子健康实践任务,例如寻求在线健康咨询,线上下单购买治疗疾病的药物。下面将展示一项关于电子健康素养操作试验的具体研究任务②。

表2-2 电子健康素养操作试验具体研究任务

研究1的任务

题号	任 务 描 述
1	提出一个您过去搜索过的与疾病相关的问题,并展示您将如何在互联网上解决这个问题
2	打开荷兰知名风湿病网站,并执行以下作业:使用菜单结构找到特定页面,下载PDF文件,关闭附加窗口,返回首页,使用搜索引擎搜索"osteoarthritis",打开第四个搜索结果并使用收藏夹栏保存该页面

① NETER E, BRAININ E. Perceived and performed ehealth literacy: survey and simulated performance test [J]. JMIR Human Factors, 2017, 4(1): e6523.

② VAN DER VAART R, DROSSAERT C H C, DE HEUS M, et al. Measuring actual ehealth literacy among patients with rheumatic diseases: a qualitative analysis of problems encountered using health 1.0 and health 2.0 applications [J]. Journal of Medical Internet Research, 2013, 15(2): e2428.

续　表

题号	任　务　描　述
3	您的手腕和手部酸痛已经有一段时间了，您认为这可能是骨关节炎。在网上检索骨关节炎的症状，提到其中4个
4	您正在使用甲氨蝶呤（Metho trexate, MTX）药物来治疗风湿症状，但副作用是您会感到恶心。在患者支持论坛上检索其他患者的 3 条建议，了解如何减轻该药物副作用带来的恶心
5	由于风湿症状，您感到脚痛，您想购买合适的鞋子来缓解疼痛。找出购买适配鞋时需要考虑的4个关键问题
6	您需要一些有关在患有关节炎的情况下正确锻炼的建议。在您附近寻找一位熟悉风湿病治疗的物理治疗师

研究2的任务

题号	任　务　描　述
1	使用您的电子病历：① 查找并解释您最新的实验室结果并将其与您之前的值进行比较；② 解释随附的治疗计划
2	通过以下方式监测疾病症状：① 填写一天的疾病日记；② 解释之前的2份日记
3	使用电子咨询（电子或在线咨询）申请：① 查找并解释封闭式电子咨询；② 编写新的电子咨询，在其中询问去度假时如何携带药物的建议
4	打开同行支持论坛：① 检索其他患者关于缓解甲氨蝶呤药物副作用引起的恶心的 2 条建议；② 添加您自己关于此主题的建议
5	打开一个医疗保健评级网站，找到您就诊的医院：① 阅读2条评论；② 添加您自己关于该医院的评论（您不必发送）

操作试验法在评估电子健康素养方面具有明显优势。首先，操作试验可以在真实的环境中进行，使得观察者可以直接观察参与者在实际情境中展现的电子健康素养水平，而不是依赖于受试者的回忆或自我报告，从而提高数据的可靠性。其次，通过随机分配，参与者到不同的实验组，操作试验法能有效地控制外部因素对实验结果的影响。这有助于确保观察到的任何变化都是受实验条件的影响，而非其他因素的干扰。最后，通过观察参与者在实际环境中的行为，研究者可以更深入地了解他们的电子健康素养水平，包括技能水平、应对能力和解决问题的能力。

但操作试验法也存在一些局限性。首先，当参与者知道自己正在被观察时,可能会表现出与平常不同的行为。这种所谓"霍桑效应"可能会导致观察结果失真,因为参与者可能会调整他们的行为以迎合观察者的期望。其次,观察过程中可能会触及参与者的隐私问题。特别是在涉及敏感电子健康信息的情况下,我们必须严格遵守隐私保护法规,并确保参与者的隐私权得到充分尊重。最后,观察者通常需要对观察到的行为进行主观解释和分析。这种主观性可能导致不同的观察者对同一行为有不同的理解,从而降低观察结果的一致性和可比性。

二、模拟情景法

模拟情景法是指研究者通过构建特定的互联网场景,让个体在这些模拟情景中进行健康信息的搜索、辨别和分享,然后由计算机系统对个体的电子健康素养进行评估。由于这一方法需要研究者开发相关的互联网场景和评估系统,所需成本较高,目前在电子健康素养的评估实践中应用较少。

一项关于辨别健康虚假信息的研究介绍了研究者创建模拟情景评估个体电子健康素养的过程[①]:首先,需要研究人员开发一个电子健康素养的计算机评估系统,并构建一个包含正确答案和错误答案的在线健康信息数据库,以便检查和分析用户的电子健康素养。其次,研究者需要模拟一个互联网场景,该场景中的所有健康信息均来源于真实的互联网平台。

研究者在2个公共部门平台上收录了600条健康信息,剔除重复项后信息减少至529条。之后进行了2个阶段的内容有效性检查来构建在线健康信息库。第一阶段邀请了4位医学专家,对每条健康信息的准

① LIU P, YEH L L, WANG J Y, et al. Relationship between levels of digital health literacy based on the Taiwan digital health literacy assessment and accurate assessment of online health information: cross-sectional questionnaire study [J]. Journal of Medical Internet Research, 2020, 22(12): e19767.

确性进行了评估，并根据公众平台反馈的判断难度对这些信息进行了分类。这些健康信息项目被分为简单类别、中等类别和困难类别。在第二阶段，邀请了1名公共卫生专家和3名公众来讨论并确定各项目的难度分类。小组会议参与人员认为，健康信息的项目必须被准确表述，高度专业化的健康信息项目是不合适的。因此，如果专家判断某条健康信息仅部分正确，或者确定其可信度需要深入了解化学成分及其对人体健康的影响，则将其排除在外。最终，在线健康信息库包含310条信息，其中147条为简单类别，122条为中等类别，41条为困难类别。

在测试阶段，系统从在线健康信息库中随机选择5个项目（包括2个简单项目、2个中等项目和1个困难项目）供参与者考虑。对于每个项目，参与者都被要求确定信息是正确的还是错误的，并可以选择"不确定"选项。问卷平台已经设定了标准答案：当参与者回答正确（即判断准确）时得1分；当回答错误或选择"不确定"时（即判断错误）得0分。之所以随机选择项目，是因为现实生活中的健康信息种类繁多且难度各异。因此，这种方法能够模拟现实世界中个体在互联网上搜索健康信息的情况。测试结束后，研究者将对数据进行描述性和相关性分析，以此判定个体的电子健康素养与其他变量之间的关系。

通过模拟不同的电子健康场景，评估者可以更好地了解个体在实际生活中所面临的挑战及应对方式。同时，评估者可以在虚拟环境中精确控制各种变量，这种控制有助于更好地理解个体行为背后的动机和影响因素。然而，虚拟场景评估所依赖的技术可能存在一定的限制，如虚拟现实技术的硬件和软件要求、网络连接的稳定性，这些因素可能会影响评估的质量和可靠性。

三、深度访谈法

除了采用问卷调查等量化研究方法对个体的电子健康素养进行评估外，质化研究方法也是另一种重要的评估方式。在质化研究方法中，深度访谈法是具有代表性的评估策略。深度访谈法是研究者通过口头谈话的方式从被研究者那里收集并建构第一手资料的一种重要研究方法[1]。相较于量表而言,访谈法因具有灵活性、成本低以及能够深入了解研究对象的内心想法等优点,而被医学、社会学、心理学等多个学科的研究人员广泛应用。此外,研究发现,在自我报告形式的问卷调查中,研究对象往往会高估自己的技能[2]。因此,一些学者开始采用问卷调查与深度访谈相结合的方法来评估研究对象的电子健康素养水平及他们对某些干预措施的看法[3]。

在电子健康素养的评估中,我们通常会通过一对一的结构化访谈或半结构化访谈来收集受访者的电子健康素养现状及其影响因素等相关的数据和资料。具体操作步骤如下:① 在正式进行访谈之前,我们需要根据受访者的特点制定访谈提纲。这些提纲需要事先咨询相关领域的专家,并且利用预调查来了解受访者对电子健康素养题目的理解程度。如果受访者在理解上遇到困难,我们需要调整表述方式,以此完善访谈提纲。② 在访谈过程中,研究者需要紧紧围绕电子健康素养这一主题,通过恰当的沟通方式引导受访者做出真实的回答,同时详细记录受访者的回答,记录方式可以是手动记录或电子记录。③ 访谈结束后,需要及时将访谈录音进行转录、整理和归纳。通过以上流程,研究者能够在一对一的交流情景中,深入了解受访者对电子健康素养的理解、掌握情况及可能遇到的困难。

深度访谈法在评估个体电子健康素养方面具有相当的优势。首先,深度访谈法可以帮助研究者了解和提炼电子健康素养的构成,为制

① 陈向明.质的研究方法与社会科学研究 [M].北京:教育科学出版社,2000:165-405.
② ZAKARIA N, ALFAKHRY O, MATBULI A, et al. Development of Saudi e-health literacy scale for chronic diseases in Saudi Arabia: using integrated health literacy dimensions [J]. International Journal for Quality in Health Care, 2018, 30(4): 321-328.
③ BRIONES R. Harnessing the web: how e-health and e-health literacy impact young adults' perceptions of online health information [J]. Medicine 2.0, 2015, 4(2): e5.

定电子健康素养量表提供基础。其次，由于深度访谈是在一对一的交流情景中了解受访者的电子健康素养水平，研究者可以基于个体的特性制定专门的访谈提纲，例如当受访者为老年人时，需要用通俗易懂的语言向其传达访谈的内容，以便老年人能够充分理解并做出回应。最后，深度访谈法既可以帮助研究者了解受访者的电子健康素养水平，也可以了解其背后的成因。

但深度访谈法也存在一些局限性。首先，由于质化研究方法高度依赖于研究者的主观判断，因此研究者充当着电子健康素养评估的主要研究工具，这就要求访谈者具有较强的沟通能力与丰富的访谈经验。其次，由于目前电子健康素养没有标准化的访谈提纲，访谈提纲的质量直接决定了访谈结果的质量，在制定访谈提纲的过程中，研究者需要根据相关文献来拟定，因此访谈提纲的拟定具有一定的难度。最后，深度访谈法相较于量表而言，获取资料需要的时间较长、工作量更大，需要研究者进行一对一的访谈，一位受访者就可能需要长达30～60分钟的时间去深入了解，因此不适用于大规模的数据收集。

四、焦点小组访谈

20世纪50年代，美国社会学家罗伯特·莫顿（Robert Merton）和肯德尔（Kendall）在《美国社会学期刊》上发表了一篇关于《焦点访谈》（Focussed Interview）的论文，首次提出了"焦点小组访谈"（focus groups）的方法[①]。作为一种研究方法，"焦点小组访谈"是研究者通过组员之间针对特定话题的交流对话来收集材料的方式[②]。与深度一对一访谈的交流形式不同，焦点小组访谈采用的是一对多的交流方式。在某些案例中，研究者通常会针对某个特定主题使用这种方法，对参与者

---

① MERTON R K, KENDALL P L. The focused interview [J]. American Journal of Sociology, 1946, 51(6): 541-557.

② MORGAN D L. Focus groups [J]. Annual Review of Sociology, 1996, 22(1): 129-152.

之间的相同和不同意见进行观察、交谈和分析，从而得出一定的研究结论。目前，已有学者将这一方法应用于电子健康素养的测评，以及了解受访者对某些干预措施的看法①。

焦点小组访谈评估电子健康素养的过程如下：① 选取研究对象，可以选择配对样本，例如子女和父母、夫妻、朋友等，这样在访谈过程中可以进一步将受访者之间的关系作为评估的参考，挖掘个体电子健康素养的潜在影响因素。② 联系一名具备良好沟通能力的主持人，并充分告知其访谈的伦理准则和注意事项。③ 准备访谈所需材料，包括访谈场地、访谈提纲、研究知情同意书等。④ 访谈时间通常为60分钟以上。在访谈过程中，主持人需要引导受访者就自身对电子健康素养的看法、了解情况以及存在的问题等内容展开讨论。同时，可以询问受访者对某些电子健康素养干预措施的看法。当受访者为老年人时，还可以详细询问其子女在现实生活中对父母电子健康素养的社会支持现状等内容。⑤ 安排1～2名记录员负责记录每位受访者的回答，并在访谈结束后对文本进行编码。

焦点访谈法在评估个体电子健康素养方面具有独特优势。研究者通过激发讨论，促进参与者之间的深入交流和互动，确保每个人都有机会发表观点。当出现争议性问题时，鼓励参与者就各自的看法进行对话和辩论，从而帮助研究者更全面地了解参与者的观点。

然而，该方法也存在一些局限性。首先，研究者需要对每个受访者的电子健康素养进行主观评估，评估不当可能导致较大偏差。其次，如果主持人缺乏经验或技巧，可能无法有效引导讨论，导致讨论内容不够深入或参与者之间的互动不活跃。再次，在焦点访谈中，部分参与者可能受社会压力的影响，不愿分享真实观点或经验，从而导致电子健康素养评估出现偏误。最后，焦点访谈通常需要大量时间进行准备、执行和

① HSU W C. The effect of age on electronic health literacy: mixed-method study [J]. JMIR Human Factors, 2019, 6(2): e11480.

分析，要耗费相当多的人力和财力。这使得焦点访谈在时间和成本上相对较高，不适合处理大规模样本。

五、实验法

实验法常被用于观察和评价电子健康素养干预前后的效果。它主要用于评估电子健康素养在干预措施实施前后的变化。具体的操作方法如下：在实验组中，参与者会接受特定的电子健康素养干预措施，而在控制组中，参与者则不接受任何干预，或者接受另一种形式的干预。通过这种方式，研究人员可以比较两组之间的差异。由于实验法允许研究者在控制其他干扰变量的情况下观察干预措施对提升个体电子健康素养的效果，因此该方法目前被广泛应用于社会弱势群体的电子健康干预措施研究中[①]。

例如，在一项关于通过协作学习提升老年人电子健康素养的研究中[②]，研究者使用了由美国国立卫生研究院（NIH）下属的国家老年研究所开发的"帮助老年人在线搜索健康信息的培训工具包"。这个免费的工具包旨在提升老年人在健康信息搜索、查找、理解和应用方面的能力。该工具包还包含了详细的课程计划、课堂互动练习、家庭作业以及其他辅助讲义（如计算机术语词汇表）。参与者在签署同意书后开始干预前的测试。完成干预前测试后随即开始培训干预。在完成8节课后，进行了干预后测试。干预前后的测量项目包括：知识/技能增长、对晚年生活的心理适应以及态度。为了控制变量，研究者还测量了参与者与同龄人的互动经验、计算机技术的先前经验以及基本的人口统计学数据。研究结果表明，干预措施显著提高了老年人的电子健康素养水平，这一结

① CHENG C, BEAUCHAMP A, ELSWORTH G R, et al. Applying the electronic health literacy lens: systematic review of electronic health interventions targeted at socially disadvantaged groups [J]. Journal of Medical Internet Research, 2020, 22(8): e18476.

② XIE B. Older adults, e-health literacy, and collaborative learning: an experimental study [J]. Journal of the American Society for Information Science and Technology, 2011, 62(5): 933-946.

论为针对老年人及其他群体的电子健康素养干预提供了有效的建议。

　　基于以上的研究案例,可以看出实验法在测量个体电子健康素养方面具有诸多优点:① 实验法允许研究者在控制其他干扰变量的情况下,观察干预措施对于提升个体电子健康素养的效果。② 实验法的操作程序和测量工具通常是标准化的,因此其研究结果具有较高的可重复性。其他研究者可以按照相同的实验设计和操作步骤进行复制与验证,从而提升研究结果的可信度和稳定性。③ 通过实验组与控制组的比较,实验法能够更准确地推断干预措施与个体电子健康素养之间的因果关系。这使得研究者能够确定干预措施对个体电子健康素养的具体影响程度,进而为干预项目的设计和实施提供科学依据。

　　然而,实验法也存在一些弊端,具体包括:① 尽管实验法能控制许多干扰变量,但有时仍无法完全模拟现实生活中的复杂情境。因此,实验结果可能在内部效度上有所欠缺,即可能无法精确反映干预措施在实际环境中的效果。② 某些实验设计可能引发伦理问题,如涉及参与者的隐私权、自主权以及潜在的心理或身体风险。研究者必须确保研究设计遵循伦理原则,并获取参与者的知情同意。

　　总而言之,除了电子健康素养量表外,研究者还可以采用其他评估方法来综合判断个体的电子健康素养水平。这些方法能在一定程度上有效减少自我报告可能带来的主观性偏差和测量偏差。目前,量表仍是主要的测量工具,其他方法在电子健康素养的相关研究中应用较少。未来,电子健康素养的测评工具仍需持续地改进和完善。

第四节　电子健康素养的影响因素

　　数字技术的快速更迭引领了健康科普的新风向,健康信息的供需双方对网络渠道的依赖度越来越高。作为寻求、理解、评判网络健康信息以及解决健康问题能力的综合体现,电子健康素养在降低慢性病患病率、提高个人生活质量、提升全民健康水平等方面的重要性得到凸显。国内外研究者对慢性病患者、学生群体、老年人的电子健康素养现状进行了大量调研，从不同视角探讨了电子健康素养的影响因素，但仍然缺乏全景式的梳理概括。在前人研究的基础上，本节从个人因素、家庭因素和社会因素3个维度全面系统地总结了电子健康素养的影响因素。研究者在审视个体电子健康素养时，不能仅靠某个因素单独解释，而需要综合考虑多方因素的交叉影响。

一、个人因素对电子健康素养直接影响

（一）个体特征

个体特征是电子健康素养的重要影响因素，包括年龄、性别、居住地、经济状况和受教育程度等。年龄对个体电子健康素养的影响首先表现在代际差异上。有研究表明，老年人的电子健康素养比年轻人低了整整1分（满分为5分），反映出电子健康素养水平存在着比较严重的"代际数字鸿沟"[1]。其次，电子健康素养即使在同一群体内部也存在着年龄差异，例如农村老年人的电子健康素养水平随着年龄段（60～69岁、70～79岁、80岁及以上）的增长而降低[2]。在性别上，目前并没有明确证据和统一共识表明性别对于个体的电子健康素养有显著影响。性别对个体电子健康素养的影响需要视具体情况而定。比如，一项在泰安市开展的研究[3]发现，男性慢性病患者的电子健康素养合格率为12.81%，明显高于女性的7.34%，且男性电子健康素养总分高于女性。在上海市静

①　MAGSAMEN-CONRAD K, WANG F, TETTEH D, et al. Using technology adoption theory and a lifespan approach to develop a theoretical framework for ehealth literacy: extending UTAUT [J]. Health Communication, 2020, 35(2): 1435-1446.

②　刘珍，张晗，张艳，等.郑州市农村老年人电子健康素养现状及影响因素分析[J].现代预防医学，2020，47（2）：283-286，309.

③　丛新霞，马效恩，徐凌忠，等.泰安市不同性别慢性病患者电子健康素养现状及其影响因素分析[J].中国公共卫生，2021，37（9）：1337-1342.

安区的一项调研中发现[①],男性高中生的电子健康素养水平高于女性高中生。然而,孟舒娴和沈冲[②]在南京市某高校开展的调查却出现了相反的结果——女性大学生的电子健康素养得分显著高于男性大学生。在科威特,有研究[③]发现性别对个体电子健康素养的影响存在统计学意义,女性电子健康素养的平均水平比男性更高。

此外,居住地也是影响个体电子健康素养的常见因素,关于城乡人口电子健康素养的高低尚未形成共识。一项以大学生为主体的元分析表明,生源地是在校大学生电子健康素养的重要影响因素,来自城镇的大学生的电子健康素养显著高于农村大学生[④]。左乾涛等人[⑤]发现,社区居民的电子健康素养存在统计学意义上的城乡差异,城市社区居民的电子健康素养得分(28分)显著低于农村社区居民(32分)。此外,还有研究探讨了经济状况对个体电子健康素养的影响。先前的研究[⑥]显示,家庭经济状况对城乡居民的电子健康素养均产生了正向影响,家庭经济状况良好的受访者自我报告的电子健康素养水平较高。相比月收入较高的老年人,低收入的老年人电子健康素养水平不高,可能生活困境和经济负担限制了后者健康信息的获取和技能素养的提升[⑦]。

① 奚艳华,徐伟,施艳瑾.上海市静安区高中生电子健康素养现况及其影响因素分析[J].中国健康教育,2021,37(10):938-941.
② 孟舒娴,沈冲.南京某高校大学生电子健康素养及行为现状调查[J].中国健康教育,2018,34(3):254-257.
③ ALHUWAIL D, ABDULSALAM Y. Assessing electronic health literacy in the state of Kuwait: survey of Internet users from an Arab state [J]. Journal of Medical Internet Research, 2019, 21(5): e11174.
④ 许良梅,王蕾,李星,等.国内外在校大学生电子健康素养水平及其影响因素的Meta分析[J].卫生职业教育,2022,40(5):124-127.
⑤ 左乾涛,程静霞,彭维雪,等.社区居民电子健康素养水平及影响因素的城乡差异性分析[J].护理研究,2022,36(4):587-593.
⑥ 左乾涛,程静霞,彭维雪,等.社区居民电子健康素养水平及影响因素的城乡差异性分析[J].护理研究,2022,36(4):587-593.
⑦ 张微,赵雅宁,刘瑶.老年人电子健康素养现状及其影响因素研究[J].现代预防医学,2022,49(9):1642-1646,1652.

在受教育程度上，一般认为，受教育程度与电子健康素养呈正相关关系，居民的电子健康素养水平随着文化程度的升高而提高。以往研究显示，文化程度低的老年冠心病患者的电子健康素养不合格的概率更高[1]。在泰安市，文化程度为大专及以上、高中/职高/中专、初中、小学及以下居民（大于等于15周岁）的电子健康素养水平依次下降[2]。一项在新冠疫情期间对香港地区成年人开展的调查[3]发现，电子健康素养与教育水平之间的关系比其与收入水平之间的关系更强，这表明教育在影响个体电子健康素养方面比收入发挥了更重要的作用，也印证了电子健康素养的差异更可能是由认知功能和知识差距导致的。

（二）健康状况

健康状况与电子健康素养存在直接且关键的关联，学界通常认为感知健康状况与电子健康素养之间存在较强的正向联系[4]。许良梅等人[5]的元分析证实，身体状况越好的大学生的电子健康素养水平越高，这可能是因为身体状况好的大学生健康管理意识更强，更愿意主动搜索、获取、吸收互联网上的健康资源和健康知识，对电子健康素养的提升有所助益。过往研究表明，糖尿病[6]、脑卒中[7]、血液透

① 段怡雯，陈梦怡，陆敏敏.老年冠心病患者电子健康素养及影响因素研究[J].上海护理，2022,22（11）:37-40.

② 董亚茹，秦文哲，徐凌忠，等.泰安市≥15周岁居民电子健康素养及其影响因素分析[J].中国公共卫生，2021,37（9）:1319-1322.

③ GUO Z, ZHAO S Z, GUO N, et al. Socioeconomic disparities in ehealth literacy and preventive behaviors during the COVID-19 pandemic in Hong Kong: cross-sectional study [J]. Journal of Medical Internet Research, 2021, 23(4): e24577.

④ GARCIA-GARCIA D, AJEJAS BAZAN M J, PEREZ-RIVAS F J. Factors influencing ehealth literacy among Spanish primary healthcare users: cross-sectional study [J]. International Journal of Environmental Research and Public Health, 2022, 19(23): 15497.

⑤ 许良梅，王蕾，李星，等.国内外在校大学生电子健康素养水平及其影响因素的Meta分析[J].卫生职业教育，2022,40（5）:124-127.

⑥ 李佩瑶，陈璇，张红梅.老年糖尿病患者电子健康素养现状及其影响因素分析[J].现代临床护理，2021,20（11）:8-14.

⑦ 张振香，任慧，平智广，等.脑卒中患者电子健康素养现状及影响因素研究[J].中国全科医学，2021,24（22）:2850-2854,2865.

析[①]、类风湿关节炎[②]、慢阻肺病[③]患者的电子健康素养均处于较低水平，反映出疾病与个体电子健康素养之间的负向关联。在韩国，中学生的电子健康素养与其所在年级和诊断的疾病存在关联，患有哮喘、椎间盘突出和特应性皮炎的中学生的电子健康素养明显低于健康的学生，并且随着诊断疾病数量的增加，相应中学生的电子健康素养越低[④]。除了疾病，病程也是影响个体电子健康素养的风险因素。研究发现，对老年糖尿病病人而言，其病程越长，电子健康素养得分越低[⑤]。在针对高血压患者的调查中，除了病程对电子健康素养的削弱作用之外，血压分级、合并慢性病情况对个体电子健康素养的影响也存在统计学意义，血压控制良好、未与其他慢性病共病的高血压患者的电子健康素养得分较高[⑥]。

众所周知，健康的含义是多元的，不仅仅是指生理功能良好或身体没有疾病，还要心理健康、社会适应良好。因此，除了与身体健康相关的因素之外，心理因素对个体电子健康素养的影响也不可轻视，尤其是自我效能感[⑦]。徐骏和吉小静[⑧]对维持性血液透析患者开展的研究发

① 臧格,时秋英,徐甜甜,等.中老年血液透析患者电子健康素养与生活质量的相关研究[J].现代预防医学,2017,44(4):672-675.
② 罗辉芳,黄颜怡,宋嘉婷,等.类风湿关节炎患者电子健康素养与服药依从性调查[J].中国临床研究,2022,35(4):534-538.
③ STELLEFSON M L, SHUSTER J J, CHANEY B H, et al. Web-based health information seeking and ehealth literacy among patients living with chronic obstructive pulmonary disease (COPD) [J]. Health Communication, 2018, 33(12): 1410-1424.
④ PARK B K. Factors influencing ehealth literacy of middle school students in Korea: a descriptive cross-sectional study [J]. Healthcare Informatics Research, 2019, 25(3): 221-229.
⑤ 陈雪姣,韩文娟,王静,等.电子健康素养量表在老年糖尿病病人中的信效度检验及其健康素养影响因素分析[J].循证护理,2022,8(15):2092-2095.
⑥ 江悦妍,尹心红,王志敏,等.衡阳地区高血压患者电子健康素养现状及影响因素[J].职业与健康,2021,37(15):2074-2078.
⑦ OURRAZAVI S, KOUZEKANANI K, BAZARGAN-HEJAZI S, et al. Theory-based e-health literacy interventions in older adults: a systematic review [J]. Archives of Public Health, 2020, 78: 72.
⑧ 徐骏,吉小静.基于安德森模型的维持性血液透析患者电子健康素养研究[J].南京医科大学学报(社会科学版),2023,23(1):74-81.

现，在透析持续时间、合并症负担之外，自我效能感成为影响个体电子健康素养的最主要因素，两者呈正相关。高自我效能感的人群在接受、理解、应用健康知识方面更有信心，可能有助于提升自身的电子健康素养。以英国一所大学的心理学本科生为对象的研究[1]同样表明，在自我效能感与个体电子健康素养之间发现了显著的正相关关系。自我效能感在个体获取健康信息的过程中起着关键作用，并成为电子健康素养的重要预测因素。此外，压力知觉与大学生电子健康素养水平显著负相关，而心理弹性与电子健康素养显著正相关，即大学生的压力感知越强烈、心理适应性越差，其电子健康素养水平越低[2]。对健康体检人员来说，关注自身的心理健康状态是其电子健康素养合格的影响因素[3]。

作为影响个体健康状况的关键因素，健康素养在提高个体电子健康素养方面同样发挥着至关重要的作用。Xing 等人[4]证实了健康素养与电子健康素养之间的关联，健康素养的各个维度（包括功能性、沟通性、批判性）均与电子健康素养显著正相关。与健康素养较高的人相比，健康素养低的个体从网络渠道寻求健康信息的概率更小，且评估网络资源真伪的能力更弱，不利于提升自身的电子健康素养水平[5]。

（三）网络使用与信息获取

伴随着新媒体技术的突飞猛进，当今社会向深度媒介化发展，以互

---

[1] HOLCH P, MARWOOD J R. Ehealth literacy in UK teenagers and young adults: exploration of predictors and factor structure of the ehealth literacy scale (eHEALS) [J]. JMIR Formative Research, 2020, 4(9): e14450.

[2] 刘茹, 徐姝娟. 压力知觉对大学生电子健康素养的影响: 心理弹性的中介作用[J]. 济宁医学院学报, 2023, 46(3): 174-178.

[3] 吴盛忠, 高点, 王冬. 健康体检人群的电子健康素养现状及影响因素[J]. 实用医学杂志, 2022, 38(9): 1141-1146.

[4] XING Z, JI M, DONG Z, et al. Factors associated with limited digital health literacy among Chinese male populations: cross-sectional study [J]. JMIR Formative Research, 2023(7): e42868.

[5] MANGANELLO J, GERSTNER G, PERGOLINO K, et al. The relationship of health literacy with use of digital technology for health information [J]. Journal of Public Health Management and Practice, 2017, 23(4): 380-387.

联网、社交媒体、智能手机为代表的数字技术逐渐成为基础设施，并在日常生活中扮演越来越重要的角色，对个体的电子健康素养也产生了深刻影响。此前的研究表明，信息传播技术（information communication technology, ICT）培训或干预显著提高了参与者浏览健康网站的能力以及电子健康素养，在老年群体中效果最为明显[①]。与之相反，对新技术产生焦虑和恐惧情绪的城市老年人，其电子健康素养水平较差[②]。在互联网使用方面，使用频率与电子健康素养呈正相关关系。这在低收入老年人[③]、子女有特殊医疗保健需求的父母[④]、精神分裂症患者[⑤]等多个群体中得到验证。此外，有研究表明，电子健康素养得分高的人报告他们在过去一年中更频繁地使用互联网来寻找与健康问题相关的信息，而使用特定的社交媒体平台（如Facebook、Twitter、Instagram、Snapchat等）与感知电子健康素养无关[⑥]。

　　过往，人们主要依靠人际交往、大众传媒、医生等渠道获取健康信息，互联网的出现将人们寻求健康信息的渠道转移至线上平台，越来越

① LEE E K, KIM D H, LEE H, et al. Information communication technology use to improve ehealth literacy, technophobia, and social connection among community dwelling older adults [J]. Educational Gerontology, 2022, 48(10): 445−457.

② 谢雨青，张先庚，曹冰，等.城市老年人技术焦虑与电子健康素养的相关性分析[J].现代临床医学，2023，49（4）：279−281，298.

③ CHOI N G, DINITTO D M. The digital divide among low-income homebound older adults: Internet use patterns, eHealth literacy, and attitudes toward computer/Internet use [J]. Journal of Medical Internet Research, 2013, 15(5): e93.

④ KNAPP C, MADDEN V, WANG H, et al. Internet use and eHealth literacy of low-income parents whose children have special health care needs [J]. Journal of Medical Internet Research, 2011, 13(3): e75.

⑤ ATHANASOPOULOU C, VALIMAKI M, KOUTRA K, et al. Internet use, ehealth literacy and attitudes toward computer/internet among people with schizophrenia spectrum disorders: a cross-sectional study in two distant European regions [J]. BMC Medical Informatics and Decision Making, 2017, 17(1): 136.

⑥ TARIQ A, KHAN S R, BASHARAT A. Internet use, ehealth literacy, and dietary supplement use among young adults in Pakistan: cross-sectional study [J]. Journal of Medical Internet Research, 2020, 22(6): e17014.

多的人依赖网络获取健康信息。研究发现，利用网络寻找健康信息的频率是老年人电子健康素养的影响因素之一，通过互联网寻找健康信息频率较高的老年人可以通过远程医疗、在线咨询等方式获取健康信息，从而有助于自身电子健康素养的提升[①]。除了搜寻健康信息的频率之外，使用网络渠道越多、对网络健康信息态度越积极的门诊患者，其电子健康素养水平越高[②]。在针对香港的初级诊所患者研究中发现了一致的结果，即更频繁的互联网使用、更频繁的在线健康信息搜索以及更多类型的健康信息搜索是提高电子健康素养的重要预测因素[③]。针对356名居住在澳大利亚的中国移民的调研发现，尽管他们经常使用智能手机寻求健康信息，但很大一部分人（44.9%）的电子健康素养水平不高，年龄较大、使用技术较少、受教育程度低、健康状况差共同导致了这一现象的发生[④]。

此外，个体的数字技能与素养也与其电子健康素养密切相关。对韩国中老年人的研究表明，数字能力（digital competence）是个人电子健康素养的最大贡献因素[⑤]；而对中国老年人来说，数字技能（digital skill）与电子健康素养显著正相关[⑥]。具有高水平数字技能的个体在使

① 张微，赵雅宁，刘瑶.老年人电子健康素养现状及其影响因素研究[J].现代预防医学，2022，49（9）：1642-1646，1652.

② 赵烨，陈辉，邹聪，等.门诊患者电子健康素养现状及影响因素研究[J].现代预防医学，2019，46（6）：1070-1073，1078.

③ WONG D, CHEUNG M. Online health information seeking and ehealth literacy among patients attending a primary care clinic in Hong Kong: a cross-sectional survey [J]. Journal of Medical Internet Research, 2019, 21(3): e10831.

④ ZHANG L, CHUNG S, SHI W, et al. Online health information-seeking behaviours and ehealth literacy among first-generation Chinese immigrants [J]. International Journal of Environmental Research and Public Health, 2023, 20(4): 3474.

⑤ LEE J, Tak S H. Factors associated with eHealth literacy focusing on digital literacy components: a cross-sectional study of middle-aged adults in South Korea [J]. Digital Health, 2022(8): 20552076221102765.

⑥ LI S, CUI G, YIN Y, et al. Associations between health literacy, digital skill, and ehealth literacy among older Chinese adults: a cross-sectional study [J]. Digital Health, 2023(9): 20552076231178431.

用数字设备方面具备更强的自我效能感，能有效地获取在线健康信息和服务，并且善用多种网络资源来改善自身健康状况，从而提升自身的电子健康素养。

（四）社交网络与社会资本

保持积极的社交是与他人建立联系、分享经验、获得支持的重要途径，也是增进身心健康和电子健康素养的关键路径[①]。先前的研究证实，同群效应（同伴间的互动行为）对老年人电子健康素养水平的提升有正向作用，而且同群效应的积极影响不仅存在于现实社会，也广泛适用于网络空间[②]。一项对癌症幸存者的研究表明，在线健康社群提供的信息支持和情感支持与电子健康素养呈正相关关系[③]。在线健康社群是患者为建立人际关系、寻求社会支持而发展起来的，可以看作是一种社会交往活动和社会支持交换，而社会支持正是个体和他人通过支持性行为所构成的人际交往系统[④]。在深度媒介化社会中，个体可以从互联网、社交媒体、在线健康社群获取健康知识以帮助自己做出决定，还可以使用移动健康应用程序进行自我健康管理或接受医疗专业人员的建议，这无疑对提升其电子健康素养有所助益。对于中国大学生来说，网络社会支持与其电子健康素养、健康相关行为均呈正相关关系，并且电子健康素养在网络社会支持与健康相关行为的关系间发挥部分中介效应，即网络社会的支持提升了大学生的电子健康素养，进而促进个体的健

① LEVIN-ZAMIR D, BERTSCHI I. Media health literacy, ehealth literacy, and the role of the social environment in context [J]. International Journal of Environmental Research and Public Health, 2018, 15(8): 1643.

② 张畅，陈纳川，昌敬惠. 同群效应对老年人电子健康素养的影响及启示[J]. 护理学报，2022，29（12）: 75−78.

③ ZHOU J, WANG C. Improving cancer survivors' e-health literacy via online health communities (OHCs): a social support perspective [J]. Journal of Cancer Survivorship: Research and Practice, 2020, 14(2): 244−252.

④ GOTTLIEB B H, BERGEN A E. Social support concepts and measures [J]. Journal of Psychosomatic Research, 2010, 69(5): 511−520.

康相关行为[1]。

此外，嵌入人际关系网络的社会资本也对个体电子健康素养水平有着关键的影响。研究结果显示，更高的线上桥接型社会资本（online bridging social capital，相当于弱连接）与更高的电子健康素养显著相关，并且在报告Instagram使用强度更高的大学生中二者之间的关联更显著[2]。对于老年人而言，社会资本同样与其电子健康素养显著正相关[3]。在一定程度上，高水平的社会资本为老年人提供了更多的交流和学习机会，对于老年人掌握数字技术使用、了解健康信息的获取与评价具有重要意义。

二、家庭因素对电子健康素养广泛影响

古往今来，家庭观念一直深深根植于中国人的血脉之中。在中国传统文化中，家庭往往代表着"避风港"和"安全岛"，是个体福利供给和情感疗愈的主要来源，更是构成社会体系的基础单位。前人的研究表明，家庭关怀度与社区居民的电子健康素养正相关，且信息自我效能在二者的关系间发挥中介效应[4]。作为个体身心健康的保护因素，家庭关怀度有助于家庭内部形成良好的沟通氛围，促进家庭成员之间提供网络技术支持和健康信息共享，从而促进个体电子健康素养水平的提升。在新冠疫情期间，社交距离的拉远使人际交往陷入困境，但凸显了家庭

① 李少杰，崔光辉，徐慧兰.大学生网络社会支持、电子健康素养与健康相关行为的路径分析[J].中国卫生统计，2022，39（1）：118-121.
② PAIGE S R, STELLEFSON M, CHANEY B H, et al. Examining the relationship between online social capital and ehealth literacy: implications for instagram use for chronic disease prevention among college students [J]. American Journal of Health Education, 2017, 48(4): 264-277.
③ CUI G H, LI S J, YIN Y T, et al. The relationship among social capital, eHealth literacy and health behaviours in Chinese elderly people: a cross-sectional study [J]. BMC Public Health, 2021, 21(1): 45.
④ 张微，赵雅宁，刘瑶，等.信息自我效能在社区居民家庭关怀度与电子健康素养间的中介效应研究[J].军事护理，2022，39（9）：29-32.

作为整个社会的"神经末梢"在生活照料、情感沟通、卫生保健等多方面的功能。研究发现，在新冠疫情期间，与家人的关系更好和更高的电子健康素养得分显著相关，家庭支持为家庭成员获取、区分、利用网络信息提供了更多帮助，促进了高质量的网络参与和互动，以达到提高电子健康素养的目的①。

婚姻作为家庭关系重要的纽带，也对个体的电子健康素养产生了积极的影响。众多研究表明，个体的婚姻状况是其电子健康素养的重要影响因素之一，与未婚或离婚者相比，已婚或再婚者的电子健康素养水平相对更高②③④。此外，照顾孙辈⑤、与子女同住⑥、家庭养老⑦等情况有利于老年人提升电子健康素养水平，这可能是因为"数字反哺"能够在家庭环境中发挥正向作用，代际技术支持提升了老年人的自我效能感和网络操作技能，而自我效能感和数字素养的提升正是提高电子健康素养水平的关键因素⑧。周寒寒和郑爱明的研究证实，家庭成员教授老年人利用网络查找卫生资源，提高了老年人搜索、理解和评估网络健康信息与解决健康问题的能力，成为影响社区老年人电子健康素养的

① LIU Q, HUANG R, XIA L, et al. ehealth literacy of Chinese residents during the coronavirus disease 2019 pandemic: a cross-sectional survey [J]. Computers, Informatics, Nursing: CIN, 2023, 41(5): 292-299.

② 刘珍，张晗，张艳，等.郑州市农村老年人电子健康素养现状及影响因素分析 [J].现代预防医学，2020，47（2）：283-286，309.

③ 李梦华，秦文哲，徐凌忠，等.泰安市不同地区中老年居民电子健康素养现状及其影响因素分析 [J].中国公共卫生，2021，37（9）：1328-1332.

④ 马婕，麦兰仙，黄芹，等.南宁市青秀区心血管疾病高危人群电子健康素养现状及其影响因素研究 [J].广西医科大学学报，2023，40（2）：321-326.

⑤ 李少杰，徐慧兰，崔光辉.老年人电子健康素养及影响因素 [J].中华疾病控制杂志，2019，23（11）：1318-1322.

⑥ 李佩瑶，陈璇，张红梅.老年糖尿病患者电子健康素养现状及影响因素分析 [J].现代临床护理，2021，20（11）：8-14.

⑦ 戴子莹，黄浠婷，毛翠，等.老年慢性病患者电子健康素养现状及影响因素的研究进展 [J].护理与康复，2023，22（8）：93-97.

⑧ 周裕琼，丁海琼.中国家庭三代数字反哺现状及影响因素研究 [J].国际新闻界，2020，42（3）：6-31.

重要因素①。

三、社会因素对电子健康素养根本影响

除年龄、性别、受教育程度、常住地等人口特征以外，医疗保险、社区服务、社会文化、健康教育和培训项目等一系列社会因素也是影响个体电子健康素养的关键性要素。首先，对于老年人而言，拥有的医疗保险的类型是其电子健康素养的影响因素之一。城市基本医保、新农合医保、商业性保险是老年人电子健康素养的保护因素②。其次，社会卫生服务可用性也影响个体的电子健康素养水平。随着社区卫生服务可用性的提级（低可用性→中等可用性→高可用性），老年人的健康素养水平渐趋上升③。作为健康宣传和服务的重要载体，社区开展的健康传播活动、医疗保健服务对提高个体健康素养水平发挥着积极作用④。再次，对老年华人移民的研究表明，语言和文化障碍是其电子健康素养的影响因素，有限的英语水平以及文化习俗、规范和观念的差异阻碍了其电子健康素养水平的提升⑤。此外，针对韩国老年人开展的电子健康素养培训项目发现，培训参与者的网络知识、感知易用性、对电子健康信息的态度、电子健康素养的效能评分、搜索绩效评分和理解评分均得到了显著提高⑥。

---

① 周寒寒，郑爱明.社区老年人电子健康素养现状及影响因素分析[J].南京医科大学学报（社会科学版），2018,18（6）：455-458.

② 李少杰，徐慧兰，崔光辉.老年人电子健康素养及影响因素[J].中华疾病控制杂志，2019,23（11）：1318-1322.

③ 张微，赵雅宁，刘瑶.老年人电子健康素养现状及其影响因素研究[J].现代预防医学，2022,49（9）：1642-1646,1652.

④ 李成波，闫涵，熊智强，等.城市社区对老年人健康素养的影响：基于中国西部地区三省市老年人抽样调查的经验数据[J].人口与发展，2021,27（2）：124-135.

⑤ ZIBRIK L, KHAN S, BANGAR N, et al. Patient and community centered ehealth: exploring ehealth barriers and facilitators for chronic disease self-management within British Columbia's immigrant Chinese and Punjabi seniors [J]. Health Policy and Technology, 2015, 4(4): 348-356.

⑥ CHANG S J, LEE K E, YANG E, et al. Evaluating a theory-based intervention for improving ehealth literacy in older adults: a single group, pretest-posttest design [J]. BMC Geriatrics, 2022, 22(1): 918.

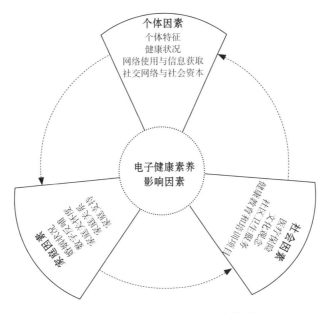

图2-7　电子健康素养影响因素模型图

在新加坡开展的电子健康强化课程表明,电子健康干预增强了老年人对自身病情管理的信心,提升了老年人在健康决策和医患沟通方面的自我效能感,有助于提升其健康素养水平[①]。

早在1968年,美国学者罗纳德·安德森(Ronald Andersen)就创建了健康服务使用行为模型(behavioral model of health services use),从倾向特征、性能特征和需求特征三大方面阐述了医疗卫生服务利用影响因素的复杂性[②]。经过多次调整和修订,健康服务使用行为模型的测量指标、模型结构、路径关系不断扩充[③],而石(Shi)等人从个体、人际、

①　WU V X, DONG Y, TAN P C, et al. Development of a community-based e-health program for older adults with chronic diseases: pilot pre-post study [J]. JMIR Aging, 2022, 5(1): e33118.

②　ANDERSEN R M. Families' use of health services: a behavioral model of predisposing, enabling and need components [D]. Michigan: Purdue University, 1968.

③　ZHANG Y, XU P, SUN Q, et al. Factors influencing the e-health literacy in cancer patients: a systematic review [J]. Journal of Cancer Survivorship: Research and Practice, 2023, 17(2): 425-440.

社会/社区三维层面总结了中国老年人电子健康素养的影响因素，揭示出其中错综复杂的交叉关系[①]。

综合以上论述，不难发现，不管对于哪类群体来说，电子健康素养的影响因素都是复杂多元的，受到个体特征、健康状况、社交网络、网络使用、家庭因素、社会因素的多重影响。因此，在审视个体电子健康素养时，不能仅靠某一个因素单独解释，而需要考虑多方因素的综合影响。

第五节　电子健康素养的意义

放眼全球，以网络化、数字化、智能化为标志的信息传播技术迅猛发展，互联网、元宇宙、人工智能技术逐渐成为驱动创新发展的重要力量。通过搜索引擎、社交媒体、移动应用获取医疗信息、科普知识已经成为越来越多网民的主动和首要选择。检索、获取以及评估网络健康信息已成数字时代个体的必备技能。高水平的电子健康素养不仅能够促进个体对网络健康资源的有效利用，提升其健康意识和生活质量，还有利于促发其健康促进行为，提升自我管理能力，助推健康生活方式的养成和身心健康状况的改善，在宏观层面上更是与提高全民健康水平、推进健康中国建设紧密有关。

一、提高健康认知，提升健康意识

"健康不仅是疾病或羸弱之消除，而系体格、精神与社会之完全健康状态。"[②]这一定义从身体健康、心理健康和社会适应三个方面对健康

---

① SHI Y, MA D, ZHANG J, et al. In the digital age: a systematic literature review of the e-health literacy and influencing factors among Chinese older adults [J]. Journal of Public Health: From Theory to Practice, 2023, 31(5): 679-687.

② 世界卫生组织.世卫组织对健康的定义是什么？[EB/OL]. (1948-04-07) [2024-01-20]. https://www.who.int/zh/about/frequently-asked-questions.

做出了界定，并获得国际社会的广泛认可。电子健康素养关注个体处理信息的能力、积极使用数字服务的能力和动机、介入有效运作的系统以及适配个体需求的数字服务等方面[①]，与个体健康的生理、心理和社会适应三个面向均紧密相关。在当今深度媒介化社会中，面对质量参差不齐的健康信息，电子健康素养能够给个体健康带来积极的影响，提升个体的健康认知，增强个人的健康意识。

一项针对老年人的问卷调查显示，电子健康素养中的感知效能、信息核实、关注信源和理解信息四个维度均能正向预测个人的健康认知[②]。在口腔健康方面，研究表明，更高的电子健康素养与更高水平的口腔健康知识显著相关，并对积极的口腔健康行为有着正向的影响[③]。在健康知识之外，电子健康素养也能够给个体的健康意识带来影响。一项面向美国成年人的问卷调查表明，更高水平的电子健康素养不仅意味着个体拥有更多的新冠相关知识，也意味着个体更愿意遵从专业防护建议和更不易被阴谋论所蛊惑[④]。

心理健康则关注个体的心理层面是否处于良好的状态。在以医学生为样本的调查研究中，高电子健康素养与心理健康的正向关系已经得到实证研究的支持。面向2 206名医学生展开的调查显示，电子健康素养与基本心理需求、总体幸福感呈显著正相关关系，与负性情绪呈显

① NORGAARD O, FURSTRAND D, KLOKKER L, et al. The e-health literacy framework: a conceptual framework for characterizing e-health users and their interaction with e-health systems [J]. Knowledge Management & E-learning, 2015, 7(4): 522.

② GREEN G. Seniors' ehealth literacy, health and education status and personal health knowledge[J]. Digital Health, 2022(8): 20552076221089803.

③ KIM Y S, LIM S R. Effects of e-health literacy and oral health knowledge on oral health behavior in adults [J]. Journal of Korean Society of Dental Hygiene, 2022, 22(1): 11-19.

④ AN L, BACON E, HAWLEY S, et al. Relationship between coronavirus-related ehealth literacy and COVID-19 knowledge, attitudes, and practices among US adults: web-based survey study [J]. Journal of Medical Internet Research, 2021, 23(3): e25042.

著负相关关系[1]。面向长沙4所医学院校护理专业女生的研究表明，较低的电子健康素养水平与抑郁症状之间存在显著关联，电子健康素养和社会支持的交互作用同样也与抑郁症状之间存在显著关联[2]。在社会面的研究中，电子健康素养与心理健康的正向关系同样得到了支持。对中国网民而言，电子健康素养与抑郁症、失眠和创伤后应激障碍呈负相关关系[3]。针对山东省泰安市多阶段整群随机抽样的调查结果表明，居民的电子健康素养水平越低，其抑郁症状越明显[4]。

　　良好的社会适应关注健康的社会属性，即通过自我调节保持与他人、社会和环境的均衡与协调。良好的社会适应性使得人与社会能够拥有和谐的关系，可以让人的身体和心理紧密依存而统一。如若没有良好的社会适应能力，个体则会和周围环境不断发生冲突，并导向于不利健康的结果。在泛在传播的信息环境下，提升个体的电子健康素养对于个体而言有着重要的意义。比如，社会信息化程度的不断提升常常使得老年群体手足无措，信息素养的不足已经影响到了他们的生活质量[5]。提高老年人的电子健康素养，一方面能够让他们在驳杂的信息环境中识别科学、可靠的健康信息，避免被伪健康信息所误导；另一方面也能够让老年群体掌握计算机网络技术等信息技能，使得老年群体能够积极地参与健康相关的社会事务当中，而老年群体更多的社会参与

① 哈丽娜，常庆宁，陈旭.医学生电子健康素养对幸福感的影响：基本心理需求与负性情绪的链式中介作用[J].中国健康心理学杂志，2023，31（9）：1381-1388.
② 解超英，李少杰，胡江英.护理专业女生电子健康素养社会支持与抑郁症状的关联[J].中国学校卫生，2020，41（5）：716-719.
③ YANG B X, XIA L, HUANG R, et al. Relationship between ehealth literacy and psychological status during COVID-19 pandemic: a survey of Chinese residents [J]. Journal of Nursing Management, 2021, 29(4): 805-812.
④ 刘晓雯，秦文哲，徐凌忠，等.泰安市居民电子健康素养与抑郁症状的关系[J].中国心理卫生杂志，2022，36（5）：427-432.
⑤ 蒋霞美.我国老年人信息素养教育的理论导向研究[J].国家图书馆学刊，2016，25（3）：28-33.

已被证实能够带来多方面的健康效益①。

二、加强健康管理，改善健康状况

电子健康素养的提升对于健康状况的改善效果已经在多个领域得到支持。在艾滋病控制方面，患者在接受了与电子健康素养相关的健康干预后，增强了对使用日常提醒、安排复诊就医与寻求社会支持等依从性行为技能的理解②。希德纳（Siedner）等人③在乌干达开展的实验发现，与对照组相比，基于短信形式的数字健康干预能够显著提升HIV携带者的复诊率，而个体的电子健康素养对干预效果有着显著的影响。在老年卫生保健领域中，电子健康资源尽管为老年人提供了在线访问健康信息、健康管理、结交病友的新机会，但老年人往往因为缺乏足够的电子健康素养而难以最大限度地从这些资源中受益。因此，提升老年人的电子健康素养在数字时代迫在眉睫。基于量化和质性方法的多项研究均显示出电子健康素养干预措施对老年人是有效的④⑤⑥。在弱势群体的健康促进方面，电子健康信息提供了将其与健康资源进行连

① GOTTLIEB B H, GILLESPIE A A. Volunteerism, health, and civic engagement among older adults [J]. Canadian Journal on Aging, 2008, 27(4): 399-406.

② OWNBY R L, WALDROP-VALVERDE D, CABALLERO J, et al. Baseline medication adherence and response to an electronically delivered health literacy intervention targeting adherence [J]. Neurobehavioral HIV Medicine, 2012, 18(4): 113-121.

③ SIEDNER M J, SANTORINO D, HABERER J E, et al. Know your audience: predictors of success for a patient-centered texting app to augment linkage to HIV care in rural Uganda [J]. Journal of Medical Internet Research, 2015, 17(3): e78.

④ MORROW D G, WEINER M, STEINLEY D, et al. Patients' health literacy and experience with instructions: influence preferences for heart failure medication instructions [J]. Journal of Aging and Health, 2007, 19(4): 575-593.

⑤ ASPINALL E E, BESCHNETT A, ELLWOOD A F. Health literacy for older adults: using evidence to build a model educational program [J]. Medical Reference Services Quarterly, 2012, 31(3): 302-314.

⑥ XIE B. Improving older adults' e-health literacy through computer training using NIH online resources [J]. Library & Information Science Research, 2012, 34(1): 63-71.

接的渠道，而提升这些弱势群体的电子健康素养也被视为其跨越数字鸿沟的可行途径之一。此外，电子健康素养在控烟[①]等领域也被证实有类似的积极意义。

为了改善民众的健康状况，包括提升电子健康素养在内的数字健康干预措施越来越为全球各国和地区政府以及各个国际组织所重视。本尼（Benny）等人[②]系统回顾了涉及26个国家的131项数字健康干预措施之后，发现大多数项目是在英语国家进行的，通过网络提供并主要涉及与非传染性疾病或精神健康有关的问题，然而没有任何一个项目完整涵盖电子健康素养的6个方面。未来，数字健康干预措施的制定和评估应当参考电子健康素养模型，以了解干预措施为何能够有效、该如何实施，以及更加全面地兼顾各个维度。

三、助推健康促进行为，助推健康生活方式

健康促进行为是指个人以积极的态度来预防、治疗和管理疾病，以保持或改善健康。健康促进行为对疾病的预防和管理非常重要[③]。过去的许多研究已经证实，电子健康素养有助于人们采取更多的健康促进行为，久而久之则能够使其形成良好的健康习惯，帮助人们时刻关注身心健康、预防疾病，保持健康的生活方式。有研究指出，在新冠疫情流行期间，电子健康素养的提高可能有助于个体更积极地选择健康的生活方式，且使人们更能接受和适应因防控疾病传染而需保持社交距离

---

① MA Y, ZHOU M, YU W, et al. Using the unified theory of acceptance and use of technology (UTAUT) and e-health literacy (e-HL) to investigate the tobacco control intentions and behaviors of non-smoking college students in China: a cross-sectional investigation [J]. BMC Public Health, 2023, 23(1): 765.

② BENNY M E, KABAKIAN-KHASHOLIAN T, EL-JARDALI F, et al. Application of the eHealth literacy model in digital health interventions: scoping review [J]. Journal of Medical Internet Research, 2021, 23(6): e23473.

③ PENDER N J, MURDAUGH C L, PARSONS M A. Health promotion in nursing practice [M].3rd ed. Norwalk, Connecticut: Appleton & Lange, 1996.

的生活[1][2]。阮（Nguyen）等人[3]的研究发现，由于电子健康素养的存在，可以使个体对从网上获取的健康信息产生某种转变和加工作用，因此它对健康生活方式的促进效果非常重要，具有较高电子健康水平的人可以通过互联网来获取健康知识，并能够选择和参与更为积极的健康促进行为。一项以广州市大学生为研究对象的调查[4]显示，电子健康素养水平高的大学生，其每日充足睡眠、每日适度运动、每日饮食均衡的频率显著更高。从理论上来说，根据健康促进模式，电子健康素养作为一个修正因素，对个体的健康促进生活方式可能存在间接影响[5]。一方面，电子健康素养可能通过改变或提升个体的认知，即知觉因素，例如感知的健康重要性、健康自我管理能力等，从而间接影响个体的健康促进行为[6]；另一方面，根据电子健康使用互动模型[7]，电子健康素养对个体的健康行为具有直接影响，电子健康素养更高的个体，可能更容易被激发自主地获取网络健康信息来维护和促进自身的健康，更易于采取健康促进行为。

[1] 吴琼,赵光红,龚娟,等.武汉市大学生电子健康素养与健康生活方式现状及相关性分析[J].医学与社会,2022,35（8）:78-83.

[2] 王旭美,江文艺,潘云,等.医学生网络社会支持、电子健康素养和健康促进生活方式的关系研究[J].南京医科大学学报（社会科学版）,2023,23（3）:284-289.

[3] NGUYEN H T, DO B N, PHAM K M, et al. Fear of COVID-19 scale-associations of its scores with health literacy and health-related behaviors among medical students [J]. International Journal of Environmental Research and Public Health, 2020, 17(11): 4164.

[4] LI S, CUI G, KAMINGA A C, et al. Associations between health literacy, ehealth literacy, and COVID-19–related health behaviors among Chinese college students: cross-sectional online study [J]. Journal of Medical Internet Research, 2021, 23(5): e25600.

[5] 张佳佳,钟苗,陈芷欣.广州市大学生电子健康素养与健康行为关联变化研究[J].中国公共卫生管理,2023,39（4）:497-501.

[6] DICKSON V V, WRIGHT F. Nursing theorists and their work (7th ed.) by M. R. Alligood and A. M. Tomey (Eds.) (Maryland Heights, MO: Mosby Elsevier, 2010) [J]. Nursing Science Quarterly, 2012, 25(2): 203-204.

[7] BODIE G D, DUTTA M J. Understanding health literacy for strategic health marketing: ehealth literacy, health disparities, and the digital divide [J]. Health Marketing Quarterly, 2008, 25(1-2): 175-203.

　　与健康素养的各个维度类似，电子健康素养也包括功能性、沟通性和批判性多个维度。其中，批判性电子健康素养被验证为相对来说最能影响健康促进行为的因素[1]。毕竟，在信息质量参差不齐的互联网世界中，除了有用的健康信息外，还充斥着大量的虚假信息，因此，辨别和批判分析电子健康信息的素养与能力就显得尤为重要。一方面，它可以帮助人们在互联网海量的健康信息中寻找有用且高质量的内容；另一方面，人们通过批判性地评估所获信息的可靠性和匹配度，能够形成健康促进行为。特别是对于老年人群来说，批判性电子健康素养是他们尽可能免于被谣言"攻击"的护身符。

四、提升生活满意度，提高生活质量

　　身体健康状况左右着人们对于生活质量的体验和生活满意度。相关研究已经通过关注不同作用路径，表明了电子健康素养对提升个体生活质量与满意度所产生的不可忽视的影响[2]。通过提高电子健康信息素养、保持良好的健康状况，可以减轻心理痛苦，形成对生活的积极态度[3]。正确的健康促进行为不仅可以改进疾病预防技术、降低医疗保健成本，还可以提高人们的生活质量[4]。有研究者以泰安市老年群体为调查对象，发现电子健康素养可以直接影响人们的生活质量，也可以通过影

①　KWON M, OH J. The relationship between depression, anxiety, e-health literacy, and health-promoting behavior in nursing students during COVID-19 [J].Medicine, 2023, 102(6): e32809.

②　FILABADI Z R, ESTEBSARI F, MILANI A S, et al. Relationship between electronic health literacy, quality of life, and self-efficacy in Tehran, Iran: a community-based study [J]. Journal of Education and Health Promotion, 2020(9): 175.

③　YANG B X, XIA L, HUANG R, et al. Relationship between ehealth literacy and psychological status during COVID-19 pandemic: a survey of Chinese residents [J]. Journal of Nursing Management, 2021, 29(4): 805-812.

④　MIRGHAFOURVAND M, MOHAMMAD-ALIZADEH S, TAVANANEZHAD N, et al. Health-promoting lifestyle and its predictors among Iranian adolescent girls [J]. International Journal of Adolescent Medicine and Health, 2013 (26): 1-8.

响生活满意度间接影响人们的生活质量[①]。这可能是因为电子健康素养较高的人能够在互联网中有意识地搜索影响其身体状况的恰当健康信息，从而促进个体健康行为并积极解决自身的健康问题，因此其生活质量和生活满意度也更高[②]。

五、促进全民健康，助力健康中国建设

健康是个人立身之本，全民健康是立国之基。人民健康是社会文明进步的基础，也是广大人民群众的共同追求。"现代化最重要的指标还是人民健康，这是人民幸福生活的基础。"2015年的政府工作报告中首次提出"健康中国"的表述，党的十八届五中全会也明确提出了"推进健康中国建设"的新目标，党的十九大报告提出了"实施健康中国战略"，党的二十大报告将"建成健康中国"作为到2035年我国发展的总体目标之一，并指出人民健康是民族昌盛和国家强盛的重要标志，把保障人民健康放在优先发展的战略位置，不断完善人民健康促进政策。居民健康素养水平是反映经济社会发展水平的一项综合性评价指标，成为衡量国家基本公共服务水平和人民群众健康水平的重要指标[③]。一项研究[④]指出，电子健康素养会直接影响数字医疗服务的持续使用，进而有助于减轻医疗服务负担和促进社会发展。

提升健康素养，是提高全民健康水平最根本的措施之一。健康素养也是国民素质的重要标志。在数字化时代，提升公民的电子健康素养则成为提高全民健康水平最经济、最有效的一种方式。个体的电子

① 刘文娇，秦文哲，徐凌忠，等.泰安市老年人电子健康素养与生活满意度和生命质量关系[J].中国公共卫生，2021，37（9）：1333-1336.

② KIM S H, SON Y J. Relationships between ehealth literacy and health behaviors in Korean adults [J]. CIN: Computers, Informatics, Nursing, 2017, 35(2): 84.

③ 金振娅.2022年全国居民健康水平达到27.78% [EB/OL]. (2023-08-21) [2024-01-20]. https://mp.weixin.qq.com/s/j1fz1g-2SysaGSab-Wo-Wg.

④ LEE J, KIM S. Social impacts of the continuous usage of digital healthcare service: a case of South Korea [J]. Innovative Marketing, 2021, 17(2): 79-89.

健康素养不是与生俱来的，而是需要涵养培育的。例如，培养老年人的电子健康素养技能，促进健康老龄化是世界卫生组织的一项优先工作。互联网健康信息可以满足老年人，特别是生活在偏远地区的老年人的健康信息需求，那么提升老年人电子健康素养则是促进医疗资源有效利用的重要途径[①]。在农村地区，加快数字健康素养培育、构建乡村数字健康治理框架成为满足人民群众日益增长的卫生健康需求的内在要求，更是提高乡村健康治理现代化水平的突破口[②]。对于城市建设而言，"政府主导、各部门协调、社会参与"的健康城市建设模式对提高居民的综合健康素养具有促进作用[③]，而健康素养的提升也有助于促进居民对健康城市满意度的提高[④]。

提升电子健康素养，是加强全民健康素养的重要一环，知识是基础，信念是动力，行动是目标。随着人们健康需求的不断增加，帮助居民获取免费、科学、有效的互联网健康信息与服务将成为健康服务与管理更方便、更经济、更合理的方法。推进健康中国建设需要国家、社会、个人及家庭共同行动。数字健康正在改变医疗体系、就医模式和健康管理方式，全面提升国民健康素养、积极迈进数字化时代是健康强国的必由之路。当今社会，只有全民的健康素养水平越来越高，才能推进健康中国建设。

① 贺建平,杜宝珠,黄肖肖.城市老年人新冠肺炎健康信息寻求行为：基于扩展的信息寻求综合模型[J].新闻记者,2021（3）：63-75.
② 郑君.乡村数字健康治理：意义、困境与路径探析[J].农村经济与科技,2023（18）：164-167.
③ 尤莉莉,潘钰婷,杨志勇,等.四川省泸州市健康城市建设对居民健康素养促进的作用[J].中国健康教育,2019（9）：802-806.
④ 朱莹莹,梅秋红,丁十戈,等.宁波市居民健康素养与健康城市满意度调查[J].预防医学,2019（1）：38-41.

第三章

电子健康素养的作用

第一节　电子健康素养和生理健康之间的关系

健康是人类发展的首要目标之一,是用来评估人类社会发展状况的重要指标[①]。《"健康中国2030"规划纲要》发出建设健康中国的号召,明确了前进方向和具体方针,把保障人民健康放在优先发展的战略位置[②]。

一、生理健康的概述

(一) 生理健康的定义

生理健康是指个体身体结构完整,各个组织、器官和系统功能处于正常并相互协调的状态,无严重疾病及相关并发症,能够满足自身健康需求的一种动态平衡的状态[③]。生理健康是维持个体健康的基础,对于个体的心理健康和社会适应能力具有重要的影响;而个体的心理健康和社会适应能力也反过来影响着生理健康。

(二) 生理健康的测量指标

由于生理健康的概念抽象,尚无统一的测量方法。结合主观指标(生活质量、自评健康状况等)和客观指标(生理生化指标等)可以较为

---

① 单海峰,袁璟,王玖,等.我国居民健康状况的时空特征及预测研究[J].中国卫生统计,2022,39(6):802-806.

② 汪晓东,张炜,赵梦阳.为中华民族伟大复兴打下坚实健康基础:习近平总书记关于健康中国重要论述综述[EB/OL].(2021-08-07)[2024-01-20].https://www.gov.cn/xinwen/2021-08/07/content_5629998.html.

③ 覃志良.桂西地区老年人生理健康与心理健康现状及影响因素研究[D].百色:右江民族医学院,2023.

全面地评价个体的生理健康状况。

1. 主观指标

1）生活质量

世界卫生组织生活质量测定量表简表（World Health Organization Quality of Life Scale-Brief, WHOQOL-BREF）是世界卫生组织开发的用于评价个体生活质量的量表，涵盖了生理健康、心理健康、社会关系和环境健康4个维度，能够较为全面地评价不同文化和背景的人群的生活质量[1]。根据其定义，生活质量主要是指个体在所处的社会、经济和文化背景下对自身健康和生活质量的主观评价[2]。它不仅涉及健康状况，还包括了个体对生活的整体感受、对自身处境的满意度、对人际关系质量的评价、对环境的感知以及生活中的愉悦感和满意度。

WHOQOL-BREF分别从疼痛与不适、精力与疲倦、睡眠与休息、行动能力、日常生活能力、对药物及医疗手段的依赖、工作能力7个方面评价个体的生理健康状况。定期重复评估自身的生理健康状况，了解自身健康状况的变化趋势，能及早发现健康问题并采取适当的行动来改善或维护自身健康。在流行病学的研究中，WHOQOL-BREF有助于获得特定人群详细的生活质量信息，以便人们理解疾病、发展治疗手段和提高患者的生活满意度。来自包括美国、德国和中国等13个研究中心的数据显示，美国、德国等发达国家人群生理健康得分较高，中国、印度等发展中国家人群生理健康得分较低[3]。研究表明，慢性病患者的生活质量处于中等水平，其生理健康得分普遍较低，提升患者的健康素养、社

---

[1] MAS-EXPOSITO L, AMADOR-CAMPOS J A, GOMEZ-BENITO J, et al. The World Health Organization quality of life scale brief version: a validation study in patients with schizophrenia [J]. Quality of Life Research, 2011, 20(7): 1079-89.

[2] 郝元涛，方积乾.世界卫生组织生存质量测定量表中文版介绍及其使用说明[J].现代康复，2000（8）：1127-1129，1145.

[3] 郝元涛，方积乾，POWER M J，等.WHO生存质量评估简表的等价性评价[J].中国心理卫生杂志，2006（2）：71-75.

会支持、自我效能感有助于改善患者的生活质量[1][2][3]。

2）自评健康状况

自评健康状况（self-assessed health status）是个人用于评价自身健康状况的综合性较强且可靠、高效的健康衡量指标，能综合反映个体在主观方面的生理健康状况，是预测未来健康结局的重要指标[4][5]。自评健康状况是一种常见的健康评价方式，它考虑了个人对自身健康感受的主观认知和判断。这种评估方法基于个人的主观体验和感受，可以更全面地反映个体对疾病、疼痛、身体功能、心理健康等方面的感受，而不仅仅是通过客观的生理指标来评估健康状况。目前被广泛用于流行病学研究、健康政策制定和临床实践中。它不仅可以提供有关健康状况的信息，还可以衡量个体对健康的态度和信念，对健康服务的需求和健康行为的影响。

虽然自评健康状况有其独特的价值，但也可能受到个体主观偏见、文化和社会因素的影响。因此，在使用自评健康状况时需要谨慎对待，同时结合客观的临床指标和评估结果，以更全面地了解个体的健康状况。

2. 生理生化指标

生理生化指标能有效地对生理健康状况进行分类和分级，对个体和群体生理健康实施综合的、量化的、准确的评估。生理生化指标包

① 黄莲莲，李明明，王美兰.健康素养与社会支持对冠心病患者生存质量的影响分析[J].实用预防医学，2023，30（9）：1123-1126.

② 杨静，杨丽娜，郭皓月，等.社区老年共病患者治疗负担、生存质量现状及关系研究[J].现代预防医学，2023，50（11）：2019-2024.

③ 马金鹏.行为矫正与亲情护理对精神分裂症患者自我效能、生存质量的影响[J].吉林医学，2023，44（11）：3234-3236.

④ 王璇，王丽敏，王志会，等.我国老年人自评健康现状及影响因素分析[J].中国慢性病预防与控制，2019，27（6）：406-411.

⑤ CROSSLEY T F, KENNEDY S. The reliability of self-assessed health status [J]. Journal of Health Economics, 2002, 21(4): 643-658.

括：① 身体形态指标，如身高、体重、腰围、臀围、腰臀比、体质指数等；② 生理机能指标，如心率、血压、呼吸频率、肺活量、血常规、尿常规、肝功能、肾功能等；③ 代谢功能指标，如血糖、血脂等①。

二、电子健康素养与生理健康之间的关系

（一）电子健康素养对我国居民健康水平现状的影响

现有文献对于居民健康水平的研究较为丰富，一般通过人均期望寿命、婴儿死亡率、5岁以下儿童死亡率、孕产妇死亡率、传染病发病率等指标描述我国居民的健康水平②③④。总体而言，我国居民的健康水平呈上升趋势，但仍存在明显的地区差异，呈现"东部—中部—西部"阶梯式下降的现象。具体表现为东部地区的居民健康水平较高，中部地区居民次之，西部地区则处于较低水平。究其原因在于，东部地区的经济发展水平、医疗卫生资源配置水平、居民健康素养水平相对较高，提示我国存在健康区域不平等现象⑤。东部经济发展带动网络基础设施建设，互联网覆盖更为广泛，为当地居民提供了良好的网络环境，使得居民接触和利用电子健康资源变得更加便利。居民收入水平的提高，使其有更强的支付能力去购买和使用智能设备，从而更加合理地使用"互联网+医疗"资源。东部地区的教育资源相较于中西部地区更为丰富，居民受教育水平普遍较高，这有助于居民更快更好地理解和接受电子健康的概念，不仅可以促进电子健康素养的均衡发展，还能通过电子健康服务

① 单海峰,袁璟,王玖,等.我国居民健康状况的时空特征及预测研究[J].中国卫生统计,2022,39(6):802-806.

② 单海峰,袁璟,王玖,等.我国居民健康状况的时空特征及预测研究[J].中国卫生统计,2022,39(6):802-806.

③ 王静,范馨月.基于模糊综合评价法的居民健康水平评估[J].贵州大学学报(自然科学版),2020,37(6):30-34,50.

④ 梁甜甜,黄李凤."健康中国"战略背景下我国居民健康公平的因素探析[J].农村经济与科技,2020,31(24):207-210.

⑤ 涂浩翔.我国居民健康水平的测度及影响因素研究[D].南昌:江西财经大学,2020.

的普及和完善,完善医疗资源配置。因此,尽管我国居民健康水平处于逐年上升的趋势,居民的生活质量逐步提高,健康状况日益改善,但仍需加强中西部地区基础设施建设,提升居民的电子健康意识和电子健康信息运用能力,从整体上提升全国居民的健康素养。

(二) 电子健康素养从多维层面影响生理健康

电子健康素养与生理健康的关系是多维的,涵盖从微观个体水平到宏观的社会环境层面。从个体层面来看,电子健康素养直接影响个体获取和利用健康信息的能力[1][2]。具备高水平电子健康素养的个体更有可能正确地搜寻、理解、评估并应用健康相关信息,从而做出有益于生理健康的行为选择[3]。个体能更好地了解疾病预防、诊断、治疗及管理方面的知识,使得在出现健康问题时能够进行适当的自我处理或及时寻求专业帮助,这对于慢性病患者来说尤为重要[4]。从心理层面来看,电子健康素养可以提高个体的健康自我效能感和控制感,这会减少因健康问题产生的焦虑和压力[5]。若消极的心理因素强度过大,持续时间过长,则会对个体生理健康造成严重影响,最终引发相关的疾病[6]。从社会层面来看,电子健康素养对个体生理健康的影响体现在它能够促进社会支持网络的建立和利用。一个具备高电子健康素养的社会群体更可能共享健康信息、资源,形成健康促进的群体规范,增强群体的健康意识,从而带动整体生活方式的改善。这种共享的网络还可能带来基于互相帮

---

① 麦剑荣,周玲,林丽娜.广州高校学生电子健康素养的横断面研究[J].卫生职业教育,2021,39(2):56-57.

② NORMAN C D, SKINNER H A. E-health literacy: essential skills for consumer health in a networked world [J]. Journal of Medical Internet Research, 2006, 8(2): e9.

③ 郝帅佳,涂小敏,梁顺华,等.医学生健康自我管理能力和电子健康素养现状及关系分析[J].职业与健康,2023,39(3):389-394.

④ 刘培璇,张国增,栗亚磊,等.冠心病患者电子健康素养与自我管理的关系研究[J].河南大学学报(医学版),2023,42(5):372-375.

⑤ 邝宏达,李间,谷正杰,等.电子健康素养在大学生心理健康与网络心理求助行为间的中介效应[J].中国健康心理学杂志,2023,31(12):1876-1880.

⑥ 卢次勇,王建明,等.预防医学[M].北京:人民卫生出版社,2022.

助的社会资本，如在面临健康危机时，社区成员之间的互帮互助可以显著减少个体经受的压力和社会孤立感，从而有利于其身体恢复。从环境层面来看，电子健康素养的提升能促进健康信息和服务的公平分布①。这意味着生活在数字化程度高、电子健康服务更完善的区域的居民，在获得预防、检测、治疗服务时将享有更多便利，从而可能拥有更优的生理健康指标。而电子健康素养低的群体可能因为难以获取和使用这些资源而产生不利的健康结局。

1. 电子健康素养的健康促进作用

《曼谷宣言》将健康促进定义为："健康促进是增强大众对健康及其决定因素控制能力的过程，从而提高人群健康水平。"健康促进不仅仅是改变人群的健康相关行为，同时也强调了环境因素，如政治、经济、文化、教育等对健康的影响②。随着智能手机和其他电子产品的普及，健康促进的方式呈现出健康信息获取渠道增加、个性化健康管理工具增加、健康管理互动方式多样化等特征。与传统的阅读纸质书籍或向医疗专业人员咨询相比，通过互联网和移动应用程序，个体可以更方便地获取各种与健康有关的知识、咨询和健康管理工具，根据自身的健康需求，在各种移动应用程序和网站中选择合适的资讯辅助自身健康管理。但是，面对互联网上参差不齐的健康信息，个体需要先对信息进行理解和判断，将科学的健康信息加以处理和运用才能解决自身健康问题。研究表明，个体健康管理能力与其电子健康素养水平呈显著正相关关系，电子健康素养越高的个体具备合理利用电子健康资源的能力，从众多的健康信息中提取、加工合适的资讯，促进生理健康和健康行为的养成，从而提高自身健康管理能力③。

① 夏浩志，谷利斌，王秋玲，等.数字健康素养的概念及测量工具综述[J].中国健康教育，2023，39（7）：642-646.

② 余金明，姜庆五.现代健康教育学[M].上海：复旦大学出版社，2019.

③ 郝帅佳，涂小敏，梁顺华，等.医学生健康自我管理能力和电子健康素养现状及关系分析[J].职业与健康，2023，39（3）：389-394.

　　具有较高电子健康素养水平的个体可以通过移动应用程序或健康网站获取关于疾病筛查的信息,使其能够更好地理解和评估自身的筛查需求。可穿戴设备也能动态收集和分析个体的健康数据,发现潜在的疾病风险,提醒个体及时进行疾病筛查①。目前,智能手环、智能手表等可穿戴设备已广泛应用于个体健康管理。研究表明,可穿戴设备通过监测个体的生理参数、活动水平与生化指标来获取健康数据,这些数据能够提供个性化的健康评估和预防措施,帮助用户管理健康并采取积极的生活方式,也可以为诊疗提供更加方便和高效的服务②。

　　2. 电子健康素养在对疾病诊治和康复等方面的作用

　　电子健康素养在疾病的诊治和康复中起到了引导、支持和监测的作用。一方面,利用互联网和移动应用程序可以获取特定疾病的信息,有助于患者更好地了解自身疾病的病因、病程、治疗方案等内容,强化患者对疾病的认知,从而让患者更积极地参与诊治和康复。另一方面,利用可穿戴设备实时监测患者的生理指标和症状变化,可以及时调整治疗方案。此外,患者也可以通过在线健康社区获取康复计划和同伴支持,从而更好地应对康复过程中的挑战③。电子健康素养高的患者可以快速获知最新的疾病筛查技术、医疗政策、康复技术等信息,帮助整个群体获得准确的健康资讯。患者可以共同关注特定健康议题从而形成网络社群,进行深入讨论和相互提醒,提高整体的健康意识,获得更高水平的同伴支持。此外,在目前群健康理念的指导下,电子健康素养也被赋予了新的时代意义,大幅提高了社区诊断和社区治疗的可行性、科学性等。如社区居民对于同一症状的电子健康信息搜寻、理解和甄别

---

① 杨飒,张俊娟,贾曼,等.可穿戴设备在患者疼痛识别和评估中的研究进展[J].护理学报,2023,30(5):42-46.

② BURMESTER G R. Rheumatology 4.0: big data, wearables and diagnosis by computer [J]. Annals of the Rheumatic Diseases, 2018, 77(7): 963-965.

③ 李萍,韩梅.糖尿病病人电子健康素养研究进展[J].护理研究,2023,37(19):3528-3532.

过程,可以同化为社区诊断的具体步骤,并且在治疗阶段可以通过目前的信息手段加快进程。电子健康素养在群体层面上为疾病诊治和康复提供了更为广泛的指导和支持,促进群体整体健康水平的提升。

三、政策支持和医疗现状影响电子健康素养提升生理健康

随着我国卫生及医疗水平的大幅度提升,居民的主要健康指标总体已优于中高收入国家的平均水平。但在人口老龄化加剧、生活行为方式改变的背景下,慢性非传染性疾病已成为居民的主要死亡原因和疾病负担,健康中国行动推进委员会制定了《健康中国行动(2019—2030 年)》,提出实施15个重大行动,联合政府、社会、个人协同推进,建立健全健康教育体系,促进以治病为中心向以健康为中心转变,提高居民健康水平[①]。信息化时代下电子健康素养水平的高低,直接决定了居民利用互联网获取健康信息的效率和结果[②]。《"十四五"国家信息化规划》将提高居民电子健康素养作为实施的关键内容,提出了要积极运用信息化手段优化医疗服务流程。

信息化时代下网络的便利性使得个体在维持和促进生理健康,以及在疾病诊治过程中倾向于采取电子健康行为来满足其健康与医疗需求。电子健康行为是个体健康信息的收集手段,更是一种自我赋能的过程,赋能个体能更好地掌握自身的健康状况,有效地制订和实施健康行动计划,提升自身的生理健康水平。电子健康行为对个体在疾病处理初期有巨大的作用,包括但不限于对症状的识别与疾病的初步诊断,治疗信息的搜索,医院和专家信息的搜集,就医流程的了解等。此外,医疗资源的有限性,居民健康需求的日益剧增,疾病谱的转变以及突发

---

① 健康中国行动推进委员会.健康中国行动(2019—2030 年)[EB/OL]. (2019-07-15) [2024-01-20]. https://www.gov.cn/xinwen/2019-07/15/content_5409694.html.

② 李红敏,徐进,翟敏,等.宁夏农村居民电子健康素养及其影响分析[J].中国卫生事业管理,2022,39(11): 852-856,867.

公共卫生事件中出现的大量虚假信息也提醒人们需要高度重视自身电子健康素养的提升。

因此，提高全民电子健康素养具有广泛的影响和深远的意义。只有政府、社会和个人通力合作，积极开展健康教育工作，提高人民的电子健康素养，才能更顺利实现《健康中国行动（2019—2030年）》的目标。

第二节　电子健康素养和心理健康之间的关系

《中国城镇居民心理健康白皮书》显示，73.6%的居民处于心理亚健康状态，16.1%的居民存在不同程度的心理问题，仅有10.3%的居民处于心理完全健康状态，提示我国城镇居民心理健康状况并不理想[①]。高水平的电子健康素养有助于个体搜索、理解、评估、运用健康信息，能有效实施促进健康行为，显著改善心理健康状态[②]。

一、心理健康的概述

（一）心理健康的定义

世界卫生组织将心理健康定义为主观的幸福感、感觉到个人的效能、自主性、与其他人的互动、可以实现个人在智能及情感上的潜力等[③]。简而言之，心理健康不仅指没有心理疾病，而且是在日常生活中保持着一种积极的心理状态。

---

① 许晓华，杨迪.《中国城镇居民心理健康白皮书》正式发布 [EB/OL]. (2018-05-02) [2024-01-20]. http://health.people.com.cn/n1/2018/0502/c14739-29960956.html.

② BALDWIN P A, SANATKAR S, CLARKE J, et al. A web-based mental health intervention to improve social and occupational functioning in adults with type 2 diabetes (The springboard trial): 12-month outcomes of a randomized controlled trial [J]. Journal of Medical Internet Research, 2020, 22(12): e16729.

③ The world health report 2001 – mental health: new understanding, new hope [J]. Bull World Health Organ, 2001, 79(11): 1085.

（二）心理健康的测量指标及工具

随着我国城镇化进程的加速和社会竞争压力的加大，常见的精神障碍与心理健康问题的发生率不断上升。《"十四五"国民健康规划》指出："健全社会心理健康服务体系，加强心理援助热线的建设与宣传，为公众提供公益服务。同时要完善心理危机干预机制，将心理危机干预和心理援助纳入突发事件应急预案。"①心理亚健康问题逐渐成为现代社会的"隐形杀手"，不仅影响居民的生活质量和主观幸福感，长期的心理亚健康状况还可能导致严重的心理疾病。因此，正视心理健康问题，主动改善心理健康状况是提高居民健康水平的重要方法之一。

1.传统的心理健康评估

传统的心理健康评估主要依赖医生或心理咨询师的问诊和心理测量量表，诊断结果由测试者的真实响应度和评估者的经验共同判断，容易受到主观因素的影响，导致漏诊、误诊的可能②。此外，在我国现行的多项健康人群体检标准中并未涉及心理健康评估的内容，也未形成统一的标准。因此，由国内多所知名医院专家组成的专家团发表了《常规体检中纳入心理健康项目的专家意见》，为共同促进人群的心理健康提供参考依据③。我国最新的大规模流行病学调查显示，筛查焦虑、抑郁、躯体化症状和睡眠情况被作为心理健康体检的最基本项目④。

1）焦虑症状筛查

焦虑障碍是目前患病率最高的精神障碍，是引起睡眠问题和其他非典型躯体化症状的重要诱因。目前，我国常用的测量焦虑水平的工

---

① 王迪.国务院办公厅印发《"十四五"国民健康规划》[J].中医药管理杂志，2022，30（10）：91.

② 石晓飞，范鹏飞.智能辅助诊断在心理健康评估系统中的应用与进展[J].中国医疗器械杂志，2023，47（5）：478-481.

③ 王向群，丁荣晶，陈冬雪，等.常规体检中纳入心理健康评估项目的专家意见[J].中国心理卫生杂志，2023，37（7）：570-576.

④ HUANG Y, WANG Y, WANG H, et al. Prevalence of mental disorders in China: a cross-sectional epidemiological study [J]. The Lancet Psychiatry, 2019, 6(3): 211-224.

具为中文版广泛性焦虑障碍量表（generalized anxiety disorder, GAD-7）。该量表共7个条目，用于评估个体2周内的焦虑体验频率，具有良好的信度和效度[①]。

2）抑郁症状筛查

抑郁障碍的诊断率和治愈率均较低，是目前最常见的精神障碍之一，通过健康筛查有利于早发现、早诊断、早治疗。中文版病人健康问卷（patient health questionnaire-9, PHQ-9）是目前使用广泛的抑郁症状自评量表，用于评估个体2周内的抑郁情绪。该量表共9个条目，评价简单、实用性高，且具有良好的信度和效度[②]。

3）躯体化症状筛查

心理障碍不仅可以表现为情绪、认知和行为等方面的症状，还可能出现难以用生物医学诊断解释的心慌、胸闷、胸痛、腹痛等躯体化症状。研究发现，我国居民更倾向于通过躯体化症状来表达自己的情绪问题，因此结合躯体化症状进行精神心理障碍筛查显得尤为重要。躯体化症状自评量表（somatic self-rating scale, SSS）是目前较为常用的测量躯体化症状的工具。该量表共20个条目，具有良好的信度和效度，能有效区分精神心理问题[③]。

4）睡眠情况评价

睡眠障碍是临床最常见的心身疾病之一，在焦虑障碍和抑郁障碍的患者中表现明显。反过来，睡眠障碍又会加重焦虑障碍和抑郁障碍。失眠严重程度指数（insomnia severity index, ISI）是由7个问题组成的

---

① 何筱衍,李春波,钱洁,等.广泛性焦虑量表在综合性医院的信度和效度研究[J].上海精神医学,2010,22（4）:200-203.

② LIN Q, BONKANO O, WU K, et al. The value of Chinese version GAD-7 and PHQ-9 to screen anxiety and depression in Chinese outpatients with atypical chest pain [J]. Therapeutics and Clinical Risk Management, 2021(17): 423-431.

③ 庄琦,毛家亮,李春波,等.躯体化症状自评量表的初步编制及信度和效度研究[J].中华行为医学与脑科学杂志,2010,19（9）:847-849.

用于睡眠障碍筛查的自评量表，用于评估个体2周内的睡眠情况。该量表具有良好的信度和效度。量表中的问题均为主观性评价，包括失眠症状的严重程度、被评估者对睡眠模式的满意度、失眠程度对被评估者日常生活的影响、被评估者意识到失眠对自己的影响和因睡眠障碍所带来的沮丧水平。通过对睡眠情况进行评估有助于精确识别精神心理障碍，也为睡眠干预提供了理论依据[1][2][3]。

2. 智能辅助诊断在心理健康评估中的应用

智能辅助诊断利用现代化、信息化技术采集个体的数据和信息，通过提取、转化后转入数据库系统，为心理疾病的诊断提供了较为全面的基础数据。智能辅助诊断是以大数据技术作为分析方法，以机器学习作为处理方法，以多生理参数融合作为诊断工具，为心理疾病的诊断和预防提供技术支持[4][5][6]。随着大数据技术的发展，智能辅助诊断通过收集个体的信息（如电子病历、健康管理电子档案等），根据类似心理症状患者的病因、机理和治疗方案，为医生提供诊断抉择，同时也为患者提供准确的治疗信息。在精神心理健康识别领域，机器学习和深度学习的方法能自动识别不同形式的数据（如面部图像、音频、脑电图、文本和结构化个人特征等），通过对精神心理疾病数据的分析或最优模型搭建

① VGONTZAS A N, FERNANDEZ-MENDOZA J, BIXLER E O, et al. Persistent insomnia: the role of objective short sleep duration and mental health [J]. Sleep, 2012, 35(1): 61-68.
② ALFANO C A, KIM K L. Objective sleep patterns and severity of symptoms in pediatric obsessive-compulsive disorder: a pilot investigation [J]. Journal of Anxiety Disorders, 2011, 25(6): 835-839.
③ MORIN C M, BELLEVILLE G, BÉLANGER L, et al. The insomnia severity index: psychometric indicators to detect insomnia cases and evaluate treatment response [J]. Sleep, 2011, 34(5): 601-608.
④ 石晓飞，范鹏飞.智能辅助诊断在心理健康评估系统中的应用与进展[J].中国医疗器械杂志,2023,47(5):478-481.
⑤ 颜延,秦兴彬,樊建平,等.医疗健康大数据研究综述[J].科研信息化技术与应用,2014,5(6):3-16.
⑥ 俞国培,包小源,黄新霆,等.医疗健康大数据的种类、性质及有关问题[J].医学信息学杂志,2014,35(6):9-12.

进行心理健康的预测和诊断[①]。

此外，中南大学医学心理学研究所的姚树桥、朱熊兆教授团队研发了青少年心理健康评估软件系统。该系统包含心理症状、心理应激、人格、应对方式、文化相关量表五大类共37种量表，有助于从多个维度考查青少年的心理健康状况[②]。

二、常见的心理问题对健康的影响

（一）广泛性焦虑障碍对健康的影响

广泛性焦虑障碍以紧张、担忧、恐惧及自主神经功能紊乱为特征，表现为持续的、过度的担忧和紧张，这些担忧和紧张与实际情况不成比例，是患病率最高的精神障碍[③]。广泛性焦虑障碍是一种慢性致残性疾病，完全缓解率较低，且容易共患其他精神障碍，从而使病情更为复杂，治疗难度陡增。患者的认知功能和社会功能受到严重影响，给个人、家庭和社会带来沉重负担[④][⑤]。

（1）广泛性焦虑障碍患者往往伴有高血压、心率加快等症状，长期的焦虑状态会导致血管收缩，增加心脏负担，从而增加心血管疾病的风险。

（2）长期的焦虑状态会导致免疫系统功能下降，使身体对病毒和细菌的抵抗力减弱。

① 黄甘露.基于深度学习的心理健康状况的识别与分级研究[D].北京：北京邮电大学,2023.

② 青少年心理健康评估软件系统（第一版）简介[J].中国临床心理学杂志,2023,31（5）：1281.

③ HUANG Y, WANG Y, WANG H, et al. Prevalence of mental disorders in China: a cross-sectional epidemiological study [J]. The Lancet Psychiatry, 2019, 6(3): 211−24.

④ LI X, WANG X. Relationships between stroke, depression, generalized anxiety disorder and physical disability: some evidence from the Canadian community health survey-mental health [J]. Psychiatry Research, 2020(29): 113074.

⑤ 荣丽敏,郑艺,段熙明,等.2021和2022年中国居民抑郁和焦虑症状及其共患的相关因素 [J].中国心理卫生杂志,2023（12）：1023−1030.

（3）长期的焦虑状态会导致胃酸分泌过多，影响胃肠道的正常功能，因此焦虑障碍患者常常伴有消化系统问题，如胃痛、胃胀、恶心、腹泻等。

（4）焦虑障碍患者常合并睡眠障碍，如入睡困难、多梦、早醒等。长期的睡眠不足会影响身体的恢复和修复，导致疲劳、注意力不集中等问题。

（5）长期的焦虑状态会导致心理健康问题，可合并抑郁、自卑、恐惧等影响个体的生活质量和社会功能。

（6）焦虑障碍还可能与其他健康问题有关，如肌肉紧张、头痛、背痛等。长期的焦虑状态会导致身体各系统的紧张和不适。

（二）抑郁障碍对健康的影响

抑郁障碍是常见的精神疾病，以兴趣下降、思维迟缓、情绪低落为主要临床表现。研究发现，抑郁障碍与自杀意念有关，自杀意念检出率为30.0%～50.0%，因此抑郁障碍被认为是引起自杀意念、自杀行为的直接预测因素[1]。长期抑郁障碍会导致患者疲劳、睡眠障碍、食欲改变，也可能加速慢性病发生的进程[2][3]。

（1）抑郁障碍患者的免疫系统功能更容易受影响，从而更容易感染疾病，或者更难以从疾病中恢复。

（2）抑郁障碍与心脏病、高血压、糖尿病和其他慢性疾病的风险增加有关。

（3）抑郁障碍患者常有慢性疼痛或其他身体不适，包括头痛、背痛和肌肉痛。

---

[1] 梁秋霞，莫金灿，梁美红，等.抑郁障碍患者的抑郁程度、自杀意念与认知功能相关性分析[J].医学理论与实践，2023，36（21）：3751-3753.

[2] 刘梅，李永丽，李明卓，等.抑郁障碍患者心血管疾病风险预测模型构建[J].现代预防医学，2023，50（16）：2898-2903，2964.

[3] RAJAN S, MCKEE M, RANGARAJAN S, et al. Association of symptoms of depression with cardiovascular disease and mortality in low-, middle-, and high-income countries [J]. JAMA Psychiatry, 2020, 77(10): 1052-1063.

（4）抑郁障碍患者大多合并有睡眠问题，如失眠或过度睡眠。

（5）消化系统容易受到情绪影响而出现不适症状。抑郁障碍可能会导胃痛、便秘或腹泻等。

（6）抑郁障碍可能会导致性欲减退、性功能障碍等问题。

（三）睡眠障碍对健康的影响

睡眠障碍是一个全球性的普遍现象，长期睡眠障碍严重损害个体的身心健康。美国一项超过10万人的睡眠调查结果显示，36.1%的人存在睡眠障碍[1]。我国2022年的一项全国调查结果显示，50.1%的被访者有失眠症状。越来越多的研究表明，心理应激水平、紧张、焦虑以及抑郁情绪是导致睡眠障碍的主要因素。长期睡眠障碍会导致机体免疫系统功能下降，增加罹患疾病的风险。同时，睡眠障碍也会产生情绪低落、焦虑易怒、注意力不集中等负面情绪，使患者进入一个恶性循环，严重威胁其身心健康[2]。

其他心理健康问题如强迫症、恐慌障碍、人格障碍和精神分裂症等，从生物—社会—心理的医学模式层面多方面影响个人健康，会对个人健康造成较大的威胁。

三、电子健康素养和心理健康之间的关系

电子健康素养与心理健康是相互关联、相互影响的。电子健康素养的提升，将提高个体在认知、情感和行为层面心理健康的水平，更有利于应用生物—社会—心理医学模式对个体心理健康进行干预。高水平电子健康素养使个体能够有效地获取和评估健康信息，更好地理解和关注自己的情感需求，采纳更积极、更健康的生活方式，从而有助于

---

① GALINSKY A M, WARD B W, JOESTL S S, et al. Sleep duration, sleep quality, and sexual orientation: findings from the 2013−2015 national health interview survey [J]. Sleep Health, 2018, 4(1): 56−62.

② 王俊秀，张衍，刘洋洋.中国睡眠研究报告 [M].北京：社会科学文献出版社，2022.

个体维持良好的心理健康水平。电子健康素养可以帮助患者更好地认识与理解疾病，获得有关焦虑、抑郁、睡眠障碍等相关心理健康问题的有效信息和治疗方案，减少了对疾病的误解、偏见和污名化所导致的额外心理负担，提升患者的自我效能感，从而实施自我监测，积极配合治疗。高电子健康素养的患者能更好地进行自我管理和采取健康的生活方式，如合理膳食、规律运动及充足睡眠等，这可能对他们应对心理健康问题、提升生活质量和促发健康行为产生积极影响[1]。电子健康素养可支持个体通过参与在线论坛和社区获得情感上的支持，增强社会互动，减少隔离感和孤立感，提高治疗的依从性。电子健康素养高的个体也可以使用应用程序和设备对睡眠质量、睡眠模式以及睡眠相关的其他健康参数进行监测。

（一）我国居民心理健康水平的现状

2019年的一项流行病学调查显示，我国18岁以上人口各类精神疾病（除痴呆外）的加权终生患病率为16.57%，大量罹患精神疾病的患者并不寻求医学治疗。患者对心理疾病的消极态度和极低的医疗求助意愿是导致此类现象发生的重要原因之一[2]。

一项全国居民心理健康素养调查结果显示，我国居民心理健康素养率略高于理论中值，处于中等偏低的水平。其一，我国居民心理健康素养发展较为均衡，具体为不同地域的城市之间，不同性别、年龄的人群之间，心理健康素养水平虽有差别，但差别不大[3]。随着互联网的普及和移动通信技术的迭代更新，电子健康资源[4]（如心理健康应用程序、在

---

① 谢雨青,张先庚,曹冰,等.城市老年人技术焦虑与电子健康素养的相关性分析[J].现代临床医学,2023,49（4）:279-281,298.

② HUANG Y, WANG Y, WANG H, et al. Prevalence of mental disorders in China: a cross-sectional epidemiological study [J]. The Lancet Psychiatry, 2019, 6(3): 211-224.

③ 江光荣,李丹阳,任志洪,等.中国国民心理健康素养的现状与特点[J].心理学报,2021,53（2）:182-201.

④ OLFSON M, BLANCO C, MARCUS S C. Treatment of adult depression in the United States [J]. JAMA Internal Medicine, 2016, 176(10): 1482-1491.

线心理咨询服务、互联网心理健康教育等）变得越来越容易被公众获取和利用。通过网络平台传播心理健康知识和信息的成本大大降低，这样的普及和可访问性可以缩小地域间、不同人群间在心理健康素养上的差距。其二，社会经济地位对居民心理健康素养的影响要大于其他所有分组变量。电子健康素养并不能完全抹平社会经济地位对居民心理健康素养的影响，但它可以在一定程度上帮助降低社会经济差距对个体心理健康的影响，为低社会经济地位的群体提供更多访问和学习健康资源的机会。其三，在心理健康素养的6个二级维度中，知识观念类维度受自变量影响程度较高，态度习惯类维度受自变量影响程度较低。进一步分析发现，居民在心理健康促进的得分高于心理疾病应对的得分，自助方面的得分高于助人方面的得分，这种现象说明居民的心理健康素养发展在结构上是不平衡的，维护和促进自身心理健康的素养最好，应对他人心理疾病的素养最低（见图3-1）[3]。电子健康素养在增加人们心理健康知识和转变观念方面起着重要的作用。它有助于

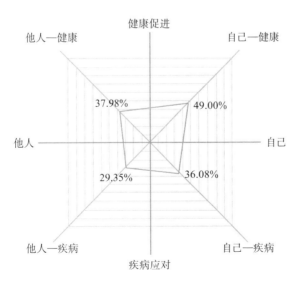

图3-1　心理健康素养二级维度得分情况

资料来源：江光荣，李丹阳，任志洪，等.中国国民心理健康素养的现状与特点[J].心理学报,2021,53（2）:182-201.

个体获得有效信息,并通过增强理解和同情来改变个体对心理健康问题的态度。因此,需要准确把握我国居民的心理健康现状,充分认识心理健康素养提升任务的艰巨性,同时应该注重提高全民电子健康素养水平,为应对心理疾病提供有力帮助。

（二）电子健康素养和心理健康之间的关系

在不断发展的电子健康信息环境中,保持心理健康被认为是改善生活质量、提高幸福感和促进个体发展的关键要素。目前,国内电子健康素养与心理健康关系的研究对象主要集中在学生、老年人、孕产妇和慢性病患者,对有效提升人群心理健康水平有重要的参考意义。

1.电子健康素养对促进学生心理健康的作用

中国学生发展核心素养研究指出,电子健康素养是学生实现全面发展的必备品格与关键能力之一[①]。青少年仍处于人格塑造尚未完全定型的阶段,面对互联网上参差不齐的健康信息,必须具备良好的搜索、理解、评估和运用能力来解决自身的健康问题。同时,面对升学、就业等与日俱增的压力,青少年的认知方式和防御能力还不成熟,更容易产生紧张、焦虑、抑郁等负面情绪,严重者甚至出现心理疾病。

中国互联网络信息中心的数据显示,学生网民占全国网民的比例最高,网络是学生寻求虚拟社会支持的重要方式之一。网络社会支持是指个体在互联网人际互动中被尊重、理解和支持的程度。学生可以通过QQ、微信等移动应用程序获得快速的、高效的、高亲密感和高归属感的网络社会支持,已经成为现实社会支持的重要补充[②][③]。研究发现,

① 韩雪丰.扬州市高中生电子健康素养现况调查[J].健康教育与健康促进,2023,18（4）:344-347,51.
② 郑显亮.现实利他行为与网络利他行为:网络社会支持的作用[J].心理发展与教育,2013,29（1）:31-37.
③ TURNER W, GRUBE J A, MEYERS J. Developing an optimal match within online communities: an exploration of CMC support communities and traditional support [J]. Journal of Communication, 2010, 51(2): 231-251.

网络社会支持是大学生电子健康素养的影响因素,而健康相关行为与电子健康素养密切相关。根据使用满足理论,学生可以通过互联网实现信息获取和情感交流,满足自身寻求亲密感、归属感的需求和缓解羞怯、分离恐惧等需求。网络社会支持本质上是人与人之间借助互联网,将处于社会网络中的父母、同伴、朋友等成员联结起来,提供交流、监督和疏导等,有助于强化个体的健康责任感,为促进其健康相关行为提供有力保障[1][2][3]。

2. 电子健康素养对促进老年人心理健康的作用

我国第七次人口普查的数据显示,我国60岁以上的老年人口已达到2.64亿,其中超1.8亿老年人患有慢性病,我国已逐步向深度老龄化社会迈进[4]。随着老龄化社会进程的加深,老年人的健康问题日益凸显。同时,数字化已成为我国社会发展的趋势,而老年人缺乏使用数字健康技术的经验,是获得数字健康保健服务和技术机会最脆弱的群体,由此造成的生理或心理困境,严重影响老年群体的生活质量[5]。

研究发现,老年人的电子健康素养与其人格特质中的严谨性、开放性和外向性呈正相关关系,与神经质呈负相关关系。具备责任心、信任他人、兴趣广泛、偏好群体活动的老年人具有更高水平的电子健康素养,更愿意面对高速发展的互联网世界,通过学习新技术,充分利用互联网获取准确的健康信息来维护个体的心理健康。此外,具备良好社

① 李少杰,尹永田,陈莉军,等.济南市大学生电子健康素养水平及影响因素分析[J].中国学校卫生,2019,40(7):1071-1074.

② 李少杰,崔光辉,徐慧兰.大学生网络社会支持、电子健康素养与健康相关行为的路径分析[J].中国卫生统计,2022,39(1):118-121.

③ SULER J R. To get what you need: healthy and pathological internet use [J]. Cyberpsychology & Behavior, 1999, 2(5): 385-393.

④ 胡宇帆,陈璐,邓悦,等.老年慢性病病人电子健康素养现状及影响因素[J].护理研究,2023,37(19):3442-3427.

⑤ HALL A K, BERNHARDT J M, DODD V, et al. The digital health divide: evaluating online health information access and use among older adults [J]. Health Education & Behavior, 2015, 42(2): 202-209.

会交往能力和社会支持的老年人更容易扩大人际圈，积极参与网络社会，不仅可以降低老年人被网络边缘化的可能性，也可以在一定程度上弥补老年人的心理需求，从而维系其心理健康水平。部分老年人因自身生理限制可能无法参与户外活动，而提高这类老年人的电子健康素养有助于打破地域和时间的限制，在一定程度上弥补老年人的社交缺失，促进其与外界交流健康信息，从而提升这类老年人的社会支持和心理健康水平[1][2][3][4]。因此，提升老年人的电子健康素养，帮助其尽快融入信息时代，有利于其获得更多的社会支持，从而促进老年人的心理健康，适应智慧养老的新模式。

3. 电子健康素养对促进孕产妇心理健康的作用

来自美国、瑞典、意大利等国家的研究发现，分别有超过75%、50%和72.4%的生育期妇女会通过互联网查找怀孕和分娩方面的相关知识[5][6][7]。妊娠期是女性经历的特殊时期，产生危害健康的行为和错误地用药均会影响胎儿的生长发育。此外，针对高危孕妇建立信息网络，实

① 刘佳斌.延吉市老年人人格、社会支持与电子健康素养相关性研究 [D].延吉：延边大学，2022.

② MANNING K J, CHAN G, STEFFENS D C, et al. The interaction of personality and social support on prospective suicidal ideation in men and women with late-life depression [J]. The American Journal of Geriatric Psychiatry, 2021, 29(1): 66−77.

③ 刘威，王鲜，杨亚谦，等.深圳市老年人群社会支持现状及影响因素分析[J].老年医学研究，2021, 2（1）: 31−36.

④ 唐莉，程红梅，雷彬，等.不同养老模式下老年人社会支持现状[J].中国老年学杂志，2020, 40（6）: 1328−1331.

⑤ DECLERCQ E R, SAKALA C, CORRY M P, et al. Listening to mothers II: report of the second national U.S. survey of women's childbearing experiences: conducted January-February 2006 for childbirth connection by Harris Interactive (R) in partnership with Lamaze international [J]. The Journal of Perinatal Education, 2007, 16(4): 15−17.

⑥ LARSSON M. A descriptive study of the use of the internet by women seeking pregnancy-related information [J]. Midwifery, 2009, 25(1): 14−20.

⑦ SANTIS M D, LUCA C D, QUATTROCCHI T, et al. Use of the internet by women seeking information about potentially teratogenic agents [J]. European Journal of Obstetrics, Gynecology, and Reproductive Biology, 2010, 151(2): 154−157.

现孕中、分娩、产后实时追踪管理,及时优化保健指导,更新保健资讯,使其进行科学化的保健,从而提高生育质量[①]。

对于初产妇而言,其获得的网络信息支持越多,对分娩恐惧就会大大降低[②]。可见,准确的网络信息支持既能促进初产妇学习新知识,又能提高其评判和运用网络健康知识的能力,从而帮助初产妇克服分娩恐惧和预防产后抑郁[③]。研究发现,拥有高水平电子健康素养的初产妇能够增加母乳喂养知识和喂养自信心,显著提高母乳喂养的效果[④]。因此,提升孕产妇对健康信息的搜索、评估和应用能力显得尤为重要。

4. 电子健康素养在促进慢性病患者心理健康的作用

慢性病是一组起病时间长、缺乏明确的病因证据、一旦发病即病情迁延不愈的非传染性疾病的概括性总称。常见的慢性病包括高血压、冠心病、糖尿病、癌症等。慢性病对患者的生理、心理和生活质量造成严重影响[⑤]。慢性病不仅对患者的心、脑、肾等重要脏器造成损伤,影响其劳动能力,而且由于治疗时间长且医疗费用昂贵,增加了家庭和社会的经济负担,严重影响患者的正常工作和生活,可能引起心理问题[⑥]。慢性病的健康管理可以帮助患者改变不良生活方式,改善治疗效果,提高生活质量。由于慢性疾病治疗和健康管理所需的健康信息和康复技能较多,这些患者可能需要更高水平的电子健康素养来应对自身疾病。如今快速发展的"互联网+医疗服务"改变了传统慢性病管理模式,患

① 朱思黛.建立健全高危孕妇信息网络在高危孕妇管理中的作用[J].中国卫生产业,2018,15(12):151-152.

② 肖苏琴,方艳春,王佳佳,等.积极心理资本在初产妇围生期健康素养与分娩恐惧间的中介效应[J].护理研究,2021,35(13):2401-2405.

③ 张志力,李汝德,程晓芸,等.孕产妇健康信息交流的人际网络研究[J].中国全科医学,2020,23(11):1399-1405.

④ 杨文.网络信息支持对初产妇母乳喂养效果的研究[J].中国临床护理,2016,8(4):332-334.

⑤ 卢次勇,王建明,等.预防医学[M].北京:人民卫生出版社,2022.

⑥ 彭国球.慢性疾病患者常见心理问题与糖尿病患者的心理自助[J].中国乡村医药,2023,30(21):4-6.

者可以通过互联网医院享受挂号、诊治和健康管理等服务。因此，电子健康素养水平的高低直接影响慢性病患者的医疗成本和诊疗质量[①]。

　　研究发现，高血压、冠心病和糖尿病患者的电子健康素养水平均比一般健康人要低；患1种慢性病的患者的电子健康素养水平要高于患3种慢性病的患者；电子健康素养的提升，可改善慢性心力衰竭患者的失眠症状，减轻其负面情绪，提高患者的生活质量，降低不良症状的发生概率[②③④]。电子健康素养的提高可促进患者生活质量的提高，使其对疾病的治疗态度更加积极，从而鼓励患者更加主动地寻求健康信息和网络社会支持。因此，为慢性病患者提供有针对性的电子健康素养干预方案，能有效地缓解其心理负担，提高其疾病治疗的依从性，从而提高患者的生活质量。总之，电子健康素养从多层面影响个体的心理健康水平。在生理层面，电子健康素养使个体能够更好地获取和理解健康信息，从而增强自我监测和健康管理的能力。通过使用健康追踪应用、智能手环等技术工具，个体可以收集生理数据（如心率、睡眠质量等），进而对自身健康状况进行评估和调整。这种自我监测和调整的能力可以提高个体的健康自觉性和心理控制感，从而促进心理健康[⑤⑥]。在个体层面，拥有较高的电子健康素养意味着个体能够更好地利用电子健康资源和工具，获取有关心理健康的信息和支持。这可能包括在线心理

---

① 沈东平，牟雪菲，李俊伟，等.基于"互联网+医疗"的慢病随访管理平台的设计与应用[J].中国数字医学，2019,14（5）：49-51.

② 江悦妍，尹心红，王志敏，等.衡阳地区高血压患者电子健康素养现状及影响因素[J].职业与健康，2021,37（15）：2074-2078.

③ 厉锦巧.冠心病患者电子健康素养现状及其与生活质量的相关性研究[D].杭州：杭州师范大学，2019.

④ 李萍，韩梅.糖尿病病人电子健康素养研究进展[J].护理研究，2023,37（19）：3528-3532.

⑤ 刘茹，徐妹娟.压力知觉对大学生电子健康素养的影响：心理弹性的中介作用[J].济宁医学院学报，2023,46（3）：174-178.

⑥ BODIE G D, DUTTA M J. Understanding health literacy for strategic health marketing: eHealth literacy, health disparities, and the digital divide [J]. Health Marketing Quarterly, 2008, 25(1-2): 175-203.

咨询、心理健康教育应用、心理自助工具等。通过这些电子健康资源的支持，个体可以更好地了解自身的心理健康需求，学习有效的自我管理策略，并与专业人士或其他个体进行互动、获得支持。这种参与和自我管理能力的增强有助于改善个体的心理健康状况[①]。在社会层面，电子媒体的广泛普及和社交媒体的流行使得个体能够更容易地与他人建立联系，并在虚拟社区中获取社会支持和情感支持。通过参与线上心理健康社区、心理健康论坛等，个体可以分享心理健康知识，或寻求社会支持。这种社交互动以及社会支持的获得对心理健康状况的改善非常重要，有助于缓解孤独感，减轻心理压力，增强心理韧性等[②]。

第三节 电子健康素养和社会适应能力之间的关系

社会适应能力是现代医学模式下与身体健康、心理健康同样重要的内容，是衡量个体走向成熟的重要指标，其水平高低反映了一个人成熟与否。电子健康素养与社会适应能力互惠共生，电子健康素养水平高，有益于促进人们更好地适应变化的社会。而社会适应能力越强者，越容易获得良好的社会支持和社会关系，这对提升其电子健康素养水平有积极作用。

一、电子健康素养与社会适应能力互惠共生

（一）社会适应能力

1. 社会适应能力的内涵

1948年，世界卫生组织重新定义"健康"时，将社会适应能力提升

---

① 邝宏达，李闲，谷正杰，等.电子健康素养在大学生心理健康与网络心理求助行为间的中介效应[J].中国健康心理学杂志，2023，31（12）：1876-1880.

② MAI J, YIBO W, LING Z, et al. Health literacy and personality traits in two types of family structure-across-sectional study in China [J]. Frontiers in Psychology, 2022(13): 835909.

至与生理健康和心理健康同等重要的位置。1989年，世界卫生组织进一步深化了"健康"的概念，认为健康应包括躯体健康、心理健康、社会适应良好和道德健康四个方面。社会适应能力作为健康的重要组成部分，日渐受到学界的重视。但从研究数量上看，相比身体健康和心理健康，社会适应能力的相关研究相对欠缺。笔者于2024年3月在中国知网中以篇名含有"心理健康"一词检索到已发表的学术期刊论文63 388篇（见图3-2），而同时间段已发表的篇名中含有"社会适应能力"的学术期刊论文仅1 059篇（见图3-3）。社会适应能力是个体对外界社会环境中的一切刺激事件做出恰当反应的行为，即个体为了满足社会生活环境的要求而逐渐习得各项技能的能力，包括掌握社会规则、正确处理人际关系和情绪控制等方面。它是个体为适应外在环境变化而持续调整自己以达到适合自己状态的能力。社会适应能力是测量个体走向成熟的重要指标，其水平的高低反映了个体成熟与否，因此它既可以被看作是反映个体健康成长的重要内容，也可以被看作是衡

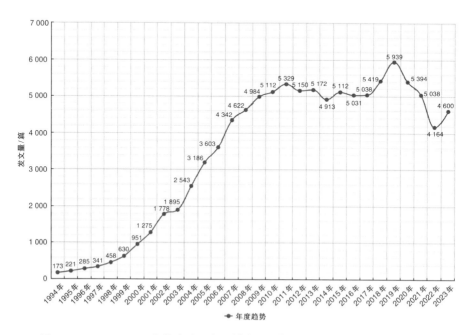

图3-2　1994—2023年篇名含"心理健康"的期刊论文发表数量变化趋势图

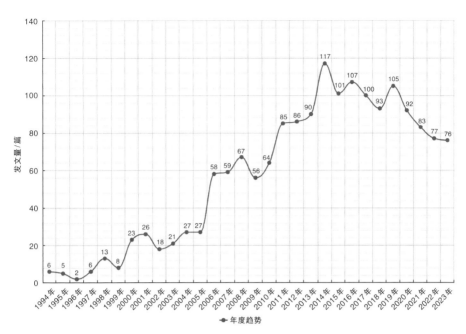

图3-3　1994—2023年篇名含"社会适应能力"的期刊论文发表数量变化趋势图

量家庭教育、学校教育是否成功的重要维度。

　　人不仅有生物属性，更具有社会属性。人的社会属性决定了每一个个体都无法脱离集体而独立存在，即每个个体必然存在于或大或小的群体之中，任何人都存在于一定的社会关系之中。高水平参与社会活动，有助于提升个体的反应能力和抗挫折能力，与他人的互动会有助于消除个体的不愉快感和孤独感，能够帮助个体更好地认识和适应社会或群体运行规则，直至融入社会或群体生活。因此，"社会人"只有具备良好的社会适应能力才能够更好地在群体中展示、发展和完善自我，这是生物人转向社会人的必然途径。社会适应能力是"社会人"为国家和社会发展作出贡献的基本前提。从某种程度上讲，社会适应能力是个体在社会化过程中所表现出来的人格、自我意识、集体适应、心理健康等方面相对稳定的特征的总和，具有过程性与阶段性等特征[1]。也有学者认为社

———————

① 王传友.体育教学在培养大学生社会适应能力中的功能研究[J].搏击（武术科学），2015,12（10）：90-92.

会适应能力是个体的观念和意识、知识水平、工作能力、社会交往、社会生活、心理素质等方面适应社会环境变化和发展的具体体现，是对社会环境的一切变化发展和刺激做出积极、恰当、正常反应的能力[①]。

社会发展有其必然规律，新的事物以迅雷不及掩耳之势涌现并且深刻地影响着人们的生产与生活方式，以云计算、大数据、人工智能、物联网等为代表的现代信息技术持续地冲击着传统的思维方式、生活方式和工作方式。这种转变给数字化时代成长起来的年轻人和掌握了信息技术的人们带来新的机遇。这些群体能够很好地适应社会变化，从中获得时代赋予的红利，并优先享受由此带来的便捷。而另一部分人则不得不面临"数字鸿沟"与"信息技术壁垒"带来的种种挑战，如多数老年人很少在互联网上充分获取信息并表达自己的意见，其日常出行购物、看病就医、社会交往过程中使用现代信息技术或软件的能力相对不足，这在一定程度上制约了他们使用各行各业的服务。这种数字鸿沟还会持续影响社会资源的分配和再分配，巨大的信息差使得老年人群和受教育程度较低的群体主动或被动地与快速发展的信息化时代脱节，成为被排斥在数字社会之外的"数字难民"。长此以往，将会影响这些群体的社会参与程度及其获取前沿信息的能力，信息化时代下不同数字信息拥有者的社会适应能力也会逐渐表现出明显的差异。

2. 社会适应能力的影响因素

良好的社会适应能力既表现为个体良好的心理健康状况，能够以平和的心理应对社会生活与环境带来的压力，也表现为健康的人际关系，因此它既是个体健康状况的重要组成部分，也是衡量个体心理健康的重要标志之一。社会适应能力并非天生，往往与后天训练、环境因素有着密切关系，影响个体社会适应能力的因素具有多样性，如性别、性格、社会支持、家庭环境、家庭社会资本、抗压能力、心理健康状况等因

① 孟兆锐.高职篮球教学对学生社会适应能力的发展影响研究[J].当代体育科技，2019，9（22）：97—99.

素都会在不同程度上影响个体的社会适应能力。

　　现代社会行业分工日渐细化,个体掌握的技能往往只是整个大系统中极小的一部分或某一个环节,这不仅要求个体要做好自身专业领域范围的工作,还要求个体能与上下游各环节、各领域的人员有效衔接,才能高效率、高质量地完成工作。此时,个体的社会参与尤为重要。人际交往也成为现代社会生活中无法回避的活动,交往对象也打破传统的血缘、地缘和业缘限制,与不同地域、不同国度的陌生人交往也成为社会交往的一部分,人们参与社会交往的广度和频度出现前所未有的增加趋势。个体甚至需要时时、处处与熟悉或陌生的人建立社会联系,以满足自身生活、工作和其他各方面的需要。在职业领域,这些必要的社会交往是有效保障各项工作高效率开展的前提。

　　个体在与他人建立社会关系的过程中获得的社会支持越多,越能够得心应手地处理各项事务,由此可以预测其社会适应能力会更强,即社会支持对社会适应能力有积极的促进作用。个体通过自身所拥有的资源给他人以必要的支持,从而获得他人的支持性资源,在满足他人的归属感、安全感、自尊心、自信心等心理需要或实际利益需求时,才可能换取更加充足的资源以胜任自身扮演的角色和所处的位置,进而才能更好地适应社会环境并参与社会互动。老年群体退出工作岗位后仍能够在不同场域发挥自身价值,这将有利于其维持良好的社会关系,促进社会参与,进而增强其社会适应能力。如有研究显示,老年人参与志愿服务活动能够显著增强其社会适应能力[①]。

　　有研究显示,来自父母给予的学业压力对男女学生出现心理不适应有长期影响[②]。缺少健康的社会支持环境的女性比男性更容易出现心

---

① 倪晨旭,郭诗怡,彭洋漾,等.新时代银龄行动:志愿服务参与对老年人福祉的影响[J].中国人口科学,2023,37(2):68-83.
② 熊茗伶,王泉泉,熊昱可,等.感知到父母施加的学业压力对不同性别青少年心理适应的影响:自我韧性的保护作用[J].心理发展与教育,2023(4):542-550.

理不适应①。一般而言,性格越外向的个体更愿意与他人交流,集体活动参与度较高,面对陌生环境或突变环境能够迅速做出有效应对,并且快速融入新的环境中,能够更好地适应新的生活。抗压能力越强的个体,越容易适应社会生活;反之,则较难适应社会生活。积极的应对方式同样对个体社会适应能力有着正向预测作用,越是积极地应对问题,个体越容易具备积极的社会适应能力。

家庭是个体自出生至死亡全生命周期过程中不可或缺的生活单位。个体幼年时的家庭功能与教养方式、成年后的婚姻家庭关系等都在不同程度上影响个体的社会适应能力。幼年时期家庭成员关系融洽,父母经常给予理解、肯定和鼓励会增强个体的社会适应能力,个体进入陌生环境后的社会适应能力越强,越容易融入集体之中;反之,家庭功能不健全或父母频繁地否认与疏远会导致个体难以较好地处理人际关系,而人际交往减少及缺乏相应的社会网络或团体关系支持,会导致个体社会适应能力较差。此外,成年期的婚姻家庭模式、朋辈关系及职场关系等也会影响个体的社会适应能力。

以互联网为代表的电子信息平台在健康领域发挥的作用越来越大。越来越多的人从互联网上获取健康信息,有部分群体被隔离在网络健康信息洪流之外。由于网络健康信息质量参差不齐,被隔离在网络健康信息之外对个体的影响需辩证看待:一方面,这部分人群的健康信息获取途径受限,会影响其获取最新的、有益的健康信息,不利于其维护自身健康;另一方面,也可能保护其免受错误信息的干扰,及由此造成的不良结果。

3. 社会适应能力与健康的关系

生理健康、心理健康最终以社会适应能力体现出来。个体社会适

① MOKSNES U K, LAZAREWICZ M. The association between stress, resilience, and emotional symptoms in norwegian adolescents from 13 to 18 years old [J]. Journal Health Psychology, 2019, 24(8): 1093−1102.

应能力既表现在生理上的适应,也体现在心理上的适应。而良好的身心健康水平也有助于提升个体的社会适应能力。对个体而言,从家庭、学校与社会中所学习的规则、知识、经验都在不同程度上致力于将其"打磨"成能够适应社会发展的"合格人"。

已有的关于社会适应能力的研究主要集中在特定疾病患者[①②③]和大学生群体[④⑤]。特定疾病患者面临的心理社会适应能力相对突出,如艾滋病患者、癌症患者、心理健康问题较为严重的个体。如HIV感染者面临严重的病耻感,容易产生较大的心理压力,因担心被歧视而降低社会参与度,在一定程度上会降低其社会适应能力。乳腺癌患者面临的自卑心理和负面情绪会阻碍其参与社会活动,降低了其社会适应能力。此外,还存在由于严重生理缺陷而导致的无法正常参与社会活动,社会适应能力低下的状况。大学生群体又以大一新生最受关注,该群体从中学阶段过渡到大学阶段,各方面面临新的挑战和压力,能否顺利适应不仅影响其学业表现,还在很大程度上影响其心理健康水平。

(二)电子健康素养对提升社会适应能力的价值

1. 个体要提升自身电子健康素养就需要积极融入社会

信息化社会之下,人们的生活被各行各业的数字化信息所笼罩,健康领域更是如此。手机、平板、电脑及各类可穿戴设备是获取个人电子健康信息较为常见的终端应用。人们可以通过这些终端检索、接收健

① 孟晓娟,寇霞,王娅茹,等.绘画团体心理辅导对听力障碍学生自我意识和社会适应能力的干预效果[J].中国学校卫生,2022,43(10):1529-1534.
② 唐惠艳,夏侯文秀,余林硕,等.女性尿失禁患者心理社会适应量表的编制及信效度检验[J].护理学杂志,2023,38(16):66-70.
③ 张敏,郭会军,许前磊,等.HIV/AIDS患者社会适应能力与自我接纳、自我隐瞒的相关性分析[J].中国皮肤性病学杂志,2021,35(11):1262-1267.
④ 尚亚飞,赵锋.社会适应能力在大学新生手机依赖和心理健康间的中介作用及性别的调节作用[J].现代预防医学,2019,46(18):3390-3393.
⑤ 何雯.基于微信公众平台对大学生社会适应能力及健康生活方式的效果评价[J].中国健康教育,2020,36(9):851-853.

康信息，或借助这些终端与其他人群进行互动，讨论慢性病防治、传染病防治、优质医疗卫生资源、合理用药以及精神卫生等医学知识。计算机操作水平、对线上健康信息及远程医疗护理技术的利用程度会影响个体使用互联网医疗服务。对互联网技术不熟知而产生的无能感和对新技术的恐惧会降低信息素养低者的自我效能感，不利于提升个体的电子健康素养。有研究显示，个体每日浏览健康信息网页的时间能够反映患者对互联网健康信息的兴趣和知晓情况，这决定着患者的电子健康素养水平[①]。可见，现代社会中的个体如果能够很好地适应社会运行节奏，不断更新知识，掌握信息化设备的使用技能，会更有利于提升个体的电子健康素养水平。

由于信息化设备更新速度极快，个体只有不断更新自身的知识和技能，更好地认识和适应社会运行规则，积极参与社会活动，才能紧跟时代发展的步伐，进而更好地提升自身获取、甄别和使用电子健康信息的能力。互联网医疗的普及，线上预约挂号、可移动端支付、电子报告查询、图文咨询、视频问诊及智能化服务触手可及，这极大地方便了电子健康素养水平较高的群体，这些人能够以更加便捷的方式了解最为优质的医院、科室、医生信息，还能够以快捷、省时的方式挂号、就诊，以尽可能减少疾病带来的伤害，促进自身健康水平的提升。然而，在社会运行过程中，必然存在适应社会发展潮流、掌握先进技术的群体能够更好地适应社会，也不可避免地存在逐渐被时代遗忘的群体在技术的夹缝中艰难前行。对电子健康素养水平较低者而言，面临新技术时往往会"望而生畏"，甚至"不知所措"，这必然会影响其电子健康素养的整体水平，也会影响其获取医疗卫生服务的能力，这种影响在独居老人中尤为明显。

---

① RICHTERRING S S, HYUN K, NEUBEEK L, et al. Ehealth literacy: predictors in a population with moderate-to-high cardiovascular risk [J]. JMIR Hum Factors, 2017, 4(1): e4.

2.高水平电子健康素养使个体更能适应社会运行模式

电子健康素养直接影响了居民通过网络对健康信息的检索、获取和使用能力[①]。具有高水平电子健康素养者获取健康信息的途径更加多元化，也更容易从网络上搜索、理解、评价和使用健康信息。这一方面对个体预防疾病、维持身心健康有积极作用；另一方面有助于增加个体对自我价值的肯定，有利于提升自我效能感。身心健康水平的提升或自我效能感的增强都是个体参加社会活动的有利条件。电子健康服务能够解决老年人潜在的诸多健康问题，但会受到包括信息支持在内的诸多因素的影响[②]。对于慢病高发的老年患者而言，电子健康素养水平相对较低是该群体普遍面临的问题。重视该群体电子健康素养的提升研究，对鼓励老年慢病患者改善工作与休息、用药管理、疾病监测及运动管理等自我管理行为有积极作用。

（三）良好的社会适应能力有助于提升个体电子健康素养

1.社会支持能够提升个体的电子健康素养

个体所获的社会支持越多，质量越高，个体获取健康知识的途径、机会都会随之增加，这将有利于提升个体的电子健康素养。社会支持与个体的社会经济地位有着密切的关系，因此，受教育程度、经济条件、职业等因素会通过影响个体的社会支持状况进而影响其电子健康素养水平。无论社会地位较高者还是社会地位较低者，其电子健康素养水平都会在一定程度上受其社会支持的影响。一般而言，社会地位越高者拥有的社会支持越多，其电子健康素养水平也随之提高；反之，社会地位较低者拥有的社会支持程度相对较低，电子健康素养水平也较低。

[①] 王刚，高皓宇，李英华.国内外电子健康素养研究进展[J].中国健康教育，2017，33（6）：556-558.

[②] WILSON J, HEINSCH M, BETTS D, et al. Barriers and facilitators to the use of e-health by older adults: a scoping review [J]. BMC Public Health, 2021, 21(1): 1556.

2. 良好的社会关系有利于提高个体的电子健康素养水平

人的本质是一切社会关系的总和。社会关系泛指人们在物质生活和精神生活过程中所形成的一切关系，包括个体与他人形成的亲戚关系、朋友关系、邻里关系、同事关系等。个体不可避免地处于主动或被动形成的社会关系之中，人与人之间的关系有积极的、友爱的、互利的，也可能处于消极的、憎恨的、互害的。良好的社会关系有利于个体获得更多的健康信息，进而提升其电子健康素养水平。一般而言，互联网时代成长起来的年轻人信息获取渠道更加多元化、信息检索能力相对较强。较中老年人而言，年轻人的信息素养水平更高、社会适应能力更强，也更容易融入信息化社会，适应社会发展趋势。家庭成员之间的信息共享和互助，晚辈向长辈传授如何使用电脑、手机检索健康信息或网上预约挂号等技能，有利于提升长辈的电子健康素养水平。

二、电子健康素养各维度与社会适应能力的关系

（一）自我效能感与社会适应能力

电子健康素养较高者拥有较多的健康知识，一方面可能直接有利于促进个体形成健康促进行为，另一方面电子健康素养水平通过自我效能感这一关键因素的催化发挥作用，即健康知识在转换为健康行为的过程中，自我效能感会发挥重要作用，自我效能感越强的人越倾向于积极获取健康相关知识。自我效能感能够正向预测个体的社会适应能力，而社会适应能力与健康促进行为正相关，与健康危害行为负相关，即低社会适应能力会增加个体产生不良健康行为的概率。如有研究显示，提高大学生的电子健康素养水平有利于改善其体质健康状况[1]，而低

---

① 姜林辉,郭锡尧,卢碧燕,等.大学生电子健康素养与体质健康的相关性[J].中国学校卫生,2022,43(7):990-994.

手机依赖者的社会适应能力高于高手机依赖者[①]。

自我效能感越强的个体，越重视自身的健康水平，会努力适应信息化时代带来的变化，并通过整合资源或借助已有资源获取更多的健康知识，在与外界的互动和整合资源过程中能够更好地适应社会，提升自身的社会适应能力。老年人文化水平整体偏低，现代信息技术使用频率低，可推测其健康素养水平整体偏低。这在一定程度上限制了老年人的社会参与和社会活动能力，在获取医疗卫生服务方面会降低老年人的自我效能感，增加了老年人的就医难度，如网上预约挂号、网上缴费、查询检查检验报告等。

（二）信息技术掌握程度与社会适应能力

国外电子健康素养研究起步较早，已有相当多的成果。国内涉及电子健康素养与生理健康、心理健康的关系研究较少。有研究证实电子健康素养与社会适应能力之间的关系。当前，我国电子健康素养研究主要集中在老年人[②③]、大学生[④⑤]、慢病患者[⑥⑦]等群体的现状调查、相关性分析及影响因素研究。研究显示，除有医学背景的学生或卫生领域工作者之外，社会公众的整体电子健康素养水平偏低；年轻人较年老者电子健康素养水平更高。医学生或年轻人在受教育程度和年龄上占

① 金荣，闻雪，姜永志.大学生社会支持与手机依赖的关系：社会适应的中介作用[J].广州大学学报（社会科学版），2015，14（10）：59-64.
② 谢雨青，张先庚，曹冰，等.城市老年人技术焦虑与电子健康素养的相关性分析[J].现代临床医学，2023，49（4）：279-281.
③ 刘思奇，罗月，付晶晶，等.积极老龄化背景下老年人数字健康素养现况及对策研究[J].护理研究，2021，35（2）：250-254.
④ 王旭美，丁亚萍，江文艺，等.大学生电子健康素养和健康促进生活方式的关系研究[J].南京医科大学学报（社会科学版），2023，23（2）：150-155.
⑤ 李少杰，崔光辉，徐慧兰.大学生网络社会支持、电子健康素养与健康相关行为的路径分析[J].中国卫生统计，2022，39（1）：118-121.
⑥ 雷晓庆，罗先斌，樊仁为，等.高校教职工高血压患者电子健康素养与自我管理行为调查分析[J].成都医学院学报，2021，16（1）：115-118.
⑦ 张振香，任慧，平智广，等.脑卒中患者电子健康素养现状及影响因素研究[J].中国全科医学，2021，24（22）：2850-2854.

优势，也更容易接受新事物，也就不难理解在信息化时代中成长起来的新生代力量整体上信息技术水平相对较高，容易与时代"同频"，社会适应能力更强。

（三）数字健康意识与社会适应能力

是否能够积极主动地获取知识是衡量现代人能否有效融入社会、参与社会的关键指标。有着良好数字健康信息意识的人更容易通过不同途径获取健康信息。从个体层面讲，数字健康设备的广泛应用能够帮助人们及时了解自身状况、发现健康问题，并寻求有效的干预或治疗方案，也有利于个体进行日常的自我健康管理。从医疗服务提供者角度讲，数字化医疗可以提高医疗效率，降低医疗成本，让人们更加便捷地获得医疗服务。

三、提升电子健康素养对提高社会适应能力的意义

（一）促进个体社会适应与社会融合

电子健康素养能够显著正向预测个体生理、心理健康状况。电子健康素养能够正向预测个体的社会适应能力，即高水平电子健康素养者的社会适应能力更强。电子健康素养的提升有利于个体更充分地参与社会活动。个体为更好地获取健康知识，既需要从传统健康理念的束缚中解放出来，也需要积极主动融入社会生活之中；社会适应能力越强者，能够更好地参与社会活动之中。

（二）促进个体卫生服务需要转换为需求

卫生服务需要转换为卫生服务需求受多种因素的影响，良好的健康意识在其中扮演着重要角色。个体越早地意识到自身潜在的健康问题，并对健康的重要性有充分的认识，就越能够利用卫生服务，促进自身卫生服务需要转化为需求。国内外研究普遍认为电子健康素养对促进个体健康行为、更好地利用卫生服务以及改善个体健康状况有正向的积极作用。如有研究显示，电子健康素养有助于改善饮食、促进睡眠

和运动等健康促进行为。而低健康素养的人群容易在日常生活中因缺乏对自身健康的管理，导致不良的健康结局。有研究显示，中青年脑卒中患者的电子健康素养较差，健康行为水平中等[①]。

(三) 增强个体健康意识，提升健康水平

结合已有文献研究结果，笔者认为电子健康素养有助于促进个体生理、心理健康水平的提升。这一方面有助于间接提升个体的社会适应能力，另一方面电子素养水平高的人除了具备较丰富的健康知识外，也更容易获取其他领域的信息，这也将有助于提升其社会适应能力，并最终有利于提高个体的健康水平。反之，社会适应能力越强的个体，更容易建立良好的社会关系，获取更多的社会支持与社会资源，对提升个体生理、心理健康水平也将有着积极作用。这是因为电子健康素养是反映个体综合素养的重要指标，其水平的高低与个体健康关系密切。相比于生理和心理健康，学界当前对人群社会适应能力的关注较少，已公开发表的研究中，尚无探讨电子健康素养与社会适应能力的关系。已有少量研究主要对在校学生（小学生、中学生或大学生）的社会适应能力进行调查分析，且主要从不同人群的现状及其影响因素展开。多数研究形成的共识为高水平的电子健康素养不仅能促进个体对健康信息的有效利用，还有助于提高个体的健康知识水平，促使个体养成健康的生活方式，降低疾病发生的风险。可见，电子健康素养水平的高低影响个体对电子健康信息的利用。

(四) 提升群体主动健康意识，节约医疗卫生资源

电子信息技术和各类应用软件的发展为人们获取健康信息提供了更加便捷的途径。一方面，被"健康信息"包围着的人们电子健康素养水平越高，越可能充分利用信息技术主动获取健康知识，其健康意识也

---

① 戴春花,王雪,曾杏梅,等.电子健康素养与中青年脑卒中患者健康行为的相关性分析[J].实用心脑肺血管病杂志,2020,28(6):57-61.

会不断增强，这有利于疾病的早期发现、诊断和治疗，也有利于人们健康促进行为的培养，从"以疾病为中心"转向"以健康为中心"，减少医疗卫生的资源消耗。另一方面，线上预约挂号、远程医疗、可穿戴设备及智能化医疗卫生服务系统的逐步推广，方便了卫生资源相对欠缺地区的人们获取科学的健康信息及优质医疗卫生资源。

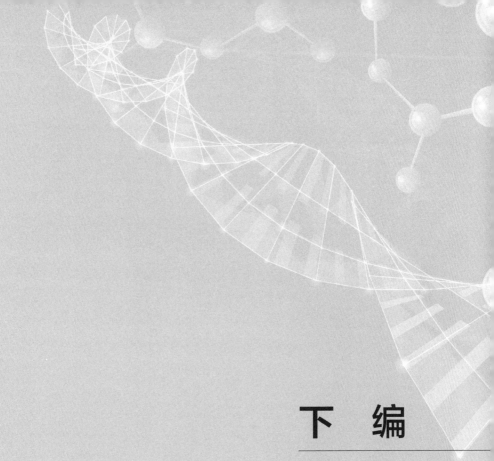

下　编

第四章

中国居民电子健康素养总报告

第一节　中国居民电子健康素养调查结果

传统的健康模式下不仅未能实现健康促进的预期成效,反而带来了高额的医疗支出。因此,"主动健康"模式逐渐成为健康促进领域的新焦点[①]。《国务院关于实施健康中国行动的意见》提出"每个人是自己的健康第一责任人"的理念[②],提出居民的健康素养是构建"主动健康"模式的重要步骤。《"健康中国 2030"规划纲要》将健康素养水平作为未来衡量居民健康水平的主要指标之一,明确要求到2030年将居民健康素养水平在现有基础上提高到30%[③]。健康素养是指个体获取、理解、运用基本健康信息与服务并做出正确决策,以促进与维护自我健康的能力[④]。在信息化和智能化的时代背景下,健康素养进一步发展为电子健康素养[⑤]。

一、中国居民电子健康素养调查背景

截至2022年12月,我国互联网医疗用户规模达3.63亿,较2021年

---

① 李祥臣,俞梦孙.主动健康:从理念到模式[J].体育科学,2020,40(2):83-89.
② 国务院关于实施健康中国行动的意见[EB/OL].(2019-06-24)[2024-01-20].http://www.gov.cn/zhengce/content/2019-07/15/content_5409492.htm.
③ 中共中央　国务院印发《"健康中国 2030"规划纲要》[J].中华人民共和国国务院公报,2016(32):5-20.
④ NUTBEAM DON.The evolving concept of health literacy [J].Social Science & Medicine (1982), 2008, 67(12): 2072-2078.
⑤ NORMAN C D, SKINNER H A. eHEALS: the ehealth literacy scale [J]. Journal of Medical Internet Research, 2006, 8(4): e27.

12月增长了6 466万,占网民整体的34.0%[①]。互联网技术的发展和庞大的互联网用户健康需求促进了互联网医疗的萌芽,通过互联网获取相关的医疗信息和健康信息已经成为我国居民健康促进的一项非常重要的手段。在全球公共卫生事件频发,以及国内慢性病患者比重持续上升的复杂医疗大背景之下,为了促进医疗资源和信息资源的共通共享,依托网络技术的发展,医疗机构、科研单位和互联网平台等相关组织开发了各类医疗服务,包括线上诊疗服务、药物配送服务、报告查询服务等。依托互联网获取医疗资源和医疗服务的用户与日俱增。然而,互联网在提供海量信息的同时,也存在健康信息参差不齐、部分信息晦涩难懂和虚假信息等诸多问题,给网络用户的健康促进和健康决策带来了负面的影响。因此,提升居民的电子健康素养水平,促使其更好地搜索、理解、评估和应用电子健康信息愈加重要。

尽管电子健康素养逐渐受到学者们的重视,但目前的研究主要聚焦于电子健康素养相关理论和量表开发、测量电子健康素养水平及其研究其影响因素,被关注的人群大多数是慢性病患者及高校的在读学生,而对中国整体人群的电子健康素养的考查则较为缺乏[②]。因此,本报告将基于2023年中国居民心理与行为调查研究的横断面数据,针对中国居民电子健康素养的总体情况进行分析与汇报,以期为电子健康素养的进一步研究提供全国性数据支持。

二、中国居民电子健康素养调查对象

本调查于2023年6月20日—2023年8月31日进行。

(一) 纳入标准

第一,年龄为18周岁及以上;第二,具有中华人民共和国国籍;第

---

① 中国互联网络信息中心.《中国互联网络发展状况统计报告》[R/OL].(2023-03-02) [2023-11-09].https://www.cnnic.net.cn/n4/2023/0303/c88-10757.html.
② 吴盛忠,高点,王冬.健康体检人群的电子健康素养现状及影响因素[J].实用医学杂志,2022,38(9):1141-1146.

三,为中国常住人口(年外出时间小于等于1个月);第四,可自行完成或在调查员的帮助下完成网络问卷调查;第五,能够了解问卷每个条目所表达的含义。

（二）排除标准

第一,神志不清、精神异常者;第二,具有认知功能障碍者;第三,正在参加其他类似研究课题者或曾经参加过往年的中国居民心理与行为调查研究;第四,不愿参加本研究者。

三、中国居民电子健康素养调查方法

（一）抽样方法

该研究采用多阶段抽样方法,总共分为3个抽样阶段。省/自治区/直辖市以及特别行政区层面到社区/村层面均为等概率抽样(随机抽样、分层抽样),在社区/村到个人层面为非等概率抽样(配额抽样),共调查30 045名受访者。本次调查员招募地区包括香港特别行政区、澳门特别行政区,不含台湾地区。

第一阶段采用等概率抽样,将4个直辖市(北京市、天津市、上海市、重庆市)、香港特别行政区、澳门特别行政区直接纳入本研究;以中国22个省与5个自治区为抽样框,根据每个省或自治区的人口基数,确定抽取的城市数量,并用随机数表法抽取2～12个城市。第一阶段共抽取150个城市。

第二阶段用采用概率抽样,在抽取的150个城市中,根据该城市所在一级行政区的人口基数,确定抽取的社区数量,在每个省份抽取的城市中,按城镇社区和农村社区3∶2的比例共抽取10～60个社区,合计800个社区。

第三阶段采用配额抽样,对所抽取的每个社区居民进行配额抽样,配额属性为性别、年龄,要求性别比例为1∶1,年龄比例分布基本符合我国"人口金字塔"的年龄比例。

（二）问卷设计

在科学全面地查阅书籍和其他文献后开始设计问卷，问卷正式使用前于2023年3—6月与42位专家进行网络咨询与讨论，所咨询专家均具有高级职称，且具有地区和专业代表性，专业范围包括社会医学、行为流行病学、心理学、健康教育学、卫生统计学、卫生事业管理学、人文医学、新闻传播学、临床医学、药学、护理学、社会学、哲学等。

问卷分为简体中文版和繁体中文版。2023年中国居民心理与行为调查研究首次制作了繁体中文版问卷，用于香港、澳门等地居民的调查研究，除了进行简体和繁体转换以外，还将文字内容进行了调整，使其更符合当地居民的语言风格。

本问卷题目主要包括2个部分：第一部分针对个人基本信息与家庭基本信息进行调查，包括年龄、职业、出生地、姓名、性别、学历、居住地、家庭社会地位和家庭人均月收入等问题；第二部分为简化的电子健康素养量表，用以衡量个人电子健康知识水平。该量表包括3个维度，分别是网络健康信息与服务的应用能力、评判能力、决策能力。本量表共有5个条目，分别为"我知道网上哪里可以找到有用的健康资源"；"我知道如何在网上找到有用的健康资源"；"我知道如何利用网上的健康信息来帮助自己"；"我具备评价网上健康资源好坏的能力"；"我有使用网络信息来做出健康决策的自信"。如表4-1所示，前3个条目测量的是网络健康信息与服务的应用能力，第四个条目测量的是评判能

表4-1　简化的电子健康素养量表

维　度	条　目
应用能力	条目1：我知道网上哪里可以找到有用的健康资源；
	条目2：我知道如何在网上找到有用的健康资源；
	条目3：我知道如何利用网上的健康信息来帮助自己；
评判能力	条目4：我具备评价网上健康资源好坏的能力；
决策能力	条目5：我有使用网络信息来做出健康决策的自信

力,第五个条目测量的是决策能力。该量表为李克特5级评分量表。每个条目有5个选项,从非常不同意、不同意、不确定、同意、非常同意分别赋分1分、2分、3分、4分和5分。第一个维度的得分为3个条目的平均分,第二个和第三个维度的得分则为该维度对应的条目得分。量表总得分为3个维度得分之和。

利用SPSS 25.0和AMOS对量表进行信效度分析,结果提示量表总体Cronbanch's α系数为0.952,提示该量表有较好的信度。利用分半信度和Amos验证性因子分析评估量表效度,结果提示格特曼折半系数为0.887;Amos验证性因子分析建立模型为单因子模型,标准化因子载荷值为0.858～0.923,均大于0.5,提示观测变量能较好反映潜在因子,具体见表4-2。残差分析提示残差均为正值且有统计学意义,提示该单因子模型未遗漏量表重要信息。模型拟合度指数分别为GFI=0.920,NFI=0.961,RFI=0.923,IFI=0.962,TLI=0.923,CFI=0.962,提示模型的整体拟合较为理想。综上说明简化的电子健康素养量表有良好的信效度。

表4-2 简化电子健康素养量表因子模型的标准化负荷值

条　目	标准化负荷值
1. 我知道网上哪里可以找到有用的健康资源	0.867
2. 我知道如何在网上找到有用的健康资源	0.858
3. 我知道如何利用网上的健康信息来帮助自己	0.911
4. 我具备评价网上健康资源好坏的能力	0.923
5. 我有使用网络信息来做出健康决策的自信	0.911

(三) 调查方法

本次调查的总体思路如图4-1所示。

在每一个省份,调查员会联络当地所抽取的、愿意配合调查的社区卫生中心或居委会工作人员,以建立当地的调查站点。由调查员一对一、现场面对面向该被调查者发放电子问卷,问卷可通过扫描二维码获得。

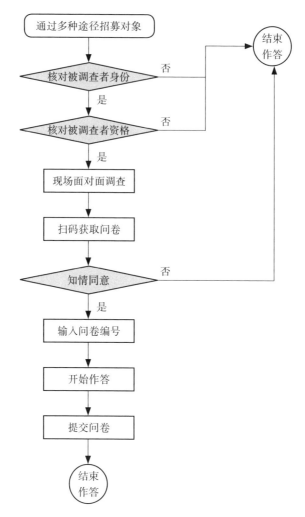

图4-1　本次调查的总体思路

　　在调查期间，由调查员张贴海报、发放纸质或电子招募通知以招募被调查者，由调查员核对被调查者身份、确定被调查者符合研究对象纳入标准且不符合排除标准。参与者填写的问卷信息会被自动汇集到后台的服务器中。

　　电子问卷通过问卷星制作，调查对象通过点击链接作答，调查时获得被调查者的知情同意，由调查员输入问卷编号或由调查员告知被调查者问卷编号。若被调查者有思考能力但没有足够行动能力回答问卷,则由调查员进行一对一问询并帮助其作答。

（四）质量控制

（1）预调查阶段。本研究分别于2023年6月5日—6月8日,6月10日—6月13日,6月15日—6月18日进行3轮预实验,预调查的抽样方法为配额抽样,配额属性与正式调查要求相同,每一轮次样本分别为100人、100人、200人。在预调查期间,及时收集并整理被调查者所反馈的意见,经过课题组成员讨论后进行修改。预调查阶段所收集的问卷不纳入最终研究分析。

（2）调查员招募阶段。项目组通过多种线上（微信、微博、贴吧等）和线下（海报、宣传单等）途径招募调查员省级负责人,符合要求且有意向报名的候选人需要提交个人简历并填写表格,项目组成员对收集的简历和申请表格进行初步筛选,接下来对候选人进行线上面试,面试合格者正式成为调查员省级负责人。确定各调查员省份负责人后,由各位调查员省级负责人公开招募调查员,各位调查员省级负责人负责招募、面试并确定最终各省份调查员名单。

（3）调查员培训阶段。项目组于2023年5月26日、5月28日、5月31日、6月3日、6月10日对所有调查员（含省级负责人）进行1~2个小时的统一培训,并就调查员（含省级负责人）的疑问进行解答。调查员在经过培训后需进行考试,完成培训并通过测试（得分大于等于90分,100分满分）的调查员可以开始正式调查。

（4）问卷发放阶段。在问卷发放过程中,遵循科研设计原则和统计学要求,控制资料搜集过程中可能出现的偏倚。对研究对象进行登记编码,每日开始调查前,再次向调查员强调注意事项,以保证所有调查员回收的问卷都合格。调查进行期间,每周日晚,由课题组成员与各调查员及其调查团队通过线上会议沟通,对各调查员及其调查团队所收集的问卷情况进行汇总与评价,及时提出问题并督促各调查员及其调查团队进行修正。

（5）数据清洗阶段。在问卷回收后，由两人背靠背进行逻辑检查和数据筛选，问卷筛选标准包括逻辑检查不一致的问卷，重复填写的问卷，信息不全的问卷，所勾选的选项皆为同一个或有规律性的问卷。

（6）数据处理阶段。听取专家意见，选取合适的统计方法进行数据分析。在分析过程中，发现奇异值时，须找出原始问卷或咨询调查员，核对无误后才能继续下一步分析。

（五）统计方法

采用SPSS 26.0软件进行统计分析。计数资料用频次和百分比描述，计量资料在通过正态性检验后，用均数 ± 标准差（$\bar{X} \pm \sigma$）描述。本研究采用单因素方差分析和t检验，以检验不同人口统计学特征与电子健康素养得分之间的关系。若$P < 0.05$（双尾），则差异有统计学意义。

四、中国居民电子健康素养调查结果

（一）全体受访者的一般特征

调查对象的基本情况如表4-3所示，在30 045名受访者中，男性受访者与女性受访者总体比例接近1∶1。职业状态为在职的受访者占比最多，达到44.26%，学生、无固定职业、待业/失业/无业、离/退休的受访者占比在9.32%与16.78%之间波动。受访者所在地区，西部的受访者占比最大，达到38.83%；其次是东部受访者，达到37.14%；最后是中部受访者，占比达到24.03%。在家庭人均月收入层面，家庭人均月收入在3 001～6 000元的受访者占比最大，达到44.68%；家庭人均月收入3 000元及以下的受访者占比为29.22%；家庭人均月收入6 001元及以上者占比为26.10%。汉族受访者占比达到90.84%，少数民族受访者占比为9.16%。在最高文化程度方面，仅完成初等教育及以下的受访者占比最低，占比居中的是完成中等教育的受访者，占比最高的是完成高等教育的受访者，占比分别为14.58%、36.76%、48.65%。在调查中，36～59岁的受访者占比最多，达到43.38%，18～35岁的受访者占比为

表4-3　全体受访者的一般特征

项　目	人数/人	占比/%	项　目	人数/人	占比/%
性别			民族		
男	15 009	49.96	汉族	27 294	90.84
女	15 036	50.04	少数民族	2 751	9.16
职业状态			最高文化程度		
在职	13 299	44.26	初等教育及以下	4 381	14.58
学生	4 679	15.57	中等教育	11 046	36.76
无固定职业	5 041	16.78	高等教育	14 618	48.65
待业/失业/无业	2 799	9.32	年龄		
离/退休	4 227	14.07	18～35岁	11 664	38.82
所在地区			36～59岁	13 035	43.38
西部	11 667	38.83	60岁及以上	5 346	17.79
中部	7 220	24.03	常住地		
东部	11 158	37.14	农村	9 316	31.01
慢病情况			城镇	20 729	68.99
无慢病	20 452	68.07	户口性质		
有慢病	9 593	31.93	农业户口	15 421	51.33
婚姻状况			非农业户口	14 624	48.67
未婚	8 896	29.61	独居状况		
已婚	19 423	64.65	非独居	24 599	81.87
离异	674	2.24	独居	5 446	18.13
丧偶	1 052	3.50	家庭社会地位		
家庭人均月收入			低	4 166	13.87
3 000元及以下	8 778	29.22	中	21 859	72.75
3 001～6 000元	13 425	44.68	高	4 020	13.38
6 001元以上	7 842	26.10			

38.82%,60岁及以上的受访者占比为17.79%。受访者中有近三成常住地为农村,近七成受访者的常住地为城镇。51.33%的受访者为农业户口,48.67%的受访者为非农业户口。有近八成的受访者为非独居状况。家庭社会地位中等的受访者占比最高,达到72.75%。

（二）总体得分情况

本次调查中,受访者电子健康素养得分的均数和标准差为17.40±

5.02。其中，网络健康信息与服务的应用能力、评判能力、决策能力3个维度的均数和标准差分别为3.52±1.03、3.43±1.10与3.40±1.12（见图4-2）。

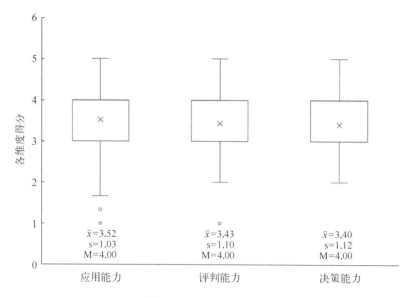

图4-2　受访者电子健康素养各维度得分情况箱线图

各个条目的得分情况如图4-3所示，其中选择"同意"这一选项的受访者占比最高，均超过1/3。60.63%的受访者同意（45.04%）或非常同意（15.59%）"我知道网上哪里可以找到有用的健康资源"。58.33%的受访者同意（42.03%）或非常同意（16.30%）"我知道如何在网上找到有用的健康资源"。61.33%的受访者同意（44.77%）或非常同意（16.56%）"我知道如何利用网上的健康信息来帮助自己"。39.00%的受访者同意和15.27%的受访者非常同意自己"我具备评价网上健康资源好坏的能力"。关于"我有使用网络信息来做出健康决策的自信"这一条目选择同意和非常同意的受访者分别占比37.95%和14.97%。

（三）不同地区受访者电子健康素养得分现状

调查结果显示，东北地区的电子健康素养得分均数最高，为18.03；华北地区的得分均数次之，为17.95；西北地区的得分均数排列第三，

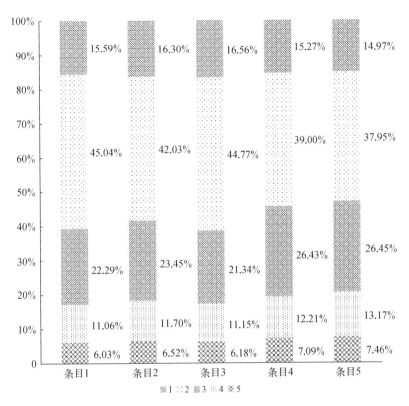

图4-3　电子健康素养量表简表各条目作答情况的百分比柱状图

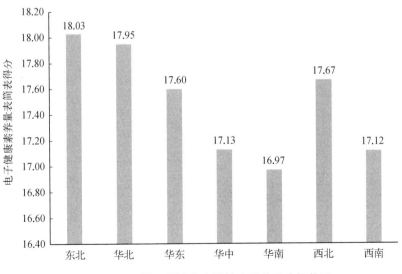

图4-4　不同地区受访者电子健康素养得分柱状图

为17.67；华东地区得分均数排列第四，为17.60；华中地区得分均数为17.13，排列第五；排列第六的是西南地区，得分均数为17.12；得分最低的地区为华南地区，电子健康素养得分均数为16.97。

（四）受访者电子健康素养相关因素分析

1. 男性与女性受访者的电子健康素养

不同性别的受访者的电子健康素养得分存在着显著性差异（$t = 6.29$，$p < 0.001$）。男性的电子健康素养得分高于女性的电子健康素养得分（见图4-5）。男性电子健康素养得分均值和标准差为17.59 ± 5.05，女性电子健康素养得分均值和标准差为17.22 ± 4.97。

2. 汉族与少数民族受访者的电子健康素养

不同民族受访者的电子健康素养得分存在着显著性差异（$t = 5.93$，$p < 0.001$）。其中，汉族受访者的电子健康素养得分高于少数民族的电子健康素养得分（见图4-6）。汉族受访者与少数民族受访者的电子健康素养得分均值和标准差分别为17.46 ± 5.00、16.86 ± 5.09。

3. 不同职业状态受访者的电子健康素养

不同职业状态的受访者的电子健康素养得分存在着显著性差异（$F = 1\ 238.08$，$p < 0.001$）。其中，学生的电子健康素养得分最高，为

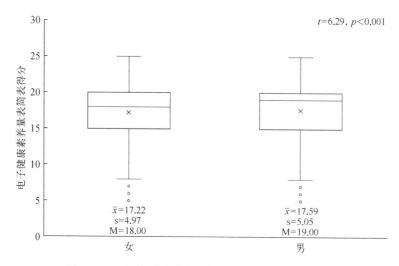

图4-5　不同性别受访者的电子健康素养得分箱线图

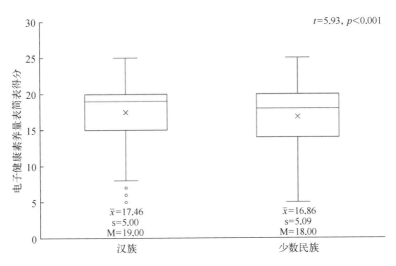

图4-6　不同民族受访者电子健康素养得分箱线图

（19.61±3.81）分；在职的受访者电子健康素养得分排列第二，为（18.65±4.25）分；排列第三的是无固定职业受访者，其电子健康素养得分为（16.46±4.82）分；排列第四的是处于待业/失业/无业状态的受访者，其电子健康素养得分为（14.49±5.67）分；离/退休的受访者电子健康素养得分最低，为（14.08±5.38）分（见图4-7）。

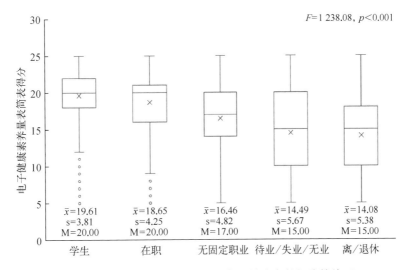

图4-7　不同职业状态受访者的电子健康素养得分箱线图

4.不同最高文化程度受访者的电子健康素养

最高文化程度不同的受访者组间的电子健康素养得分存在着显著性差异（$F=3\,090.83$，$p<0.001$）。其中，电子健康得分最高的是最高文化程度为高等教育的受访者（19.14 ± 4.10），其次是中等教育的受访者（17.06 ± 4.59），最后是初等教育及以下的受访者（12.48 ± 5.36）（见图4-8）。

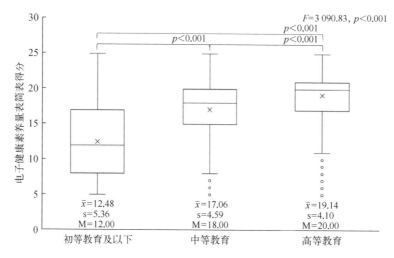

图4-8　不同文化程度受访者的电子健康素养箱线图

5.不同地区受访者的电子健康素养

东部地区受访者与中、西部地区受访者的电子健康素养得分存在着显著性差异（$F=23.95$，$p<0.001$），中部地区和西部地区的受访者的电子健康素养得分不存在显著性差异（见图4-9）。其中，东部地区受访者健康素养得分（17.66 ± 4.99）高于西部地区受访者（17.27 ± 5.05）和中部地区受访者（17.22 ± 4.98）。

6.不同年龄段受访者的电子健康素养

不同年龄段受访者的电子健康素养得分存在显著性差异（$F=3\,062.66$，$p<0.001$）。其中，18～35岁的受访者电子健康素养得分最高（19.34 ± 3.93）；36～59岁的受访者电子健康素养得分次之（17.52 ± 4.49）；得分最低的是60岁及以上的受访者（12.90 ± 5.47）（见图4-10）。

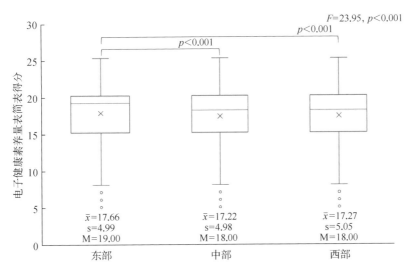

图4-9　不同地区受访者的电子健康素养箱线图

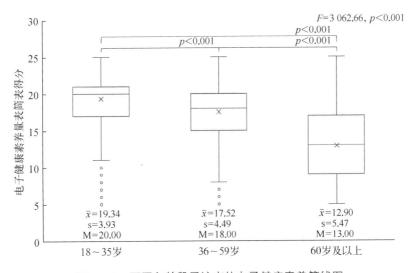

图4-10　不同年龄段受访者的电子健康素养箱线图

7. 有慢病和无慢病受访者的电子健康素养

有慢病和无慢病受访者的电子健康素养得分均存在显著性差异（$t = 51.87, p < 0.001$）。无慢病受访者的电子健康素养得分（18.45 ± 4.46）高于有慢病的受访者（15.17 ± 5.39）（见图4-11）。

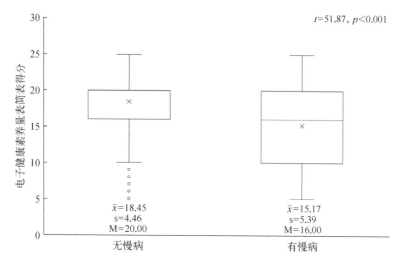

图4-11　有慢病和无慢病受访者的电子健康素养箱线图

8.农村和城镇常住地受访者的电子健康素养

农村和城镇受访者的电子健康素养得分存在着显著性差异（ $t=$ $-34.25, p < 0.001$ ）。常住城镇的受访者的电子健康素养得分（ 18.09 ± 4.64 ）高于常住农村的受访者（ 15.86 ± 5.46 ）（见图4-12）。

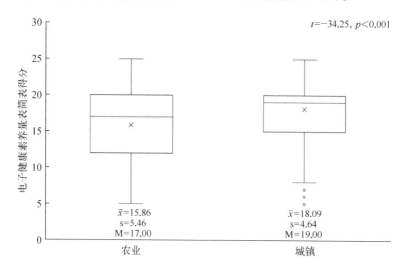

图4-12　农村和城镇常住地受访者的电子健康素养箱线图

9.农业户口和非农业户口的受访者的电子健康素养

农业户口和非农业户口的受访者的电子健康素养得分存在着显著

性差异（ $t=-30.89,p<0.001$ ）。其中，农业户口的受访者的电子健康素养得分（ 16.55 ± 5.26 ）低于非农业户口的受访者（ 18.30 ± 4.57 ）（见图4-13）。

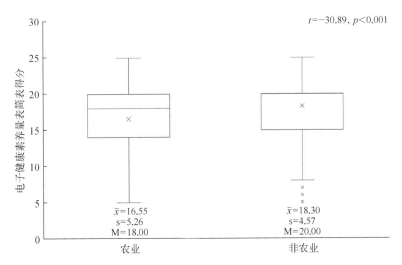

图4-13　农业户口和非农业户口的受访者的电子健康素养箱线图

10. 不同婚姻状态的受访者的电子健康素养

不同婚姻状态的受访者的电子健康素养得分存在显著性差异（ $F=995.92,p<0.001$ ）。其中，未婚受访者的电子健康素养得分最高（ 19.22 ± 4.08 ）；已婚受访者（ 16.88 ± 5.04 ）和离异受访者的电子健康素养得分（ 17.25 ± 4.75 ）不存在显著性差异，但均高于丧偶的受访者（ 11.80 ± 5.45 ）（见图4-14）。

11. 非独居和独居受访者的电子健康素养

非独居的受访者电子健康素养得分（ 17.38 ± 4.98 ）和独居受访者的得分（ 17.51 ± 5.12 ）不存在显著性差异（ $t=-1.73,p=0.08$ ）（见图4-15）。

12. 非独生和独生受访者的电子健康素养

非独生和独生子女受访者的电子健康素养得分存在显著性差异（ $t=-28.67,p<0.001$ ）。独生者的电子健康素养得分（ 18.80 ± 4.50 ）高于非独生者的电子健康素养得分（ 16.98 ± 5.09 ）（见图4-16）。

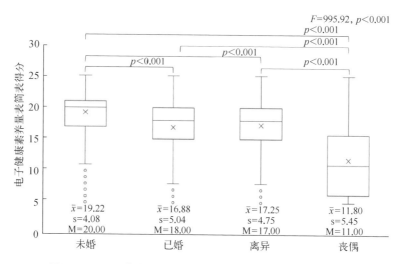

图4-14　不同婚姻状态受访者的电子健康素养得分箱线图

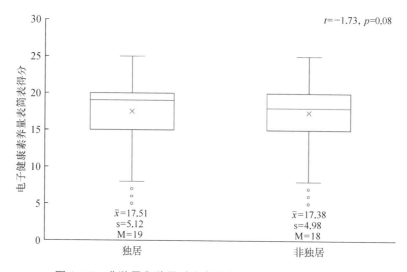

图4-15　非独居和独居受访者的电子健康素养得分箱线图

13. 不同家庭人均月收入受访者的电子健康素养

不同家庭人均月收入的受访者的电子健康素养得分存在显著性差异（$F=856.94, p<0.001$）。其中，家庭人均月收入6 001元及以上的受访者电子健康素养得分最高（18.94±4.41）；家庭人均月收入3 001～6 000元的受访者电子健康素养最低得分次之（17.56±4.77）；家庭人均月收入3 000元及以下的受访者电子健康素养得分最低（15.79±5.40）（见图4-17）。

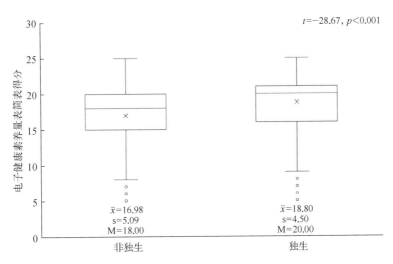

图 4-16 非独生子女和独生子女受访者的电子健康素养得分箱线图

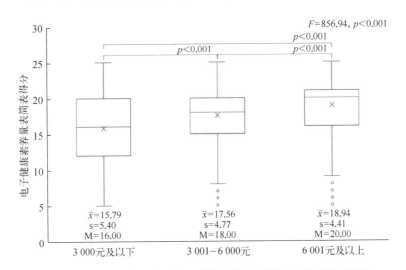

图 4-17 不同家庭人均月收入受访者的电子健康素养得分箱线图

14. 不同家庭社会地位的受访者的电子健康素养

不同家庭社会地位的受访者的电子健康素养得分均值存在显著性差异（$F=107.12$，$p<0.001$）。其中，电子健康素养得分最高的为家庭社会地位较高的受访者（18.13 ± 5.12）；其次是家庭社会地位中等的受访者（17.45 ± 4.94）；排名最后的是家庭社会地位较低的受访者（16.48 ± 5.20）（见图 4-18）。

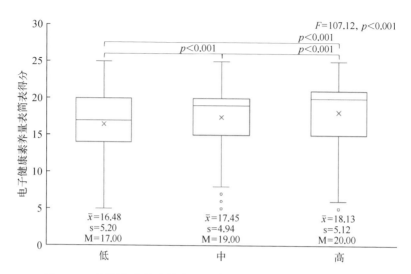

图4-18　不同家庭社会地位受访者的电子健康素养得分箱线图

第二节　提升居民电子健康素养的对策与建议

随着人民健康需求水平的提高，电子健康素养差距所带来的健康不平等、健康信息和医疗服务不可及、疾病预防难度和成本增加等矛盾越来越显著，亟须提升居民电子健康素养水平。本节聚焦于政策落地、经济支持和社会协作三个方面，以期为提升全人群电子健康素养提供参考。

一、电子健康素养的差距可能引发的问题

（一）造成健康数字鸿沟，加剧健康不平等

居民在电子健康素养上的差距可能会带来健康数字鸿沟，而健康数字鸿沟不仅会影响居民对健康信息的获取和医疗卫生服务的利用，还可能加剧群体间的健康差异，这种差异被归纳为"健康数字不平等"[①]。

---

① 杨彦彬，马骋宇.国内外健康数字鸿沟的研究综述[J/OL].图书情报知识，[2024-04-12]. http://ifgga60aabc7d15084b00h5ppuxkpvx60o60wf.fhaz.libproxy.ruc.edu.cn/kcms/detail/42.1085.G2.20230911.1000.002.html.

研究表明,具有较高电子健康素养的居民会积极地检索健康信息[1]、促成健康行为[2]、进行自我健康管理[3]等,从而更好地认识自身的健康状况,保持较高的健康水平。有研究发现,高电子健康素养者不仅会更积极地利用电子健康信息,其在信息搜寻过程中还会使用多种搜索策略并仔细地审核信息[4]。这提高了他们获取的健康信息的质量。因此,居民在电子健康素养方面的差距可能会导致其健康状况的差距,最终可能加剧不同群体间的健康不平等[5][6]。有研究曾指出,数字技术获取和使用的不平等,是造成新冠疫情期间老年人死亡率上升的重要因素之一[7]。

(二) 影响人们获取医疗服务和健康信息

电子健康素养可能会加剧健康不平等的原因主要表现在以下几个方面。首先,电子健康素养会影响人们获取医疗卫生服务的能力。在当下,数字技术已经广泛应用于医疗卫生领域,人们可以通过手机应用、在线咨询等方式随时随地获取医疗服务。对于前文分析的老年群

---

[1] PARK H, MOON M.BAEF J H. Association of ehealth literacy with cancer information seeking and prior experience with cancer screening [J].Computers Informatics Nursing, 2014, 32(9): 458-463.

[2] TENNANT B, STELLEFSON M, DODD V, et al. Ehealth literacy and web 2.0 health information seeking behaviors among baby boomers and older adults [J]. Journal of Medical Internet Research, 2015, 17(3): e70.

[3] MITSUTAKE S, SHIBATA A, ISHII K, et al. Association of eHealth literacy with colorectal cancer knowledge and screening practice among internet users in Japan [J]. Journal of Medical Internet Research, 2012, 14(6): e153.

[4] NETER E, BRAININ E. Ehealth literacy: extending the digital divide to the realm of health information [J]. Journal of Medical Internet Research, 2012, 14(1): e19.

[5] ERUCHALU C N, PICHARDO M S, BHARADWAJ M, et al. The expanding digital divide: digital health access inequities during the COVID-19 pandemic in New York City [J]. Journal of Urban Health, 2021, 98(2): 183-186.

[6] FOSTER M V, SETHARES K A. Facilitators and barriers to the adoption of telehealth in older adults [J]. CIN: Computers, Informatics, Nursing, 2014, 32(11): 523-533.

[7] LONGEVITY T L H. Ageing in a post COVID world [J].The Lancet Healthy Longevity, 2021, 2(2): e53.

体、西部地区人群、慢性病病人等相对弱势的群体来说，他们的电子健康素养较低，较难获取和享受到便捷的互联网医疗服务。这导致了医疗资源"可及性"上的不平等。其次，健康数字鸿沟还会影响人们利用电子设备检索和获取健康信息。这导致了信息的不对称，使得一些人无法获取最新的医疗信息和健康知识①，最终可能会影响他们的健康决策和行为，从而增加了健康传播与健康促进的难度。因此，电子健康素养的鸿沟还可能导致群体间的健康差异。由于数字技术在医疗卫生领域中的应用不均衡，一些人群可能无法及时获得高质量的医疗服务，从而增加了他们患病和死亡的风险。同时，数字技术在健康管理方面的应用也存在差异，部分人群可能无法享受到个性化的健康管理服务，导致他们的疾病状况无法得到有效控制。这些差异可能进一步拉大了群体间的健康差距，使得一些弱势群体更加容易受到健康问题的困扰。

（三）增加疾病预防的难度

从预防的角度来说，电子健康素养的缺乏可能会给三级预防均带来阻碍。在初级预防阶段，一些人群的电子健康素养越低，他们搜寻健康信息的能力就越弱，这会导致他们缺乏对疾病的预防意识，从而影响他们的健康行为。就传染病来说则更为特殊，个体电子健康素养的缺失不仅对他们个人的健康造成威胁，也可能会对整个社会的公共卫生安全构成风险。一项针对新冠疫情的研究发现，电子健康素养得分低的人比得分高的人，更加不容易做到遵守预防行为准则，比如戴外科口罩、洗手、保持社交距离等②。可见，缺乏电子健康素养可能会增加他们感染和传播病毒的风险。同时，电子健康素养较低的人群可能本身也

---

① BUSSE T S, NITSCHE J, KERNEBECK S, et al. Approaches to improvement of digital health literacy (eHL) in the context of person-centered care [J]. International Journal of Environmental Research and Public Health, 2022, 19(14): 8309.

② GUO Z, ZHAO S Z, GUO N, et al. Socioeconomic disparities in ehealth literacy and preventive behaviors during the COVID-19 pandemic in Hong Kong: cross-sectional study [J]. Journal of Medical Internet Research, 2021, 23(4): e24577.

是某一些疾病的高发人群。这部分人群由于无法获得充足的健康信息和医疗服务，更容易陷入恶性循环。以老年群体为例，他们的身体机能本就弱于年轻人，从生理上来说就更容易遭受疾病的侵害。由于电子健康素养的缺乏，老年人可能难以获取健康信息和知识，也可能无法正确预防一些疾病，如心脏病、糖尿病等。本次调查显示，不同年龄段的受访者的电子健康素养得分存在显著性差异，得分最低的是60岁及以上的受访者。而60岁以上的老年人又是慢性病患病率最高的人群。据报道，我国约有1.9亿老年人患有慢性病。其中，75%的60岁及以上老年人至少患有1种慢性病，43%的60岁及以上老年人多病并存（同时患有2种及以上疾病）[1]。

（四）增加疾病预防的成本

电子健康素养的缺乏可能会增加二级预防和三级预防的成本。一方面，电子健康素养较低的人群难以获取健康知识和线上的医疗服务。这可能会导致他们无法及时接受早期干预，让他们错过了最佳治疗时机，使得病情恶化，治疗的时间成本和经济成本也相应增加。这不仅给患者本人造成了巨大的身体和经济负担，也给国家整体医疗资源的供求和配置带来了压力。另一方面，电子健康素养低下可能会给治疗过程带来负面影响。以服药依从性为例，有研究发现，电子健康素养与服药依从性相关，电子健康素养水平越低，患者的服药依从性越低[2]。而依从性与疾病的控制和治疗息息相关[3]。因此，在疾病的治疗过程中，电子健康素养的缺失可能会导致患者自我管理的不足，从而影响他们的干预过程和预后结果，给他们增加不必要的经济负担和健康成本，让他们

---

[1]　全国老年健康宣传周：60岁以上患慢性病的老人占比75%，"一身多病"现象普遍 [EB/OL].(2023-07-25) [2024-01-20].https://www.lifetimes.cn/article/4DrDjlhVS2Z.

[2]　彭文亮，潘莉，陈婉芝.中青年高血压患者电子健康素养与服药依从性的相关性研究[J].中国慢性病预防与控制,2020,28（8）: 600-603.

[3]　NEUTEL J M, SMITH D H G. Improving patient compliance: a major goal in the management of hypertension [J]. The Journal of Clinical Hypertension, 2003, 5(2): 127-132.

遭受更多的病痛折磨，也可能给医疗资源供给造成更大的压力，从而给整个社会的经济发展带来不利影响。

二、提升全人群电子健康素养的对策建议

在我国"十四五"规划中，国家已经将数字经济发展纳入了战略规划当中，而数字经济的发展，离不开数字技术的应用与普及。健康数字鸿沟现象不仅会影响人们获取和利用医疗卫生服务，还可能加大群体间的健康差异，给我国全民健康水平造成不良影响。因此，为了缩小我国居民在健康数字鸿沟方面的差距，政府和社会需要采取多种措施，提供政策支持与资金支持，缩小不同居民间的电子健康素养差距。要将"互联网＋医疗健康"服务体系作为重点建设内容。同时，还要兼顾大众的信息素养教育与健康科普教育。

（一）政策落地，加大数字医疗的普及力度

首先，通过政策制定明确将提升电子健康素养作为的发展方向和目标，加大对数字技术的普及力度，降低使用门槛，缩小健康数字鸿沟。从2018年到2022年间，国务院出台了多项文件，推动数字化医疗的发展。2018年4月28日，国务院发布的《关于促进"互联网＋医疗健康"发展的意见》（国办发〔2018〕26号），明确指出健全"互联网＋医疗健康"服务体系，并要求发展"互联网＋"医疗服务，优化"互联网＋"家庭医生签约服务，完善"互联网＋"药品供应保障服务，推进"互联网＋"医疗保障结算服务，加强"互联网＋"医学教育和科普服务，推进"互联网＋"人工智能应用服务[1]。这些文件从基础医疗、药物资源保障、资金结算、健康教育和科普等各个领域对数字医疗的发展进行了规划。2018年7月10日，国家卫生健康委员会联合国家中医药管理

---

[1] 国务院办公厅关于促进"互联网＋医疗健康"发展的意见[EB/OL]. (2018-04-02) [2023-11-09].https://www.gov.cn/zhengce/content/2018-04/28/content_5286645.htm.

局发布《关于深入开展"互联网＋医疗健康"便民惠民活动的通知》，聚焦于推动远程医疗技术的发展与患者就医体验的优化。2022年11月，国家卫健委发布《"十四五"全民健康信息化规划》（国卫规划发〔2022〕30号），将深化"互联网＋医疗健康"服务体系作为"十四五"期间的八大主要任务之一，提出了"互联网＋家庭医生签约服务""互联网＋妇幼健康""互联网＋医养服务""互联网＋托育服务""互联网＋营养健康""互联网＋护理服务""互联网＋心理健康服务""互联网＋药学服务"等各种医疗与互联网深化结合的新模式，从而达到构建覆盖全人群、服务全生命周期、提供全流程管理的医疗卫生服务管理体系的预期。

多项政策落地，也取得了一定的成效。比如海南省在推动远程医疗上取得了一定的成效。据统计，截至2023年9月，海南省已经有2 500多家村卫生室、300多家乡镇卫生院实现5G远程问诊。对于疑难杂症，还可以通过网络传送到省内7家大医院的诊断中心进行诊断，海南省5G远程医疗设备已累计使用160多万次①。

其次，需要针对不同人群尤其是弱势群体出台相关的政策，减少他们使用电子产品的障碍，降低使用难度，让不同的人群都能便捷地享受数字医疗服务，获取健康信息。2023年7月21日，国家发展改革委等部门印发《关于促进电子产品消费的若干措施》，其中提出要在消除电子产品使用障碍上发力。该项措施聚焦对方言和特定口音的语音识别技术的投入，强调优化"声控＋语义识别"功能。这让不同地区、使用不同方言的用户都可以更加轻松地使用电子产品。同时，该措施还提到，要落实互联网应用适老化及无障碍改造专项行动方案中的相关措施，就常用的软件推出适合老年人的版本，让技术的发展惠及更多的

---

① "5G＋数字＋医疗"织就乡村振兴"锦绣画卷"[EB/OL]. (2023-10-14) [2024-01-20].https://news.cctv.com/2023/10/14/ARTIfeUBN1ASl9xTLbadZq6u231014.shtml.

老年群体。

此外，还需要加强数据隐私保护和信息安全，增强人们对数字技术的信任感。通过立法措施加强对电子健康数据的保护，保障个人隐私和信息安全。比如《中华人民共和国个人信息保护法》《中华人民共和国数据安全法》《欧盟通用数据保护条例》等，都是通过立法措施，让人们可以更加信任和依赖电子健康资源，从而增强他们的数字医疗使用意愿。

（二）经济支持，推动数字健康服务的创新与下沉

政府可以提供经济支持，加大资金投入，促进医疗信息化的发展。通过建设电子病历系统和健康档案数据库，医疗机构可以更方便地共享患者的健康信息，提高医疗技术水平，为人民提供更好的医疗服务，改善人们的就医体验。同时，政府加大资金投入可以推动健康监测技术的创新，推动数字健康产业的发展，让数字化的医疗服务惠及更多的人。

中央政府以及各地区行政部门应该共同协作，实现医疗资源的网络化发展、分层化提升。比如财政部办公厅、国家卫生健康委员会印发的《关于组织申报2023年中央财政支持公立医院改革与高质量发展示范项目的通知》提出，中央财政将为每个支持项目提供5亿元财政补助，主要用于推进公立医院的改革与高质量发展。一方面，着力加强智慧医院等智能化的医疗机构和科研机构建设，推动电子病历、智慧服务和智慧管理的三位一体建设，同时推进医院信息标准化建设。另一方面，需要支持在区域内建立检查检验结果互通共享的信息化规范，以减少患者在不同公立医院进行多次检查和化验的次数，提高他们的就医体验。一些地方政府也采取了相应的政策，比如大兴安岭地区行政公署披露，为了推进"互联网＋医疗健康"建设，他们预留资金468万元，用于全民健康信息平台建设，实现全省数据互联互通。二级以上医院累计投入1 500余万元，完善了医院的实验室信息系统和影像存储与传

输系统临床路径、合理用药等信息化系统,实现了院内数据共享[①]。

（三）社会协作,提升电子健康教育覆盖面与普及度

提高教育水平、普及电子健康教育是提高整个社会电子健康素养的重要途径。因此,应加强健康教育和数字素养培训,提升人们正确利用数字化医疗卫生服务的能力和意识。

针对不同的人群采取不同的健康科普措施。不同的人群不仅在电子健康素养上存在差距,他们对健康科普的渠道、形式以及内容等各方面的需求也存在着较大的差异[②]。因此,健康科普的形式需要精准化,采用受众细分策略,根据受众的年龄、学历、居住地等属性进行分众式传播,从而提高健康教育的覆盖面和接受度。比如,在农村等经济落后地区,或者退休老年人居多的社区,其居民可能更愿意接受面对面的科普知识讲座[③],这就需要利用讲座等互动性强、通俗易懂的方式进行健康教育。

充分利用新媒体技术,丰富健康科普的传播渠道和呈现方式。在充分结合图片、文字、视频、声音等多元媒介符号的同时,实现线上科普、线下科普相融合,新媒体和传统媒体互相合作,沿袭和创新传统科普方式,比如沿袭讲座、宣传册、海报等传统方式,再结合各项新媒体技术。以浙江省为例,2021年,浙江省开始实施"山海"提升工程,通过开展数字卫生培训、健康云讲座等方式,切实提升了村民群众的健康素养和数字产品使用能力。同时,有意识地利用社交媒体,如与抖音、快手、微博等平台的大V、主播进行合作,以及利用微信公众号传播公众关心的健康知识。构建医学教育培训体系,打造大众、社区和家庭的多层

---

①　大力推进"互联网+医疗健康"建设　让医疗服务惠民生暖民心顺民意[EB/OL]. (2023-09-22) [2024-01-20].http://www.dxal.gov.cn/dxal/c100024/202309/c13_260277.shtml.

②　黄梦洁,曾雷霄,葛蒲,等.社区居民健康科普需求及其影响因素研究[J].中国全科医学, 2023,26(4): 426-433.

③　徐静,席淑新,华玮.社区居民对五官科健康科普知识需求的调查分析[J].上海护理,2019, 19(11): 34-36.

次传播渠道。综合利用广播、电视、报纸这样的传统媒体共同实现健康科普的大众化传播，通过建立社区管理组织公众号、社区医院公众号、居民科普微信群、社区健康海报等多种方式，实现健康科普的社区化传播；发动社区居民，通过设置奖项、礼物赠送等形式让社区居民也积极参与健康科普中。此外，也要发挥家庭在健康科普中的作用，比如鼓励青年群体对家中老人进行"数字反哺"，教授老人学习使用手机、电脑以及其他电子设备的使用方法。

　　健康科普应该注意科普效果，重视居民对于健康科普的内容、渠道、形式等方面的反馈。可在每次健康科普工作结束后或者定期面向居民调研，结合问卷和访谈等方式，了解居民对于健康科普的需求、评价、意见和建议等，做到发现问题、解决问题，从而不断地提高居民的电子健康素养。

第五章

中国居民电子健康素养分报告

第一节　老年人电子健康素养调查

根据我国第七次人口普查数据,截至2020年,我国60岁及以上的人口已达2.64亿,占总人口的18.70%[①]。而根据国家统计局的最新统计结果,截至2023年,60岁及以上人口为29 697万人,占比为21.1%,其中65岁及以上人口为21 676万人,占比为15.4%[②]。值得注意的是,七成老年人正遭受慢性病的困扰。由于人口出生率持续走低而预期寿命不断延长,我国老年人群呈现出快速增长、规模庞大和高龄化的趋势[③]。这一现象不仅增加了家庭的医疗支出,还使家庭养老负担日益加重。对于国家和社会而言,劳动力结构的这种急剧变化对我国医疗服务、养老服务以及社会经济带来了前所未有的挑战。为贯彻落实中央关于老龄工作的决策部署,协同推进健康中国战略和积极应对人口老龄化战略,不断满足老年人的健康需求,稳步提升老年人健康水平,《"十四五"健康老龄化规划》提出"到2025年,老年健康服务资源配置更加合理,综合连续、覆盖城乡的老年健康服务体系基本建立,老年健康保障制度更加健全,老年人健康生活的社会环境更加友善,老年人健康需求得到更好满足,老年人健康水平不断提升,健康预期寿命不断延长"的发展目

[①] 老年社会调查报告[EB/OL]. (2016-03-07) [2024-01-20].http://health.china.com.cn/2016-03/07/content_8615983.htm.

[②] 王萍萍.人口总量有所下降,人口高质量发展取得成效[EB/OL]. (2024-01-28) [2024-01-20]. https://www.stats.gov.cn/xxgk/jd/sjjd2020/202401/t20240118_1946711.html.

[③] 项鑫, 王乙.中国人口老龄化现状、特点、原因及对策[J].中国老年学杂志,2021,41(18):4149-4152.

标①。同时，国家卫生健康委员会在《健康中国行动（2019—2030年）》中也将"提倡老年人知晓健康核心信息"作为其中的一个行动目标②。然而，在互联网时代下，老年人面临的"数字鸿沟"问题日益凸显，他们难以从互联网上获取有益的健康资源，从而导致其健康素养水平普遍不足③。研究显示，年龄越大、患慢性病越多的老年人，其电子健康素养往往越低④。国内外多项研究均表明，老年人的电子健康素养普遍不高⑤⑥，而这与其整体健康状况密切相关⑦。因此，提升老年人的电子健康素养对于实现"健康中国"的战略目标具有重大意义。然而，目前关于中国老年居民电子健康素养水平及其影响因素的综合研究仍显不足。鉴于此，本节将依托PBICR调查项目，深入剖析中国老年居民的健康素养水平及其相关影响因素，以期为相关政策的制定和实践提供有力支持。

一、老年人电子健康素养调查方法

（一）调查对象

本章的研究聚焦于我国老年群体的电子健康素养水平现状调查。调查研究使用PBICR 2023年调查数据中涉及老年群体的数据，采用分层抽样施测，覆盖自全国（不包括台湾地区）23个省、5个自治区、

① 关于印发"十四五"健康老龄化规划的通知[EB/OL]. (2022-03-01) [2023-12-30].http//www.nhc.gov.cn/lljks/pqt/202203/c51403dce9f24f5882abe13962732919.shtml.

② 健康中国行动（2019—2030年）[EB/OL]. (2019-07-15) [2023-12-30].http://www.gov.cn/xinwen/2019-07/15/content_5409694.htm.

③ 谢雨青,张先庚,曹冰,等.城市老年人技术焦虑与电子健康素养的相关性分析[J].现代临床医学,2023,49（4）:279-281,298.

④ NETER E, BRAININ E. Health literacy: extending the digital divide to the realm of health information [J]. Journal of Medical Internet Research, 2012, 14(1): 19.

⑤ 张畅,陈纳川,昌敬惠.同群效应对老年人电子健康素养的影响及启示[J].护理学报,2022,29（12）:75-78.

⑥ 刘珍,张晗,张艳,等.郑州市农村老年人电子健康素养现状及影响因素分析[J].现代预防医学,2020,47（2）:283-286,309.

⑦ 马月,陈玉华,顾浩然.我国老年人健康素养现状及教育提升策略[J].现代职业教育,2023（20）:125-128.

4个直辖市、2个特别行政区的148个城市、202个区县、390个乡/镇/街道、780个社区/村,年龄大于等于60岁所有居民的调查数据,未进行任何筛选和额外抽样,剔除无效问卷后,最终获得有效问卷5 469份。因此,本章报告的数据和结论具有完整性较强、覆盖范围较广,考虑全国代表性,同时兼顾城乡、地区的代表性,样本量大,能够较为客观地反映我国老年群体电子健康素养的现状,研究结果也更加稳定。

(二)调查工具

本部分调查所使用的工具与总报告中相同,具体包括两个主要方面。

1. 一般资料调查表

此部分为自编问卷,由研究者查阅相关文献后自行设计,调查的内容包括个人及家庭的基本信息,如姓名、性别、年龄、出生地、文化程度、居住地、家庭地位、家庭月收入及自评健康状况等。

2. 简化的电子健康素养量表

由国外学者诺尔曼等开发,用来评估个人电子健康素养水平。该量表为李克特5级评分量表,每个条目按非常不同意、不同意、不确定、同意、非常同意分别赋值1分、2分、3分、4分和5分,各条目得分相加即得总分,总得分范围为5～25分。得分越高,则表示参与调查者的电子健康素养水平越高。本次调查从原始的8个条目进行筛选和精简,最终保留了其中5个条目,涉及3个维度,分别是网络健康信息与服务的应用能力(条目1～3)、评判能力(条目4)和决策能力(条目5)。各个条目的内容与总报告一致。改编后的量表有较好的结构效度、内容效度和内部一致性。

(三)数据分析

本章报告的统计分析部分主要通过统计软件包SPSS 26.0进行,结果部分呈现的老年群体电子健康素养水平及相关结果均为样本基础数据,没有进行数据加权处理等操作。其中,计数资料采用频数和百分比进行描述；经过正态性检验的计量资料，我们选择用均数 ± 标准差（$\overline{X} \pm \sigma$）来描述。为了检验不同的社会人口学特征与电子健康素养得分之间的关系，本研究使用了 t 检验、单因素方差分析、F 检验及事后比较等分析方法比较老年群体内部的异质性。具体而言，两组间比较采用成组 t 检验，多组间比较采用单因素方差分析，在所有的数据分析中，我们设定显著性水平为 $p < 0.05$（双尾）有统计学意义，检验水准 $\alpha = 0.05$。

二、老年人电子健康素养调查结果

（一）老年人群体的社会人口学特征

本次调查的 5 469 位老年居民中，大部分集中在 60～69 岁，占比为 54.51%（2 981 人）；其次是 70～79 岁（2 124 人），占比为 38.84%；80 岁及以上年龄段占比最小（364 人），为 6.66%。在性别方面，男性占比为 49.66%（2 716 人），略少于女性的 50.34%（2 753 人），总体上男女比例接近 1∶1 的均衡状态。在文化程度方面，初等教育及以下的老年人占比最高，其次是中等教育的老年人，占比最低的是高等教育的老年人，占比分别为 46.72%（2 555 人）、39.82%（2 178 人）、13.46%（736 人）。在所在地区方面，参与调查的西部老年群体占比最大，为 40.83%（2 233 人）；其次是东部地区，占比为 35.98%（1 968 人）；最后是中部地区，占比为 23.19%（1 268 人）。这些参与调查的老年人中有 51.44%（2 813 人）居住在城镇，48.56%（2 656 人）的老年人居住在农村，可见，本次调查的城乡分布比例大致相同。在本次调查的老年人群体中，超过六成（63.76%）户口性质为农业户口。在婚姻状况方面，有近八成（77.38%）的老年人为已婚状态，丧偶的老年人所占比例为 15.71%（859 人）；未婚老年人的占比为 4.75%（260 人），离异状态的老年人占比为 2.16%（118 人）；有超过八成（82.63%）的老年人目前为非独居状态。在家庭人均月收入层面，家庭人均月收入为 3 000 元及以下的老年人占比最大，达到 43.57%（2 383 人）；月收入为 3 001～6 000 元家庭人均月收入的老年人占比41.40%（2 264人）；月收入为6 001元及以上者占比较小，为15.03%（822人）。家庭社会地位中等的老年人相对于家庭社会地位较低和较高的老年人，占比最高，达到73.85%（4 039人）。

另外，在身体状况方面，本次调查的老年人超过七成患慢性病。其中，患有多种慢性病的老年人占比居多，为37.96%（2 076人）；患有一种慢性病的老年人占比为32.66%（1 786人）；无慢性病的老年人占比仅仅为29.38%（1 607人）。在生命质量方面，自评生命质量中等的老年人占比最大，达到43.01%（2 352人）；其次是自评生命质量差的老年人，占比超过三成，达到31.25%（1 709人）；最后是自评生命质量好的老年人占比仅仅为25.75%（1 408人）。调查对象的具体情况如表5-1所示。

表5-1 我国老年人居民一般人口学特征

项 目	人数/人	占比/%	项 目	人数/人	占比/%
性别			民族		
男	2 716	49.66	汉族	4 969	90.86
女	2 753	50.34	少数民族	500	9.14
最高文化程度			所在地区		
初等教育及以下	2 555	46.72	西部	2 233	40.83
中等教育	2 178	39.82	中部	1 268	23.19
高等教育	736	13.46	东部	1 968	35.98
年龄			慢病情况		
60～69岁	2 981	54.51	无慢病	1 607	29.38
70～79岁	2 124	38.84	一种慢病	1 786	32.66
80岁及以上	364	6.66	多种慢病	2 076	37.96
常住地			婚姻状况		
农村	2 656	48.56	未婚	260	4.75
城镇	2 813	51.44	已婚	4 232	77.38
户口性质			离异	118	2.16
农业户口	3 487	63.76	丧偶	859	15.71
非农业户口	1 982	36.24	家庭人均月收入		
独居状况			3 000元及以下	2 383	43.57
非独居	4 519	82.63	3 001～6 000元	2 264	41.40

项　　目	人数/人	占比/%	项　　目	人数/人	占比/%
独居	950	17.37	6 001元及以上	822	15.03
家庭社会地位			是否独生		
低	516	9.43	否	4 855	88.77
中	4 039	73.85	是	614	11.23
高	914	16.71			
不同慢病患病分组			自评生命质量分组		
高血压	2 168	39.64	差	1 709	31.25
糖尿病	947	17.32	中	2 352	43.01
呼吸系统疾病	284	5.19	好	1 408	25.75
消化系统疾病	338	6.18			

（二）老年人群体电子健康素养的总体水平较低

1. 我国老年人电子健康素养总分及各个维度得分较低

由图5-1可知，本次调查的5 469位老年人的电子健康素养平均总得分为（12.96±5.47）分，满分为25分；各个条目均分为（2.59±1.10）分。各维度均分最高的为网络健康信息与服务的应用能力维度，评判能力维度次之，决策能力维度的得分较低，3个维度的得分情况分别为

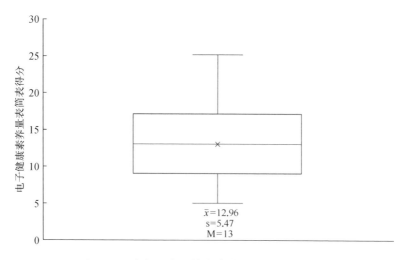

图5-1　老年人电子健康素养量表简表总得分

（2.62±1.12）分、（2.56±1.18）分和（2.55±1.19）分,各维度及总得分的具体情况如表5-2所示。

表5-2　老年人电子健康素养各维度均分（n=5 469）

项　目	最大值	最小值	均分（分,M±SD）
应用能力	5	1	2.62±1.12
评判能力	5	1	2.56±1.18
决策能力	5	1	2.55±1.19
总分	15	3	12.96±5.47

从网络健康信息与服务的应用能力维度来看,在寻求网络健康信息的渠道方面,接近半数（47.94%）的老年人“非常不同意”（19.58%）或“不同意”（28.36%）“我知道网上哪里可以找到有用的健康资源”。在寻求网络健康信息的方法方面,超过半数（50.87%）的老年人“非常不同意”（22.44%）或“不同意”（28.43%）“我知道如何在网上找到有用的健康资源”。在利用网络健康信息的方法方面,有接近半数（49.34%）的老年人“非常不同意”（21.25%）或“不同意”（28.09%）“我知道如何利用网上的健康信息来帮助自己”。从评判能力维度来看,针对评价网络健康资源信息好坏的技能,对于条目“我具备评价网上健康资源好坏的能力”,老年人持有“非常不同意”或“不同意”观点的占比也都超过了半数。具体而言,有23.51%的老年人“非常不同意”,有26.57%的老年人“不同意”“我具备评价网上健康资源好坏的能力”。此外,从决策维度来看,有23.84%的老年人“非常不同意”,有27.12%的老年人“不同意”“我有使用网络信息来做出健康决策的自信”这一条目。

本次电子健康素养评估结果显示,老年人的网络健康信息与服务应用能力维度的得分中（条目1～3）,分别有24.21%、20.37%和22.56%的老年人得分为4;评判能力得分中（条目4）,19.25%的老年人得分为4分;而决策能力得分中（条目5）,有19.09%的老年人得分为4分,各个维度和各个条目的具体情况如图5-2和图5-3所示。

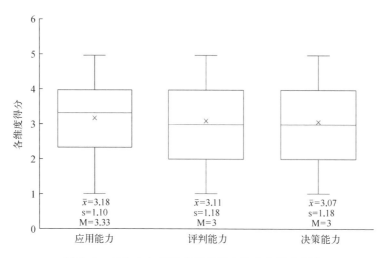

图5-2　老年人电子健康素养量表简表各维度得分

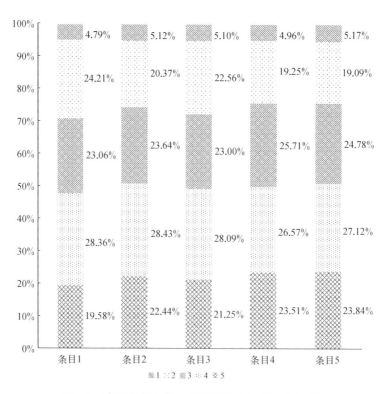

图5-3　我国老年人电子健康素养各个条目得分情况

注：条目1＝"我知道网上哪里可以找到有用的健康资源"；条目2＝"我知道如何在网上找到有用的健康资源"；条目3＝"我知道如何利用网上的健康信息来帮助自己"；条目4＝"我具备评价网上健康资源好坏的能力"；条目5＝"我有使用网络信息来做出健康决策的自信"。

2. 老年人电子健康素养水平低于总人群

将本次调查得出的老年群体3个维度的得分情况与总人群进行比较,可以发现,老年群体应用能力维度、评判能力维度和决策能力维度的得分均低于本次调查中总人群的各个维度得分均值,具体情况如图5-4所示。由此可以看出,总体上,我国老年群体在电子健康素养上表现为较低水平,有待加强和提升。

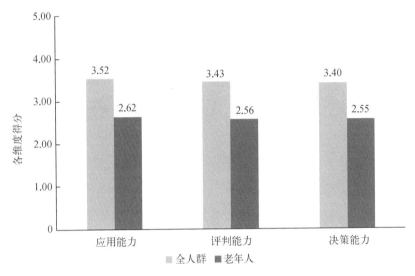

图5-4 老年人电子健康素养3个维度的得分与总人群的对比

(三) 老年人电子健康素养的影响因素的单因素分析

自变量赋值方式如表5-3所示。本次调查的单因素分析表明,性别、年龄、婚姻状况、文化程度、家庭人均月收入、自评生命质量等因素均对老年人的电子健康信息素养有影响($p < 0.05$)。

表5-3 自变量赋值说明

项 目	赋 值 方 式
最高文化程度	初等教育及以下(未接受过正规学历教育/小学)=0,中等教育(初中/中专/高中)=1,高等教育(大专/本科/硕士/博士)=2
三大分区	西部=0,中部=1,东部=2
年龄分组	60~69岁=0,70~79岁=1,80岁及以上=2

续　表

项　　目	赋　值　方　式
婚姻状况	未婚=0,已婚=1,离异=2,丧偶=3
自评生命质量 （EQ-5D-VAS）	差（0～60）=0,中（61～80）=1,好（81～100）=2
家庭人均月收入	3 000元及以下=0,3 001～6 000元=1,6 001元及以上=2
家庭社会地位	低（1～2）=0,中（大于2,小于等于5）=1,高（大于5,不包括等于5）=2

1. 不同年龄段老年人的电子健康素养水平差异较大

就老年人群体内部而言,60～69岁的老年人电子健康素养得分最高,为（13.95±5.45）分;70～79岁的老年人电子得分次之,其电子健康素养得分为（11.99±5.24）分;得分最低的是80岁及以上的老年人,其得分为（10.50±5.24）分。方差分析结果显示,不同年龄段的老年人的电子健康素养得分存在显著性差异（$F=125.93, p<0.001$）。事后比较分析显示,60～69岁与70～79岁老年人和80岁及以上老年人电子健康素养三者间存在差异,低龄老年人电子健康素养水平相对较高（见图5-5）。

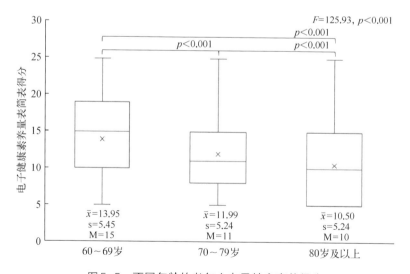

图5-5　不同年龄的老年人电子健康素养得分

2. 男性老年人的电子健康素养水平高于女性

不同性别的老年人电子健康素养得分存在着显著性差异。其中，男性样本的电子健康素养得分为（13.38±5.41）分，女性样本的电子健康素养得分为（12.55±5.51）分。t检验结果显示，t值为5.611，p值小于0.001，提示男性老年人的电子健康素养水平略高于女性老年人的电子健康素养水平（见图5-6）。

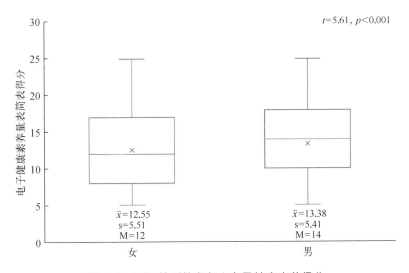

图5-6　不同性别的老年人电子健康素养得分

3. 文化程度较高的老年人电子健康素养水平较高

本次调查发现，不同文化程度的老年人在电子健康素养得分上存在显著差异。老年人的文化程度越高，其电子健康素养得分越高。具体而言，接受过初等教育及以下（未接受过正规学历教育/小学）的老年人得分为（10.77±5.00）分；接受过中等教育（初中/中专/高中）的老年人得分为（14.34±5.01）分；而接受过高等教育（大专/本科/硕士/博士）的老年人得分为（16.46±5.07）分。ANOVA分析结果显示，组间的F值为500.88，p值小于0.001，说明不同文化程度的受访者在电子健康素养得分上有显著差异（见图5-7）。事后比较结果显示，接受过初等教育及以下、中等教育和高等教育的三类老年人在电子健康素养

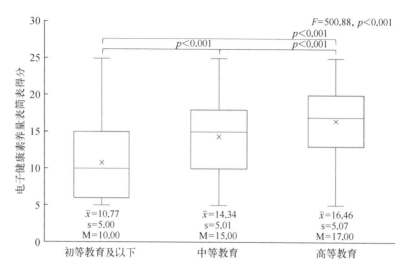

图5-7　不同文化程度的老年人电子健康素养得分

得分上都存在显著差异，电子健康素养得分由高到低的排序为：高等教育＞中等教育＞初等教育及以下。

4. 东部地区老年人的电子健康素养水平较高

在地理位置方面，东部地区老年人与中、西部地区老年人的电子健康素养得分存在着显著性差异（$F=12.11$, $p<0.001$）（见图5-8），中部地区

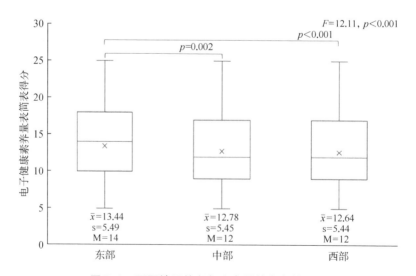

图5-8　不同地区的老年人电子健康素养得分

和西部地区的老年人电子健康素养得分不存在显著性差异。东部地区老年人健康素养得分（13.44±5.49）高于中部地区老年人（12.78±5.45），而中部地区老年人健康素养得分高于西部地区老年人（12.64±5.44）。

5. 常住地为城镇的老年人电子健康素养水平较高

调查结果显示，常住农村和城镇的老年人的电子健康素养得分存在着显著差异。常住城镇的老年人的电子健康素养得分为（14.16±5.34）分，高于常住农村的老年人的得分（11.69±5.33）。t检验结果显示，t值为17.13，p值小于0.05，说明不同常住地在电子健康素养得分上差异显著，城镇老年人的得分较农村老年人显著高。

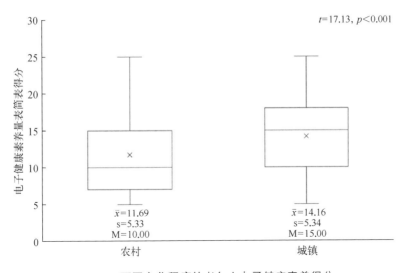

图5-9　不同文化程度的老年人电子健康素养得分

6. 未婚状态老年人的电子健康素养水平较高

不同婚姻状态的老年人电子健康素养得分存在显著差异。具体而言，未婚老年人的得分为（14.47±5.41）分，已婚老年人的得分为（13.25±5.44）分，离异老年人的得分为（14.34±5.41）分，丧偶老年人的得分为（10.90±5.17）分。ANOVA分析结果显示，组间的F值为58.60，p值小于0.001，说明不同婚姻状况的老年人在电子健康素养得分上有显著差异（见图5-10）。

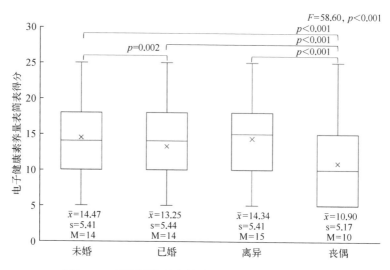

图5-10　不同婚姻状态的老年人电子健康素养得分

事后比较分析显示,未婚老年人与已婚老年人、未婚老年人与丧偶老年人在电子健康素养得分上均存在显著差异,p值均小于0.05。同时,丧偶老年人与已婚老年人、丧偶老年人与离异老年人在电子健康素养得分上也均存在显著差异,p值均小于0.05。

7. 非独居状态老年人的电子健康素养水平较高

不同居住状态的老年人在电子健康素养得分上存在显著差异。具

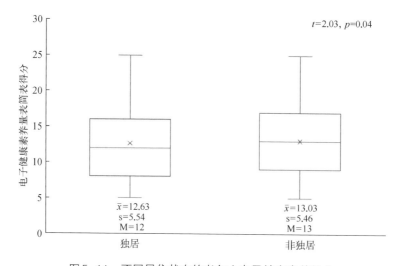

图5-11　不同居住状态的老年人电子健康素养得分

体而言,独居状态的老年人电子健康素养得分为(12.63±5.54)分,非独居状态的老年人电子健康素养得分为(13.03±5.46)分。t检验结果显示,t值为2.03,p值小于0.05,显示出非独居状态的老年人电子健康素养水平相对较高。

8.家庭人均月收入高的老年人电子健康素养较高

不同家庭人均月收入的老年人在电子健康素养得分上存在显著差异(F=186.44,p<0.001)。具体来说,家庭人均月收入为3 000元及以下的老年人得分为(11.56±5.17)分;月收入在3 001～6 000元的老年人得分为(13.52±5.34)分;而月收入在6 001元及以上的老年人得分为(15.45±5.56)分。事后比较分析显示,上述三类受访者在电子健康素养得分上均存在显著差异,p值均小于0.05。同时,家庭人均月收入为3 001～6 000元的老年人与月收入在6 001元及以上的老年人之间也表现出显著差异(见图5-12)。

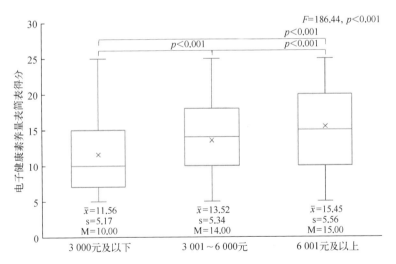

图5-12　不同家庭经济状况的老年人电子健康素养得分

9.自评生命质量较好的老年人电子健康素养水平较高

不同自评生命质量的老年人的电子素养得分存在显著性差异。具体而言,自评生命质量较好的老年人电子健康素养得分最高(14.28±

5.90），自评生命质量一般的老年人电子健康素养得分次之（12.99 ±
5.31），自评生命质量较差的老年人电子健康素养得分最低（11.83 ±
5.08）。方差分析结果显示，组间的 F 值为76.50，p 值小于0.001，说明自
评生命质量结果不同的老年人在电子健康素养得分上有显著差异。事
后比较分析显示，自评生命质量较好与一般的老年人，与自评较差的老
年人电子健康素养得分差异显著。同时，自评生命质量一般的老年人
与自评较差的老年人的电子健康素养得分差异显著。

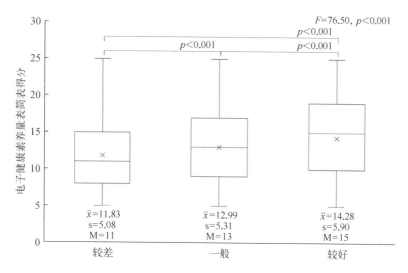

图5-13　不同自评生命质量的老年人电子健康素养得分

三、老年人电子健康素养讨论

现代信息技术的迅猛发展，对于老年人群体来说，既是机遇又是挑
战。一方面，老年人使用互联网可以提高获取和使用医疗健康信息和
服务的效率，促进医疗服务资源的均等化；另一方面，在使用中也存在
着扩大现有健康不平等的风险。

（一）我国老年人整体电子健康素养水平亟待提升

本次调查结果显示，我国老年人的电子健康素养总体得分较低
（12.96 ± 5.47），明显低于本次调查总报告中的全国一般水平（17.40 ±

5.02），低于本次调查中18～35岁人群电子健康素养得分（19.34±3.93）和36～59岁的受调查者电子健康素养得分（17.52±4.50），提示我国老年人电子健康素养水平有较大的提升空间。我国是最大的发展中国家，经济发展存在不平衡不充分的问题，同时也受到人口红利消退等因素的影响。具体而言，不同地区和社会群体之间的财富分配不均，这可能导致一些人无法获得必要的电子健康素养培训和相关资源。

从经济发展不充分方面来看，不充分的社会资源和公共服务可能不足以满足全民的健康需求，这可能导致医疗服务的质量和覆盖范围有限，难以提供广泛、便捷和高质量的电子健康服务。随着我国老龄化趋势的加剧，劳动力人口的减少和老年人口的比例增加，老年人群体对健康信息的需求也会增加。然而，由于老年人对新技术的接受度较低，他们可能面临更多的问题和障碍，如技术使用困难、数字鸿沟和信息不对称等，这可能导致老年人口电子健康素养水平低下，也可能与国内外文化背景、网络普及率及医疗环境存在差异有关[1]。

从测量工具方面看，本研究所使用的测量老年人电子健康素养的工具e-HEALS虽然经过多次验证，信效度良好，但由于自评量表本身的局限性，仅能测评研究对象主观感知的技能，而忽略了其真实技能，缺乏"黄金评估标准"[2]，也可能对研究结果产生影响。从电子健康素养水平的3个维度来看，均分最高的是网络健康信息与服务的应用能力，得分最低的是决策能力，表明老年人可以部分使用网络健康信息，但是对于健康信息的评估和决断能力相对较弱。

---

[1] HEIMAN H, KEINKI C, HUEBNER J. Health literacy in patients with cancer and their usage of web-based information [J]. Journal of Cancer Research and Clinical Oncology, 2018 (144): 1843-1850.

[2] GRIEBEL L, ENWALD H, GILSTAD H. Health literacy research-Quo vadis? [J]. Informatics for Health and Social Care, 2018, 43(4): 427-442.

（二）老年人群体电子健康素养影响因素分析

1. 我国老年人电子健康素养水平呈现出年龄方面的异质性

分年龄组来看，总报告调查显示，老年人电子健康素养水平低于中青年人，凸显出"代际数字鸿沟"问题，这和国内外已有的研究结果一致[1][2]。老年人对于电子健康信息的信任程度可能是重要影响因素。研究显示，在有大量信息可用的情况下，老年人会认为获取电子健康信息具有挑战性、令人沮丧及困惑，过多的信息成为老年人使用电子健康信息的主要障碍[3]。

另外，从老年群体内部来看，我国低龄老年人的电子健康素养较高龄老年人高，呈现出随年龄增加而降低的趋势。这与我国学者刘珍等人通过多阶段分层整群抽样对河南省郑州市472名农村老年人调查的结果一致[4]，也与基于美国老年人的健康访谈调查分析所得出的结论一致[5]，都提示年龄是老年人电子健康素养的重要影响因素，究其原因可能是年龄越小、文化程度高的患者在查询、筛选、理解、评判健康信息方面有优势，也更易掌握健康技能[6]。

究其原因，一方面，可能是高龄老年人往往识字率不高，文化素养偏低，偏向保守，对新事物的接受程度比较低；另一方面，老年人的身体

① 胡重蝶，刘艳丽，刘小菲，等.积极老龄化背景下老年人电子健康素养研究进展[J].中国健康教育，2024，40（5）：446-450.

② LEVY H, JANKE A T, LANGA K M. Health literacy and the digital divide among older Americans [J]. Journal of General Internal Medicine, 2015(30): 284-289.

③ CHUNG J, GASSERT C A, KIM H S. Online health information use by participants in selected senior centres in Korea: current status of internet access and health information use by Korean older adults [J]. International Journal of Older People Nursing, 2011, 6(4): 261-271.

④ 刘珍.农村老年人电子健康素养现状及影响因素分析[C]//上海市护理学会.第四届上海国际护理大会论文汇编.2019：2.

⑤ CHOI N. Relationship between health service use and health information technology use among older adults: analysis of the US national health interview survey [J]. Journal of Medical Internet Research, 2011, 13(2): e1753.

⑥ MILNE R A, PUTS M T E, PAPADAKOS J. Predictors of high health literacy in primary lung cancer survivors [J]. Journal of Cancer Education, 2015 (30): 685-692.

机能随生理年龄的增长而渐渐老化,出现老花眼、听力下降等身体衰弱情况,同时失能失智现象较常见,认知水平下降,信息甄别能力差,这直接关系到老年群体电子健康素养中的判断能力不足,缺乏有效的互联网使用技巧,有被互联网逐渐边缘化的趋势,难以享受互联网带来的健康促进的效益。

2. 性别因素是影响老年人电子健康素养水平的重要因素

从性别方面来看,本次调查结果显示,我国男性老年人的电子健康素养水平显著高于女性老年人的电子健康素养水平,与国内外现有的研究结论相吻合[1][2]。这可能由于男性和女性的社会角色分工不同,加之受到传统文化观念的影响,加深了男性老年人的健康责任意识[3]。同时,女性相较于男性而言,更容易产生"技术恐惧症",对互联网等新兴事物的抵触情绪比较强烈,因此女性对互联网的使用较少。此外,由于女性的预期寿命比男性长,在生命的高龄阶段容易出现失能、失智等情况,限制其有效运用互联网技术维护和促进自身的健康。

3. 文化程度较低是提升老年人电子健康素养的抑制因素

本次调查显示,受教育程度对老年人的电子健康素养影响较大,受教育程度与老年人电子健康素养呈现正相关关系,即受教育程度越高的老年人,其电子健康素养水平越高,与以往研究结论一致[4][5]。这可能是因为文化程度较低的老年人识字率较低,缺乏互联网的基本操作技能,限制了其利用网络获取健康相关的信息;而文化程度较高的老年人,在

① ERIKSSON BACKA K, EK S, NIEMELA R. Health information literacy in everyday life: a study of Finns aged 65-79 years [J]. Health Informatics Journal, 2012, 18(2): 83-94.

② 刘珍.农村老年人电子健康素养现状及影响因素分析[C]//上海市护理学会.第四届上海国际护理大会论文汇编.2019: 2.

③ 李梦华,秦文哲,徐凌忠,等.泰安市不同地区中老年居民电子健康素养现状及其影响因素分析[J].中国公共卫生,2021, 37(9): 1328-1332.

④ 杨朝晖,兰晓霞.老年人电子健康素养研究进展及思考[J].中国健康教育,2018,34(11): 1023-1026.

⑤ 李少杰,徐慧兰,崔光辉.老年人电子健康素养及影响因素[J].中华疾病控制杂志,2019,23(11): 1318-1322.

网络寻找健康信息的难度较小，寻找健康相关信息的渠道广、能力强、积极主动、视野开阔、心态开放，对于互联网健康信息的感知和理解程度较高[1]，在潜移默化中促进了健康决策过程[2]；同时，他们也更容易辨别和理解吸收网络上的健康信息，将健康知识信息转化为自身的健康促进行为。

4. 城乡、地域分布情况在一定程度上拉开了老年人电子健康素养水平差距

本次调查显示，城乡居民的电子健康素养水平差别明显，城镇老年人电子健康素养水平显著高于农村老年人；从区域来看，东部地区老年人的电子健康素养水平高于中西部地区的老年人，提示在现代社会电子信息技术飞速发展的背景下，城镇和东部地区老年人群体的电子健康素养差距在一定程度上显著扩大了。

5. 社会支持是提升老年人电子健康素养的保护性因素

从婚姻状况看，本次调查结果显示，未婚老年人的电子健康素养水平较已婚和丧偶老年人高；离异老年人的电子健康素养水平比丧偶老年人高。这与国内外其他的研究结果不一致[3][4]。原因可能在于，未婚老年人可能更加独立自主，对电子设备和互联网的使用更加熟练，因此他们的电子健康素养水平可能相对较高。本次调查的结果显示，大部分丧偶的老年人年龄大，社会支持较弱，也可能伴随较低的心理健康素养

① MELKOLT C, JOENSSON K, SPINDLER H. Cardiac patients' experiences with a telerehabilitation web portal: implications for health literacy [J]. Patient Education and Counseling, 2018, 101(5): 854−861.

② WONG D K K, CHEUNG M K. Online health information seeking and health literacy among patients attending a primary care clinic in Hong Kong: a cross-sectional survey [J]. Journal of Medical Internet Research, 2019, 21(3): e10831.

③ 左乾涛, 程静霞, 彭维雪, 等. 社区居民电子健康素养水平及影响因素的城乡差异性分析[J]. 护理研究, 2022, 36(4): 587−593.

④ JUVALTA S, KERRY M J, JAKS R, et al. Electronic health literacy in Swiss-German parents: cross-sectional study of eHealth literacy scale unidimensionality [J]. Journal of Medical Internet Research, 2020, 22(3): e14492.

水平影响自身认知水平,电子信息的接纳程度和应用能力较低,进而导致电子健康素养低。此外,本次调查显示,是否独居也会对老年人的电子健康素养水平产生影响。除了上述提到的婚姻状态之外,非独居状态的老年人除了伴侣可以提供支持外,与晚辈同住可以给老年人提供互联网技术支持。家庭成员讨论利用网络查找卫生资源或可提高老年人的电子健康素养。同时,晚辈可以帮助老年人获得可靠的健康信息,提高老年人对互联网的接受程度。另外,晚辈也可以提供心理支持,并激发老年人使用互联网获取健康信息的动机,进而促进老年人有效利用互联网,享受技术红利提高健康收益。

6. 收入情况是提升老年人电子健康素养的重要基础

在本研究中,我们发现不同家庭人均月收入的老年人在电子健康素养的得分上存在显著的差异。具体来说,家庭人均月收入越高的老年人,电子健康素养的得分也更高,提示社会经济水平决定着老年人的电子健康信息获取比率。究其原因,除了上述提到的教育背景因素外,还可能是因为居民有更高的收入,拥有更多的可支配金额,对电子设备和互联网健康服务资源获取和购买能力比较强。因此,有利于提升其对电子健康信息获取及应用能力。此外,高收入老年人往往有着比较强的健康意识,重视并更有意愿采取积极行动管理自己的健康,也可能会更有意识地利用电子健康工具追踪自身日常的健康数据,获得智慧医疗服务以及更好地了解和改善健康相关问题。

7. 老年人自评健康状况的好坏影响其心理层面的接受程度

从健康状况看,本次调查发现,自评健康状况较好和未患慢性病的老年居民电子健康素养较高,这与我国学者的研究结论一致[1][2],也与外

① 金诗晓,李小寒.老年人电子健康素养研究进展[J].护理研究,2024,38(4):620-623.
② SHIFERAW K, TILAHUN B, ENDEHABTU B, et al. E-health literacy and associated factors among chronic patients in a low-income country: a cross-sectional survey [J]. BMC Medical Informatics and Decision Making, 2020(20): 1-9.

国学者针对美国和新西兰的老年人开展的相关研究得出的结论一致，都提示自我评估身体状况良好的老年人会更多地获取健康信息进行自我健康管理。这部分老年人可能拥有更高的自我效能感，更积极的健康观念，并通过积极的生活方式，如积极参与体育活动、注重早睡早起和保持饮食清淡，进而形成提高自身健康水平的良性循环。这种积极性和开放性进而延伸到他们对电子健康素养的培养和应用上，会稳步提升其电子健康素养水平。

四、个人—家庭—社会多层面提升老年人电子健康素养

在人口老龄化进程加速，互联网不断深入社会经济生活并产生深刻影响的背景下，提升老年群体的电子健康素养水平有利于在当今数字经济飞速发展的情况下改善健康不平等现象。

提高老年人的电子健康素养，可以开展广泛的教育宣传活动，组织课程培训和工作坊，帮助老年人学习和掌握使用数字技术的基本技能，包括操作智能手机、使用互联网搜索健康资讯等。同时，提供技术支持，帮助老年人解决使用中出现的问题。建立健康管理平台或App，为老年人提供定期健康评估、慢性病管理、用药提醒等个性化服务，帮助他们更好地管理自身健康，以提高其电子健康素养水平。

鼓励家庭成员参与老年人的数字健康管理，如为老年人提供帮助和支持，培养老年人对数字技术的兴趣和应用能力。开展电子健康素养促进的社区项目，加强社区支持，建立老年人互助网络、线上社交平台等，鼓励他们在数字世界中相互交流、分享知识和经验。

政府和相关机构应加强基础设施建设，增加农村地区的网络覆盖和数字化设施，提高农村老年人的数字素养。建设友好的数字环境，为老年人提供友好且易用的数字工具和应用程序，使他们能够轻松地获取健康信息、预约医疗服务、实施远程医疗等操作。针对收入较低的老年人，政府或相关机构可以考虑提供补贴或资助，以鼓励他们

购买数字设备、接触互联网,提高其电子健康素养水平。

综上所述,我们应继续以健康中国为规划纲要,加快推进数字中国建设,以实现共同富裕为目标,以数字包容为理念,通过致力于弥合老年人互联网使用的"接入沟"和"技能沟";着力解决老年人健康受益的数字鸿沟问题,提高老年人使用互联网的普及率。同时,通过改善页面设计,对网络平台进行适老化设计,创建老年友好的上网环境并应确保电子健康信息的真实性等;在接下来进行的电子健康素养的干预研究中,应该考虑到不同性别特点,着重关注女性老年人的情况,有针对性地制定相宜的策略,促进积极老龄化社会的实现。

第二节　大学生电子健康素养调查

教育部印发的《普通高等学校健康教育指导纲要》指出,健康是青少年全面发展的基础,加强高校健康教育、提升学生的健康素养,是贯彻落实党的教育方针,全面实施素质教育、促进学生全面发展、加快推进教育现代化的必然要求,是贯彻落实《"健康中国2030"规划纲要》,建设健康中国、全面提升中华民族健康素质的重要内容[①]。中国互联网络信息中心发布的第53次《中国互联网络发展状况统计报告》显示,截至2023年12月,我国网民规模达 10.92 亿人,其中大学生网民比重可观[②]。

近年来,大学生体质健康问题引起了社会的广泛关注。一份针对

---

① 中华人民共和国教育部.教育部关于印发《普通高等学校健康教育指导纲要》的通知. [EB/OL]. (2017-07-10) [2024-01-20]. http://www.moe.gov.cn/srcsite/A17/moe_943/ moe_946/201707/t20170710_308998.html.

② 第53次《中国互联网络发展状况统计报告》发布:我国网民规模达10.92亿人[EB/OL]. (2024-03-22) [2024-04-22]. http://finance.people.cn/n1/2024/0322/c1004-40201311. html.

近115万在校学生体质健康的检查数据监测显示，全国约三成大学生体质检查不合格[①]。疾病谱逐渐年轻化，大学生身体素质呈现下降趋势[②]。随着信息通信技术的快速发展，网络已经成为大学生获取健康信息的重要渠道之一[③]。大学生对网络搜寻健康信息的依赖程度较高。对大学生来说，如何搜索与获得健康信息并不是最主要的，而如何鉴别与利用健康信息才是最重要的。

本报告基于2023年PBICR横断面数据，针对中国大学生电子健康素养的总体情况进行汇总与分析。

一、大学生电子健康素养调查方法

（一）调查对象

本节专注分析大学生群体的电子健康素养水平，研究数据来源于总报告中包含的大学生部分数据，涵盖了在读层次为大专、本科、硕士和博士的居民调查数据，排除在读学历为大专以下、现居地为海外和年龄30岁以上的在读学生数据，得到有效样本14 613份。

（二）问卷设计

调查所使用的问卷题目与主报告一致，主要包括2个部分：第一部分针对个人基本信息与家庭基本信息进行调查，包括性别、民族、学历、专业、年龄、有无慢病、户口性质、是否为独生子女、家庭地位和家庭月收入等问题；第二部分为简化的电子素养量表，用以衡量个人的电子健康知识水平。该量表为李克特5级评分量表。从"非常不同意""不同意""不确定""同意""非常同意"分别赋分1分、2分、3分、4分和5分。

---

① 学生体质健康调查：全国约3成大学生体质健康不及格[EB/OL]. (2021-04-24) [2024-04-22]. https://www.chinanews.com.cn/sh/2021-04-24/9462629.shtml.

② "脆皮大学生"走红背后：年轻人体质之忧何解？[EB/OL]. (2023-10-20) [2024-04-22]. https://news.cctv.com/2023/10/20/ARTIEbRuKBjnhdmA3339pPJY231020.shtml.

③ 刘欣欣. 大学生网络健康信息搜寻行为及影响因素研究[D]. 太原：山西大学，2019.

该量表包括3个维度,分别是网络健康信息与服务的应用能力、评判能力和决策能力。本次调查从原始的8个条目中进行筛选,保留了其中5个条目,分别为"我知道网上哪里可以找到有用的健康资源","我知道如何在网上找到有用的健康资源","我知道如何利用网上的健康信息来帮助自己","我具备评价网上健康资源好坏的能力","我有使用网络信息来做出健康决策的自信",总分共25分。

（三）统计方法

采用SPSS 26.0软件进行统计分析。计数资料用频次和百分比描述,计量资料在通过正态性检验后,用均数 ± 标准差（$\bar{X} \pm \sigma$）描述。本报告采用单因素方差分析、t检验和事后比较分析不同社会人口学特征的大学生电子健康素养总分及各维度得分的差异。在所有的分析中,我们设定显著性水平为$p < 0.05$（双尾）。

二、大学生电子健康素养调查结果

（一）社会人口学特征

本次调查共调查了14 613名大学生。目前在读大专院校的学生占比10.31%（1 506人）,本科生占比82.41%（12 042人）,研究生占比7.28%（1 065人）,硕士研究生和博士研究生分别占总体的6.36%（930人）和0.92%（135人）。年龄上,18～21岁的大学生占比82.37%（12 036人）,22～25岁的大学生占比14.17%（2 071人）,26～30岁的占比3.46%（506人）。

此外,男性大学生占39.59%（5 785人）,女性大学生占60.41%（8 828人）。在受访的大学生中,人文社科专业居多,占比为40.78%（5 959人）,其次是非医学类理科专业,占比为33.96%（4 963人）,医学类专业占比为25.26%（3 691人）。被调查者的社会人口学特征如表5-4所示。

表5-4　样本的社会人口学特征

社会人口学特征	人数/人	百分比/%	社会人口学特征	人数/人	百分比/%
性别			民族		
男	5 785	39.59	汉族	12 458	85.25
女	8 828	60.41	少数民族	2 155	14.75
所在地区			年龄		
西部	5 845	40.00	18～21岁	12 036	82.37
中部	3 427	23.45	22～25岁	2 071	14.17
东部	5 341	36.55	26～30岁	506	3.46
慢病情况			户口性质		
无慢病	13 521	92.53	农业户口	7 985	54.64
有慢病	1 092	7.47	非农业户口	6 628	45.36
家庭人均月收入			家庭社会地位		
3 000元及以下	4 941	33.81	低	2 667	18.25
3 001～6 000元	5 639	38.59	中	11 038	75.54
6 001元及以上	4 033	27.60	高	908	6.21
是否独生			学历		
否	9 754	66.75	大专	1 506	10.31
是	4 859	33.25	本科	12 042	82.41
专业			研究生	1 065	7.28
人文社科	5 959	40.78			
非医学类理科专业	4 963	33.96			
医学类	3 691	25.26			

（二）大学生电子健康素养得分情况

本次调查大学生的电子健康素养总体得分情况为（19.64±3.91）分，满分为25分（见图5-14和图5-15）。其中，网络健康信息与服务应用能力维度、评判能力和决策能力3个维度的得分情况分别为（3.96±0.81）分、（3.90±0.88）分与（3.86±0.91）分。

各个条目的得分情况如图5-16所示。75.12%的受访者同意（49.87%）或非常同意（25.25%）"我知道网上哪里可以找到有用的健康资源"。75.42%的受访者同意（49.50%）或非常同意（25.92%）"我

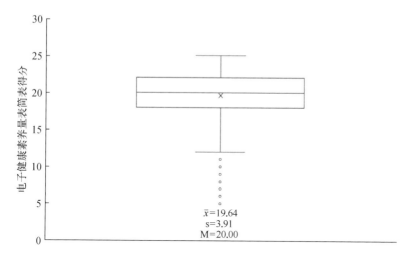

图5-14 大学生电子健康素养量表简表得分

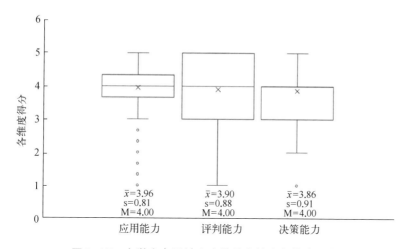

图5-15 大学生电子健康素养量表简表各维度得分

知道如何在网上找到有用的健康资源"。约八成（79.68%）的受访者同意（52.79%）或非常同意（26.89%）"我知道如何利用网上的健康信息来帮助自己"。超过七成（73.12%）的受访者同意（48.07%）或非常同意（25.05%）"我具备评价网上健康资源好坏的能力"。对"我有使用网络信息来做出健康决策的自信"这一条目选择同意和完全同意的受访者分别占比46.94%和24.35%。

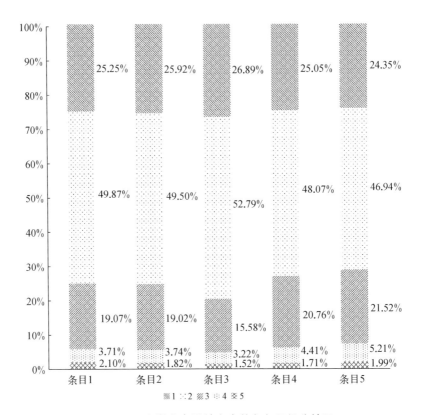

图5-16　大学生电子健康素养各条目得分情况

注：条目1="我知道网上哪里可以找到有用的健康资源"；条目2="我知道如何在网上找到有用的健康资源"；条目3="我知道如何利用网上的健康信息来帮助自己"；条目4="我具备评价网上健康资源好坏的能力"；条目5="我有使用网络信息来做出健康决策的自信"。

（三）大学生电子健康素养的群体差异

1.地区差异

各地区之间的大学生电子健康素养差异不大。东北地区的大学生电子健康素养得分均数最高，为20.38；华东地区的大学生得分均数次之，为19.85；华北地区的大学生得分均数排列第三，为19.74；华南地区大学生的得分均数排列第四，为19.58；西北地区的大学生得分均数为19.48，排列第五；排列第六的是西南地区的大学生，得分均数为19.38；得分均数最低的为华中地区，其电子健康素养得分均数为19.36。得分均数最高的东北地区与得分均数最低的华中地区差值为1.02（见图5-17）。

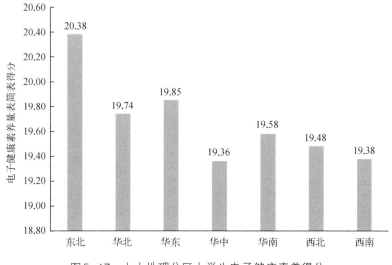

图5-17　七大地理分区大学生电子健康素养得分

从我国三大地理分区来看，东部地区的大学生与中、西部地区大学生的电子健康素养得分均数存在显著性差异（$F=16.47$，$p<0.001$），中部地区和西部地区的大学生电子健康素养得分均数不存在显著性差异。东部地区的大学生电子健康素养得分均数最高，为19.88；中部地区其次，为19.53；得分均数最低的为西部地区大学生，为19.48（见图5-18）。得分均数最高的东部地区与得分均数最低的西部地区差值为0.4。

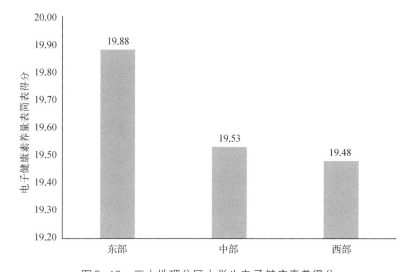

图5-18　三大地理分区大学生电子健康素养得分

2. 学历差异

研究生与本科生、大专院校学生的电子健康素养得分存在显著性差异（$F=15.43$，$p<0.001$），大专院校学生与本科生的电子健康素养得分不存在显著性差异。其中，电子健康素养得分最高的是研究生（20.25 ± 3.89），其次是本科生（19.60 ± 3.89），最后是大专院校的学生（19.45 ± 4.00）（见图5-19）。学历越高，大学生的电子健康素养得分越高。

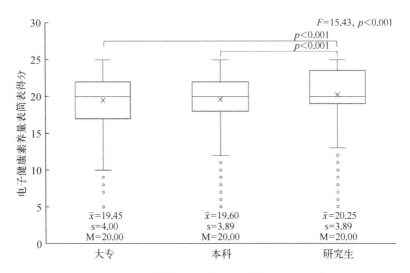

图5-19　不同学历的大学生电子健康素养得分

3. 专业差异

人文社科专业的大学生与理科类专业的大学生的电子健康素养得分存在显著性差异（$F=10.71$，$p<0.001$），医学生与非医学专业的理科生无显著性差异。其中，电子健康素养得分最高的是医学生（19.70 ± 3.99），其次是非医学的理科生（19.82 ± 3.67），最后是人文社科专业的学生（19.47 ± 3.97）（见图5-20）。

4. 年龄差异

18～21岁的大学生与26～30岁的大学生电子健康素养得分存在显著性差异（$F=4.40$，$p<0.05$），但18～21岁与22～25岁大学生

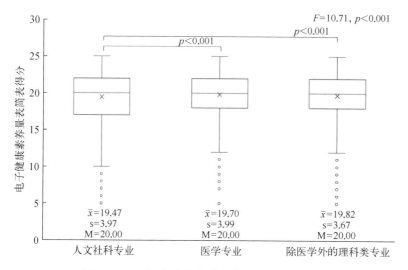

图5-20 不同专业的大学生电子健康素养得分

的电子健康素养得分不存在显著差异，22～25岁与26～30岁大学生的电子健康素养得分不存在显著差异。其中，电子健康素养得分最高的是26～30岁的大学生（20.05±3.92），其次是22～25岁的大学生（19.76±3.91），最后是18～21岁的大学生（19.60±3.90）（见图5-21）。

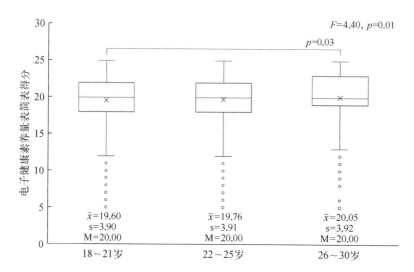

图5-21 不同年龄的大学生电子健康素养得分

5.家庭经济状况差异

不同家庭人均月收入的大学生的电子健康素养得分存在显著性差异（$F=116.25, p<0.001$）。其中，家庭人均月收入6 001元及以上的大学生电子健康素养得分最高（20.26 ± 3.95），家庭人均月收入在3 000~6 000元之间的大学生电子健康素养得分排第二（19.75 ± 3.73），家庭人均月收入在3 000元及以下的大学生电子健康素养得分最低（19.00 ± 3.98）（见图5-22）。

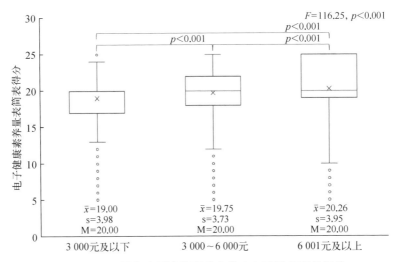

图5-22　不同家庭经济状况的大学生电子健康素养得分

6.生源地差异

农业户口和非农业户口的大学生的电子健康素养得分存在着显著性差异（$t=-10.17, p<0.001$）。其中，非农业户口的大学生电子健康素养得分（19.99 ± 3.93）高于农业户口的大学生（19.34 ± 3.86）（见图5-23）。

7.慢病差异

有无慢病的大学生的电子健康素养得分存在着显著性差异（$t=6.29, p<0.001$）。没有慢病的大学生电子健康素养得分（19.70 ± 3.89）高于有慢病的大学生的电子健康素养得分（18.89 ± 4.08）（见图5-24）。

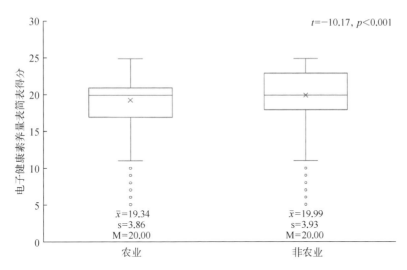

图5-23　不同生源地的大学生电子健康素养得分

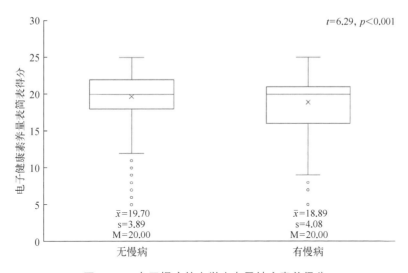

图5-24　有无慢病的大学生电子健康素养得分

（四）大学生群体与总体人群电子健康素养的比较

大学生电子健康素养的总体得分和各维度得分均高于全国总体人群。总体人群的电子健康素养总体得分为（17.40±5.02）分，满分为25分。其中，网络健康信息与服务的应用能力、评判能力、决策能力3个维度的得分情况分别为（3.52±1.03）分、（3.43±1.10）分与（3.40±1.12）

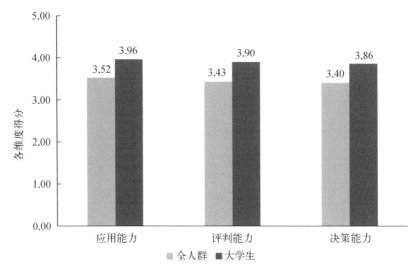

图5-25　全人群与大学生各维度电子健康素养得分对比

分（见图5-25）。而大学生的电子健康素养总体得分为（19.64±3.91）分。其中，网络健康信息与服务应用能力维度、评判能力、决策能力3个维度的得分分别为（3.96±0.81）分、（3.90±0.88）分与（3.86±0.91）分。

在学历方面，大学生群体与全国总体人群的电子健康素养得分分布一致，文化程度较高的群体电子健康素养得分也较高。全国总人群电子健康素养得分最高的是文化程度为高等教育的受访者（19.14±4.10），其次是中等教育的受访者（17.06±4.59），最后是初等教育及以下的受访者（12.48±5.36）。

在地理分区方面，大学生群体与全国总体人群的电子健康素养得分分布一致，均为东部地区最高，西部地区最低。总人群中东部地区受访者的健康素养得分（17.66±4.99）高于西部地区受访者（17.27±5.05）和中部地区受访者（17.22±4.98）。

在家庭经济状况方面，大学生群体与全国总体人群的电子健康素养得分分布一致。其中，家庭人均月收入6 001元及以上的受访者电子健康素养得分最高；家庭人均月收入为3 001～6 000元的大学生电子素养得分次之；家庭人均月收入为3 000元及以下的大学生电子素养得分最低。总人群中家庭人均月收入6 001元及以上的受访者电子健康素养得分最高（18.94±4.41）；3 001～6 000元家庭人均月收入的电子素养最低得分次之（17.56±4.77）；3 000元及以下家庭人均月收入的电子素养得分最低（15.79±5.40）。

在户口性质方面，大学生群体与全国总体人群的电子健康素养得分分布一致，非农业户口的大学生的电子健康素养得分高于非农业户口的大学生。总人群中农业户口的受访者的电子健康素养得分（16.55±5.26）高于非农业户口的受访者（18.30±4.57）。

在有无慢病方面，大学生群体与全国总体人群的电子健康素养得分分布一致。在大学生群体中，没有慢病的大学生电子健康素养得分（19.70±3.89）高于有慢病的大学生（18.89±4.08）；在全国总体人群中，无慢病受访者的电子健康素养得分（18.45±4.46）高于有慢病的受访者（15.17±5.39）。

三、大学生电子健康素养的多维度分析

（一）大学生电子健康素养水平高于一般人群

从总体看，大学生的电子健康素养在全国总体人群中处于中上水平，总体得分与各维度得分均高于各类人群。这可能有以下几个原因。

首先与教育资源有关。大学生通常享有更多的教育资源，包括专业课程、健康教育课程和网络资源[①]，这些资源可以帮助他们获取更多的电子健康信息搜寻渠道。根据百合模型，相对于普通人群，大学生人群在高等教育的影响下，其信息素养、科学素养、媒介素养和计算机素养会更好。

其次，根据创新扩散理论[②]，新技术出现的早期采用者和晚期跟进者在传播行为及方式上有较大差别，早期接受者有更多的渠道接触新媒

---

① 张佳佳，钟苗，陈芷欣.广州市大学生电子健康素养与健康行为关联变化研究[J].中国公共卫生管理，2023，39（4）：497-501.

② ROGERS E M. Diffusion of innovations [M]. 4th ed. New York: Free Press, 1995.

体，会更积极主动地搜寻创新信息。大学生习惯于通过网络进行健康信息搜寻[①]，这使他们在获取和理解电子健康信息方面具有优势。大学生通常对新鲜事物有较高的接受度，这可能使他们更愿意接受和使用新的健康信息获取方式，如电子健康资源。

最后，大学生通常对自身的健康状况有较高的关注度，更愿意花时间和精力去获取和理解电子健康信息，从而提高自身的电子健康素养。

（二）大学生电子健康信息决策能力较差

大学生电子健康素养各维度得分结果显示，大学生的网络健康信息与服务应用能力条目均分最高，评判能力条目均分居中，决策能力条目均分最低。大学生的网络健康信息与服务应用能力条目均分最高，表明大学生能够使用互联网搜寻、获取并利用健康信息来帮助自己。但决策能力条目均分最低，意味着大学生有效使用健康信息做出合理决策的能力较弱，应用电子健康信息维护和促进自身健康的实践能力较弱，不能有效地将获取的电子健康信息转化和内嵌于自身行为和生活方式中。这可能与现有网络健康信息纷繁复杂，大学生的医学基础知识储备较少，对健康信息甄别能力有限，缺乏使用信息做出相关健康抉择的信心有关[②]。电子健康信息评判能力低，说明大学生缺乏必要的信息评估和决策制定技能，使他们在需要做出健康决策时感到困惑，可能会影响大学生为家庭和长辈提供健康服务。

（三）西部地区大学生的电子健康素养值得关注

大学生的电子健康素养在各地区之间的差异不大，但东部地区略高于西部地区。出现这种差异可能是受到多种因素的影响，包括但不限于教育资源与网络覆盖率等。

[①] 牛振宇,李新辉.新疆高校大学生电子健康素养现状与影响因素分析[J].医学信息,2022,35（9）：10-13.

[②] 吴琼,赵光红,龚娟,等.武汉市大学生电子健康素养与健康生活方式现状及相关性分析[J].医学与社会,2022,35（8）：78-83.

教育资源的分布可能影响大学生的电子健康素养水平。由于发展历史及自然环境等因素的影响,东部地区是最早开始改革开放的地区,其经济发展程度较高,高等教育发展水平也较高,而西部地区的高等教育水平则相对落后。总体上,我国东、中、西部地区的高等教育优质资源的分配程度差距较大。东部地区和沿海城市由于适宜的自然条件和优越的地理位置,在科技力量、交通通信、基础设施、生产条件、资本积累等方面形成了强大的地区优势,为高等教育的发展提供了良好的经济基础,而且上述区域在客观上对高等教育的需求也更加旺盛,从而成为促进高等教育发展的有力动力[①]。因此,东部地区拥有更多的高等教育机构或更高质量的教育资源[②],有助于提高大学生的电子健康素养。

网络覆盖也可能影响大学生的电子健康素养。截至2020年底,东、中、西以及东北地区100 Mbps及以上固定互联网宽带接入用户分别达到18 618万户、10 838万户、11 386万户和2 620万户。仅2020年一年,东、中、西、东北地区移动互联网接入流量分别达到700亿GB、357亿GB、505亿GB和93.4亿GB[③]。东部地区有更好的网络覆盖,使得学生更容易获取和利用电子健康信息,因此,东部地区大学生的电子健康素养水平相对高于其他地区。

(四) 学历和年龄是提升大学生电子健康素养的关键因素

在文化程度上,学历越高的大学生电子健康素养得分越高。这与沈菲飞[④]的研究结果一致。首先,这可能是因为学历越高的大学生接受的教育程度越高,其获取、理解和评估健康信息的能力也就越强[⑤],能更

---

① 中研网.高等教育产业发展现状及市场布局[EB/OL]. (2021-10-08) [2024-01-20]. https://www.chinairn.com/scfx/20211008/180028674.shtml.

② 2021年教育统计数据[EB/OL]. (2020-12-28) [2024-01-20]. http://www.moe.gov.cn/jyb_sjzl/moe_560/2021/.

③ 2020年通信业统计公报[EB/OL]. (2021-01-26) [2024-01-20]. https://www.gov.cn/xinwen/2021-01/26/content_5582523.htm.

④ 沈菲飞.高校学生电子健康素养[J].中国健康教育,2012,28(1): 75-76,79.

⑤ 王旭美,江文艺,潘云,等.医学生网络社会支持、电子健康素养和健康促进生活方式的关系研究[J].南京医科大学学报(社会科学版),2023,23(3): 284-289.

好地理解和筛选网络上的健康信息。其次，高学历的大学生可能更熟悉如何有效地使用网络资源来获取健康信息，他们可能更了解如何找到可靠的健康网站，如何判断网络信息的可信度，以及如何从大量信息中筛选出对自己有用的健康信息。最后，高学历的大学生可能更重视自身的健康，因此他们可能更愿意花时间和精力去获取和理解健康信息，可能更了解健康的重要性，更愿意提高自己的电子健康素养。

在年龄上，年龄越大的大学生，电子健康素养得分越高。这与张佳佳等[1]、钟苗和许小雅[2]的研究结果一致。随着年龄的增长和医学专业知识的学习，大学生对自身健康的关注度也会提升，在健康需求增加的同时，促进了网络健康信息的搜寻与应用，提升了其电子健康素养。

大学生在电子媒介上获取健康信息不存在问题，但在获取健康信息后，如何判断健康信息的真伪以及如何运用到自身的健康提升中，还存在较大欠缺[3]。随着年龄的增长和经验的积累，大学生的这些能力可能会得到提高。

（五）医学生电子健康素养水平最高

在专业方面，医学生的电子健康素养得分最高，这与以往多项研究结果（李少杰等[4]、张佳佳等[5]、钟苗和许小雅[6]、崔光辉等[7]）均一致。

---

[1] 张佳佳,钟苗,陈芷欣.广州市大学生电子健康素养与健康行为关联变化研究[J].中国公共卫生管理,2023,39(4):497-501.

[2] 钟苗,许小雅.广州市大学生个体因素及电子健康素养与信息利用关联性[J].中国学校卫生,2016,37(12):1787-1790.

[3] 牛振宇,李新辉.新疆高校大学生电子健康素养现状与影响因素分析[J].医学信息,2022,35(9):10-13.

[4] 李少杰,尹永田,陈莉军,等.济南市大学生电子健康素养水平及影响因素分析[J].中国学校卫生,2019,40(7):1071-1074.

[5] 张佳佳,钟苗,陈芷欣.广州市大学生电子健康素养与健康行为关联变化研究[J].中国公共卫生管理,2023,39(4):497-501.

[6] 钟苗,许小雅.广州市大学生个体因素及电子健康素养与信息利用关联性[J].中国学校卫生,2016,37(12):1787-1790.

[7] 崔光辉,李少杰,尹永田,等.医学生电子健康素养现状及影响因素研究[J].现代预防医学,2020,47(6):1148-1152.

医学生的电子健康素养得分最高可能有以下几个原因。

　　首先是因为医学生通常有更多的途径和更强的专业能力来获取健康信息①。医学生有必修的医学信息检索课程,随着专业课程的深入学习及医学知识的积累,医学生能够更加高效地获取、识别高质量的电子健康信息,并将其应用到自身健康维护中②。对于健康知识的把握、利用能力更强③,能够更精准地根据自身健康状况查找原因及解决措施④。其次,医学生对于健康信息的需求高。医学生可能更重视自身的健康,因此他们可能更愿意花时间和精力去获取和理解健康信息⑤。此外,他们在日常生活和工作中,需要给患者提供健康咨询和建议,这也可能促使他们提高自己的电子健康素养。最后,医学生对健康信息的应用范围更广。在获取健康信息后,医学生可能会将这些信息应用到更广泛的领域。例如,他们可能会将这些信息用于自身健康管理,或者用于向患者提供健康咨询和建议,因此其整体电子健康素养水平较高。

　　电子健康素养得分排名第二的是非医学理科生,排名最后的是人文社科专业的学生,这与孟舒娴和沈冲⑥的研究中文学艺术类专业的大学生电子健康素养高于理工科大学生的结果相反。这可能是因为理科生通常在学习过程中,会接触到大量科学知识,包括健康相关的知识⑦,

① 孙晨鸣,尹永田,于佩琳,等.山东省某医科大学一年级新生电子健康素养及其影响因素分析[J].实用预防医学,2019,26(9):1101-1103.

② 崔光辉,李少杰,尹永田,等.医学生电子健康素养现状及影响因素研究[J].现代预防医学,2020,47(6):1148-1152.

③ 孙晨鸣,尹永田,于佩琳,等.山东省某医科大学一年级新生电子健康素养及其影响因素分析[J].实用预防医学,2019,26(9):1101-1103.

④ 李少杰,尹永田,陈莉军,等.济南市大学生电子健康素养水平及影响因素分析[J].中国学校卫生,2019,40(7):1071-1074.

⑤ 王旭美,江文艺,潘云,等.医学生网络社会支持、电子健康素养和健康促进生活方式的关系研究[J].南京医科大学学报(社会科学版),2023,23(3):284-289.

⑥ 孟舒娴,沈冲.南京某高校大学生电子健康素养及行为现状调查[J].中国健康教育,2018,34(3):254-257.

⑦ 邓世佶,彭煜健,王艺蓓,等.江苏某大学医学生与非医学生健康素养的比较[J].环境与职业医学,2018,35(4):347-351.

这使得他们更容易理解和评估网络上的健康信息，从而提高他们的电子健康素养。此外，理科生可能更熟悉如何有效地使用网络资源来获取健康信息[1]，他们可能更了解如何找到可靠的健康网站，如何判断网络信息的可信度，以及如何从大量信息中筛选出对自己有用的健康信息。

（六）家庭经济状况对大学生电子健康素养的提升至关重要

在经济方面，家庭经济状况对大学生电子健康素养具有重要影响，家庭月收入越高的大学生电子健康素养得分越高，这与李少杰等[2]和孙晨铭等[3]人的研究结果一致。家庭经济水平的高低影响了个体对健康信息资源的获取及电子媒体的使用[4]。家庭经济水平高意味着家庭有能力支持大学生主动实施自我健康管理，同时大学生能较早接触互联网，其在网络检索健康知识的能力强，能够更好地利用网络健康知识提升身体素质[5]。此外，经济条件较好的家庭可能更重视健康，这种健康观念可能会影响大学生，使他们更重视电子健康信息的获取和应用。

（七）重点关注农村地区的大学生电子健康素养水平

从生源地来看，非农业户口的大学生电子健康素养得分（19.99±3.93）高于农业户口的大学生。这与李少杰等[6]、张佳佳等[7]、钟苗和许

[1] 王旭美,江文艺,潘云,等.医学生网络社会支持、电子健康素养和健康促进生活方式的关系研究[J].南京医科大学学报（社会科学版）,2023,23（3）:284-289.

[2] 李少杰,尹永田,陈莉军,等.济南市大学生电子健康素养水平及影响因素分析[J].中国学校卫生,2019,40（7）:1071-1074.

[3] 孙晨鸣,尹永田,于佩琳,等.山东省某医科大学一年级新生电子健康素养及其影响因素分析[J].实用预防医学,2019,26（9）:1101-1103.

[4] 孙晨鸣,尹永田,于佩琳,等.山东省某医科大学一年级新生电子健康素养及其影响因素分析[J].实用预防医学,2019,26（9）:1101-1103.

[5] 李少杰,尹永田,陈莉军,等.济南市大学生电子健康素养水平及影响因素分析[J].中国学校卫生,2019,40（7）:1071-1074.

[6] 李少杰,尹永田,陈莉军,等.济南市大学生电子健康素养水平及影响因素分析[J].中国学校卫生,2019,40（7）:1071-1074.

[7] 张佳佳,钟苗,陈芷欣.广州市大学生电子健康素养与健康行为关联变化研究[J].中国公共卫生管理,2023,39（4）:497-501.

小雅[1]等人的研究结果一致,但孟舒娴和沈冲的研究结果认为不同生源地的大学生的电子健康素养得分未见统计学差异[2]。这可能与城市和农村之间的教育资源、经济条件、医疗卫生及网络通信条件的差异有关。非农业户口的大学生从小在城市生活,更容易接触到优质的教育资源,包括获取和评估健康信息的能力培训,可能使他们更重视健康。农村通信相对闭塞,对健康知识重视程度不够,从而制约了农村户口的大学生电子健康素养的提升[3]。

(八) 有慢病的大学生电子健康素养能力稍弱

在有无慢病方面,没有慢病的大学生电子健康素养得分高于有慢病的大学生。这与李少杰等[4]、张佳佳等[5]的研究结果不一致,可能的原因如下。

(1)心理压力大。刘茹和徐姝娟的研究发现,心理弹性在压力知觉与电子健康素养之间发挥部分中介作用,压力知觉直接或间接影响大学生电子健康素养水平。有慢病的大学生可能会承受更大的心理压力,这可能会影响他们获取和理解健康信息的能力[6]。

(2)主观判断失误。没有慢病的大学生可能会过高估计自己的电子健康素养。这可能是因为他们缺乏对自身健康状况的准确认识,或者他们对电子健康素养的理解有误。

---

[1] 钟苗,许小雅.广州市大学生个体因素及电子健康素养与信息利用关联性[J].中国学校卫生,2016,37(12):1787-1790.

[2] 孟舒娴,沈冲.南京某高校大学生电子健康素养及行为现状调查[J].中国健康教育,2018,34(3):254-257.

[3] 孙晨鸣,尹永田,于佩琳,等.山东省某医科大学一年级新生电子健康素养及其影响因素分析[J].实用预防医学,2019,26(9):1101-1103.

[4] 李少杰,尹永田,陈莉军,等.济南市大学生电子健康素养水平及影响因素分析[J].中国学校卫生,2019,40(7):1071-1074.

[5] 张佳佳,钟苗,陈芷欣.广州市大学生电子健康素养与健康行为关联变化研究[J].中国公共卫生管理,2023,39(4):497-501.

[6] 刘茹,徐姝娟.压力知觉对大学生电子健康素养的影响:心理弹性的中介作用[J].济宁医学院学报,2023,46(3):174-178.

（3）数据与量表的问题。在数据分析中没有对大学生进行细分，那么可能会掩盖一些重要的影响因素。如学历与年龄可能对大学生的电子健康素养有更大的影响，如果没有进行适当的控制，这些因素可能会超越慢病的影响。此外，如果使用的量表只有5个条目，那么可能无法准确地评估慢病对大学生电子健康素养的影响。这可能会影响到研究的敏感性和特异性。

四、大学生电子健康素养：从获取信息到健康行为

对于大学生这一群体来说，电子健康素养的高低直接影响他们的健康管理能力，从而影响他们的健康水平。

首先，大学生的生活、学习和工作都离不开网络。他们需要通过网络获取各种疾病信息，包括病因、症状、治疗和预防等。如果他们的电子健康素养较高，那么他们就能更精准地获取、理解和评估健康信息，从而做出相对正确的健康决策，维持和提升自己的健康水平。

其次，电子健康素养也影响大学生的健康行为。目前互联网充斥着大量的电子健康信息，其中不乏美食、健身、运动和养生等相关内容。电子健康素养较高的大学生，会更积极地采取健康行为，如均衡饮食、适量运动、定期体检等。这些健康行为可以帮助他们预防疾病，提高生活质量，提升他们的健康水平。

最后，电子健康素养还影响大学生的健康信念和态度。信念和态度决定着个体的价值观、疾病观和生命观。积极的健康信念和态度可以激励他们采取健康行为，正确看待疾病（如抑郁、焦虑等），重视健康投入，重视生活质量。

五、提升大学生电子健康素养的对策

（一）重视普通学历大学生的电子健康素养

研究发现，大专院校的学生比本科院校的大学生的电子健康素养

弱。学历是一个相对固定的指标,它反映了个体在教育系统中的学习经历和成就。然而,电子健康素养是一个可以通过学习和实践来提高的技能。相比于学历,电子健康素养更容易通过教育和培训来抹平不同群体间的差距,从而提升个人的生活质量和健康水平。无论学历如何,只要个体愿意学习和实践,都有可能提高自己的电子健康素养,从而在自身健康管理方面取得更好的效果。

因此,高职院校的学生以及其他普通学历的学生更需要重视电子健康素养的培养和提升,开设相关课程引导学生积极获取并利用健康资源,以正确应对自身躯体症状和健康问题。在学历上与电子健康素养上,缩小差距,实现公平教育[①]。

(二) 高校应加强电子健康素养科普教育

由于大学生医学基础知识储备较少,对健康信息甄别能力有限,缺乏使用电子健康信息做出相关健康抉择的信心[②]。目前开设的部分健康教育方面的课程存在授课方式传统、无法引起学生学习兴趣、收效甚微等不足[③]。因此,高校应加强卫生健康和医学科普教育,重视健康信息素养的教育和培训,开展个性化电子媒介健康服务,将传统医学知识通过网络,利用形象生动的多媒体进行传播,提供优质的健康信息资源[④],促进健康知识的转化与实践。

除了加强卫生健康与科学科普教育外,还需要提升在数字化信息环境中利用数字技术和服务的能力,发现、理解、评估和获取基于网络的健康信息。互联网提供的健康信息存在数量巨大、增长迅速、来源复

① 王刚,高皓宇,李英华.国内外电子健康素养研究进展[J].中国健康教育,2017,33(6):556-558,565.

② 吴琼,赵光红,龚娟,等.武汉市大学生电子健康素养与健康生活方式现状及相关性分析[J].医学与社会,2022,35(8):78-83.

③ 孟舒娴,沈冲.南京某高校大学生电子健康素养及行为现状调查[J].中国健康教育,2018,34(3):254-257.

④ 唐增,王帆,傅华.高校学生电子媒介健康素养量表的编制及评价[J].中国健康教育,2014,30(1):35-38.

杂、质量参差不齐等特点，高校应重点宣传高质量且符合正确价值观和文化信仰的电子健康信息资源，指导和帮助大学生在不断增加的数字化健康信息中进行有效选择，从而提高他们的科学素养与信息素养。如开设相关课程或活动，如事实核查，鼓励大学生从不同形式的交流中提取信息，批判性地分析在线健康信息的质量，利用科学的信息做出明智的健康决策。

（三）以德为本，科学传播

已有研究表明，年龄、专业、家庭环境等是大学生电子健康素养的影响因素。未来，高校需要重点关注来自农村、家庭经济收入比较低、非医学院校的大学生和低年级本科生，积极探索个体化的思想政治教育与电子健康素养教育的有效融合途径。

高校在教育学生如何正确获取和使用电子健康信息的同时，也应该教育他们如何识别虚假信息并防止虚假信息的传播，这样才能有效地维护公众的健康和社会的稳定。

（四）政府应推动健康信息平台标准化建设

政府应推动适宜于大学生群体的电子健康信息平台建设，有效利用学校课程资源平台等，促进大学生心身健康，提升其身体素质，促进电子健康信息的应用和传播。

总而言之，提升大学生的电子健康素养是一项重要的任务。我们需要从教育、培训、政策等多个方面进行努力，以提高大学生的电子健康素养，帮助他们维持和提升自己的健康水平。这不仅有利于大学生的个人发展，也有利于社会的整体发展。

第三节　农村居民电子健康素养调查

全面推动乡村振兴，加强健康乡村建设，并努力实现农村卫生健康事业的高质量发展，这深刻体现了中国式现代化的内在要求。近年来，由于居民日益增长的健康需求和目前医疗资源分布不均衡之间存在矛盾，此现象在农村居民中更突出。因此，我国将"互联网＋医疗健康"确定为重要的发展方向①，线上医疗的渗透率持续提高，特别是面向农村地区的远程医疗服务，其影响日益显著。值得注意的是，当前我国农村地区非网民的占比仍然高达55.2%，这意味着大量农村居民难以通过网络获取宝贵的健康资源。除此之外，由于城乡之间在医疗资源、健康观念以及健康行为习惯上存在显著差异，我国农村居民的整体健康水平相对较低②③。特别是农村的女性和老年人群，他们在疾病认知、重视程度④以及疾病预防意识上都显得相对薄弱⑤。有相关研究指出，2012—2019年，全国各地农村居民中具备高水平健康素养的人口比例均未超过20%，这无疑强调了提升农村居民健康素养的紧迫性⑥。在数字化乡村的建设过程中，相比于传统提升健康素养的途径，如讲座、义诊等活动，提高电子健康素养由于其便捷性、可及性和高传播性等优势，已成为提高农村居民健康认知水平、改善整体健康状况的关键环节。然而，目前关于中国农村居民电子健康素养的研究资料相对匮乏，现有的研究多集中在老年人⑦和城市社区居民⑧等特定群体。因此，本

---

① 国务院办公厅关于促进"互联网＋医疗健康"发展的意见[J].中华人民共和国国务院公报，2018（14）：9-13.
② 刘芳.农村居民"健康堕距"问题的社会学成因与治理对策[J].东岳论丛，2019，40（11）：183-190.
③ 李牧辰，封思贤.数字普惠金融、数字门槛与城乡收入差距[J].管理评论，2023，35（6）：57-71.
④ 胡玉坤.疾病负担、结构性挑战与政策抉择：全球化图景下中国农村妇女的健康问题[J].人口与发展，2008（2）：54-68.
⑤ 江彬.中部农村居民健康问题及其影响因素分析：基于湖南省娄底市双峰县的田野调查[J].湖南社会科学，2010（4）：87-92.
⑥ 石名菲，冯睿媛，李英华，等.2012—2019年我国农村居民健康素养水平及其影响因素研究[J].中国健康教育，2021，37（6）：483-486，506.
⑦ 杜砚馨，李春玉，李美茜，等.老年人电子健康素养与健康促进行为关系的研究进展[J].护理研究，2022，36（13）：2348-2352.
⑧ 王依诺，王爱敏，朱亚茹，等.社区老年人电子健康素养与健康促进生活方式的相关性[J].护理学杂志，2022，37（10）：100-102.

节将利用2023年PBICR的调查数据，深入剖析我国农村居民电子健康素养的现状，并探讨其影响因素，以期为健康中国建设提供有力的数据支撑。

一、农村居民电子健康素养调查方法

（一）农村居民样本的筛选方法

本节专注分析农村居民的电子健康素养水平，研究数据来源于2023年中国居民心理与行为调查研究的横断面数据中农村居民的部分。本报告将具有时效性和较高信度的"常住地"作为农村居民定义的判断标准，即筛选总数据中"近三个月您的常住地为农村"的样本定义为农村居民，共计9 316个样本。

（二）农村居民电子健康素养问卷设计

本节所涉及的问卷题目与主报告一致，主要包括基本信息和电子健康素养的测量两个部分。

（三）统计方法

本节中的数据主要采用SPSS 26.0软件进行统计分析。计数资料用频次和百分比描述，计量资料在通过正态性检验后，用均数 ± 标准差（$\bar{X} \pm \sigma$）描述。本研究采用单因素方差分析和独立样本t检验，以检验不同人口统计学特征与电子健康素养得分之间的关系。在显著性水平$p < 0.05$（双尾）时，差异有统计学意义。

二、农村居民电子健康素养数据结果

（一）农村居民样本统计

如表5-5所示，就受访者个人的基本情况而言，男性受访者占49.90%，女性受访者占50.10%，样本在性别上的分布较为均衡。同时，在最高文化程度这一指标上，受访者的分布也相对均衡，受过中等教育的人相对最多，占总数的42.53%，受过高等教育的样本相对最少，但仍

表5-5　农村居民人口学特征表格

项　目	人数/人	占比/%	项　目	人数/人	占比/%
性别			慢病情况		
男	4 649	49.90	无慢病	5 741	61.63
女	4 667	50.10	有慢病	3 575	38.37
民族			婚姻状况		
汉族	8 313	89.23	未婚	2 085	22.39
少数民族	1 003	10.77	已婚	6 548	70.29
目前职业状态			离异	161	1.73
在职	2 658	28.53	丧偶	522	5.60
学生	1 091	11.71	是否独居		
无固定职业（或自由职业）	2 534	27.20	否	7 760	83.30
			是	1 556	16.70
待业/失业/无业	1 603	17.21	是否独生		
离/退休	1 430	15.35	否	7 909	84.90
最高文化程度			是	1 407	15.10
初等教育及以下（未接受过正规学历教育/小学）	2 798	30.03	家庭人均月收入		
			3 000元及以下	4 175	44.82
中等教育（初中/中专/高中）	3 962	42.53	3 001～6 000	3 928	42.16
			6 001元及以上	1 213	13.02
高等教育（大专/本科/硕士/博士）	2 556	27.44	家庭社会地位		
			低	1 539	16.52
东中西部			中	6 484	69.60
东部	3 374	36.22	高	1 293	13.88
西部	3 757	40.33			
中部	2 185	23.45			
年龄					
18～35岁	2 666	28.62			
36～59岁	4 045	43.42			
60岁及以上	2 605	27.96			

占总数的27.44%。18～35岁、36～59岁、60岁及以上的样本分别占总数的28.62%、43.42%和27.96%，中老年人偏多，这与农村的人口结构相对应。就职业状态而言，超过半数的受访者（59.76%）目前无固定职业（或自由职业），或处于待业/失业/无业、离/退休的状态，在职样本仅占总数的28.53%，这反映出受访的农村居民中，具有稳定就业的样本占比仍然不足。就婚姻状况而言，绝大部分的样本处于已婚状态（70.29%），处于离异或丧偶状态的样本仅占总数的7.33%。此外，绝大部分受访者无慢病（61.63%），为非独生子女（84.90%），目前处于非独居状态（83.30%）。

就受访者家庭的基本情况而言，超过半数的受访者认为自己的家庭处于中等地位（69.60%），16.52%的受访者认为自己的家庭处于较低的社会地位，仅有13.88%的受访者认为自己的家庭具有较高的社会地位。家庭人均月收入在3 000元及以下的受访者占总样本数的44.82%，3 001～6 000元的受访者占总样本的42.16%，6 001元及以上的样本占总样本的13.02%。

农村居民电子健康素养的评估结果如图5-26所示，总体上，农村居民在电子健康素养上表现为中高水平，各个条目的平均得分均大于或等于3。具体而言，电子健康素养的应用能力维度得分高于评判能力和决策能力的得分，而评判能力和决策能力得分的差异并不显著（见图5-27）。然而，相较于总体样本而言，农村居民的表现相对薄弱，农村居民的电子素养存在较大的发展空间。

（二）农村居民电子健康素养的组间差异

1. 性别

通过独立样本 t 检验，我们发现农村男性和女性在电子健康素养得分上存在显著差异。相较于农村男性而言，农村女性的电子健康素养得分较低。具体而言，男性样本为4 649人，平均得分为16.18，标准差为5.37；女性样本为4 667人，平均得分为15.55，标准差为5.23。方差

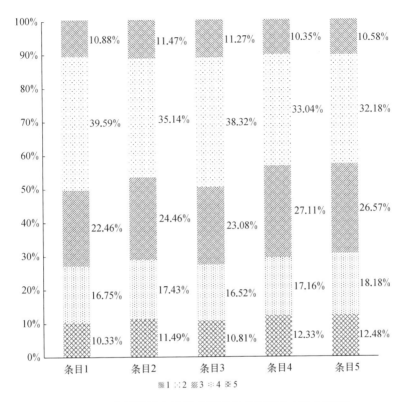

图5-26　农村居民电子健康素养各条目得分占比条形图

注：条目1="我知道网上哪里可以找到有用的健康资源"；条目2="我知道如何在网上找到有用的健康资源"；条目3="我知道如何利用网上的健康信息来帮助自己"；条目4="我具备评价网上健康资源好坏的能力"；条目5="我有使用网络信息来做出健康决策的自信"。

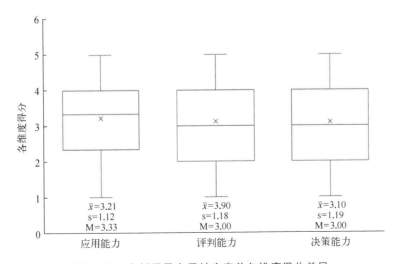

图5-27　农村居民电子健康素养各维度得分差异

分析中 F 值为 7.851，显著性为 0.005，小于 0.05，这进一步印证了性别的显著差异（见图 5-28）。

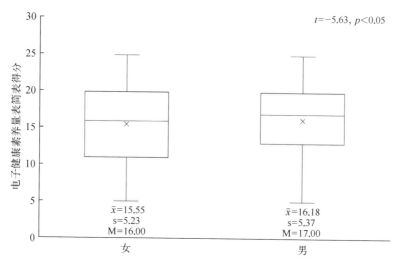

图 5-28　农村居民性别与电子健康素养独立样本 t 检验

2. 慢病情况

通过独立样本 t 检验，我们发现有慢病与无慢病的受访者在电子健康素养的得分上存在显著差异，有慢病的受访者在电子健康素养的得分上显著低于无慢病的受访者。具体而言，有慢病的受访者共有 3 575 人，平均得分为 13.42，标准差为 5.50；无慢病的受访者有 5 741 人，平均得分为 17.38，标准差为 4.85。方差分析中的 F 值为 211.553，显著性值小于 0.05，进一步证明了有无慢病对电子健康素养具有显著影响（见图 5-29）。

3. 独居状况

通过独立样本 t 检验，我们发现不同独居状况的受访者在电子健康素养的得分上存在差异，但差异不显著。具体而言，非独居的受访者样本总数为 7 760 个，平均得分 15.91，标准差为 5.40；独居样本共有 1 556 个，平均得分 15.63，标准差为 5.73（见图 5-30）。

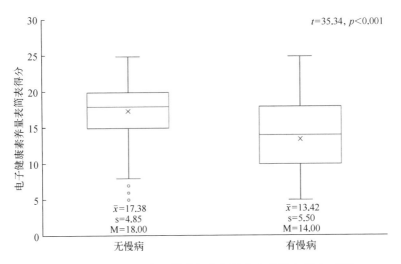

图5-29　农村居民有无慢病与电子健康素养独立样本 t 检验

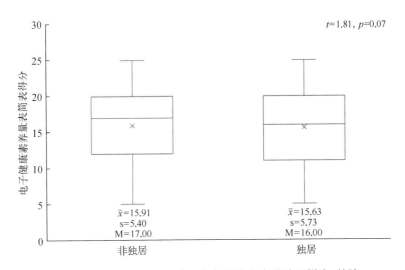

图5-30　农村居民是否独居与电子健康素养独立样本 t 检验

4.是否独生

通过独立样本 t 检验,我们发现独生和非独生的受访者在电子健康素养得分上存在差异,独生受访者的得分明显高于非独生的受访者。具体而言,非独生的受访者样本量为7 909个,平均得分15.60,标准差为5.49;独生子女的受访者样本量为1 407个,平均得分为17.33,标准差为5.07(见图5-31)。

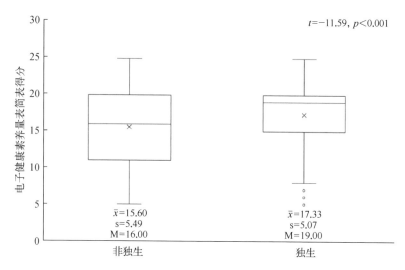

图5-31　农村居民是否独生与电子健康素养独立样本 *t* 检验

5. 职业状态

通过单因素方差分析，我们观察到了不同职业状态间的显著差异，相对而言学生的电子健康素养得分最高，而离退休人员的得分相对最低。具体而言，在职人员（标记为0）的样本数量为2 658，其平均得分为18.08；学生（标记为1）的样本数量为1 091，平均得分为19.02；无固定职业或自由职业者（标记为2）共有2 534个样本，平均得分为15.71；待业、失业或无业样本（标记为3）有1 603个，平均得分为13.28；而离退休人员（标记为4）的样本数量为1 430，平均得分为12.50（见图5-32）。

6. 最高文化程度

通过单因素方差分析，我们观察到了不同最高文化程度的受访者在电子健康素养得分上存在显著差异。接受过初等教育及以下（未接受过正规学历教育/小学）的受访者平均得分为12.13，中等教育（初中/中专/高中）的受访者平均得分为16.66，而高等教育（大专/本科/硕士/博士）的受访者平均得分为18.72。随着学历的提升，受访者的电子健康素养呈阶梯状分布。事后比较分析显示，不同文化程度的受访者的电子健康素养得分有显著差异。接受过初等教育与高等教育的受访者之间差异最大,平均值差值为−6.59,初等教育与中等教育受访者之间的平均值差值为−4.53(见图5−33)。

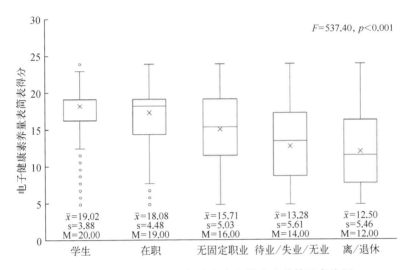

图5−32　农村居民职业状态与电子健康素养单因素分析

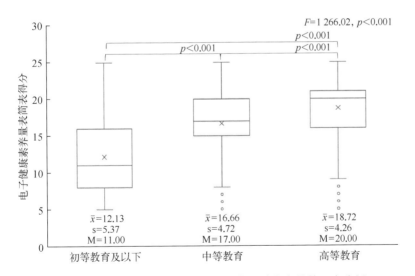

图5−33　农村居民最高文化程度与电子健康素养单因素分析

7. 所在地

通过单因素方差分析，我们发现位于东中西部不同地区的受访者在电子健康素养得分上存在差异。具体而言，西部地区的受访者平均得分为15.74，中部地区的受访者平均得分为15.78，东部地区的受访者平均得分为16.05。事后比较分析结果显示，西部和中部受访者的差异并不显著，西部和东部受访者的差异相对较大，p值为0.04，小于0.05，差异显著。总体而言，三大地区农村居民电子健康素养的差异较小，这说明农村发展在地区上较为均衡（见图5-34）。

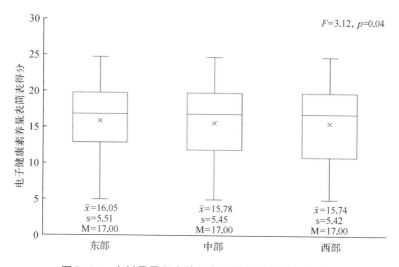

图5-34　农村居民所在地与电子健康素养单因素分析

8. 年龄

通过单因素方差分析，我们发现不同年龄段的受访者在电子健康素养得分上存在显著差异。具体而言，18～35岁的受访者平均得分为18.84，36～59岁的受访者平均得分为16.62，而60岁及以上的受访者平均得分为11.64。事后比较分析显示，不同年龄分组的受访者电子健康素养之间的差异均较为显著。其中，18～35岁的受访者与60岁以上的受访者相差最大，平均值差值为7.20；18～35岁受访者与36～59岁受访者之间的差值小于36～59岁受访者与60岁以上的受访者的差值。

这说明在农村,60岁以上的居民电子健康素养呈现较大的断层(见图5-35)。

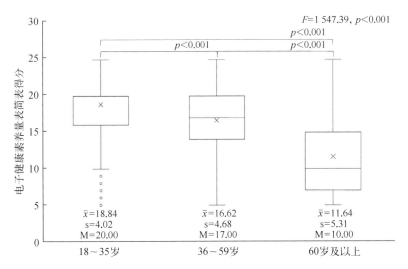

图5-35　农村居民年龄与电子健康素养单因素分析

9. 婚姻状况

通过单因素方差分析,我们发现不同婚姻状况的受访者在电子健康素养得分上存在显著差异。其中,未婚样本的平均得分为18.44,已婚样本的平均得分为15.47,离异样本的平均得分为16.10,丧偶样本的平均得分为10.48。事后比较分析显示,已婚样本和离异样本在电子健康素养得分上差异不显著,其他婚姻状况的样本在电子健康素养得分上的差异显著,特别是未婚样本和丧偶样本之间的差异最为明显,平均差值为7.96。这表明需要进一步对不同婚姻状况的样本进行具体特征的分析,并讨论婚姻状况影响个体电子健康素养的具体机制(见图5-36)。

10. 家庭人均月收入

通过单因素方差分析,我们发现不同家庭人均月收入的受访者在电子健康素养得分上存在显著差异。具体而言,家庭人均月收入3 000及以下的受访者平均得分为14.65,收入在3 001～6 000元的受访者平均得分为16.52，收入在6 001元及以上的受访者平均得分为17.93。事后比较分析显示，不同的家庭人均月收入的受访者电子健康素养得分均存在显著差异，且平均差值随着家庭人均月收入的差异变大而变大（见图5-37）。

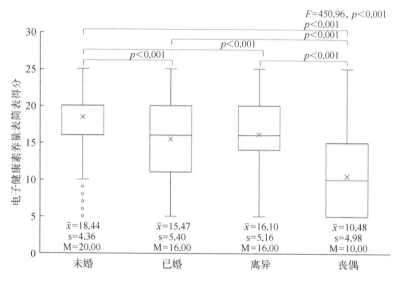

图5-36　农村居民婚姻与电子健康素养单因素分析

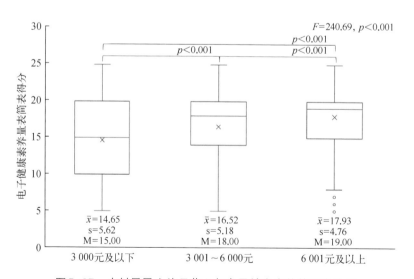

图5-37　农村居民人均月收入与电子健康素养单因素分析

11. 家庭社会地位

通过单因素方差分析,我们发现不同家庭社会地位的受访者在电子健康素养得分上存在显著差异。具体而言,家庭社会地位较低的受访者平均得分为15.48,具有中等社会地位的受访者在电子健康素养上的平均得分为15.83,社会地位较高的受访者平均得分为16.49。事后比较分析结果显示,家庭社会地位较低和中等的受访者在电子健康素养上的差异并不显著,但是二者与家庭社会地位较高的受访者之间均具有显著差异。家庭社会地位采用自评式问卷测量,这一变量反映了农村居民对自己家庭社会地位的感知,目前暂时没有更准确的评价标准,即它可能是经济因素、社会因素、家族因素、居住环境、学历、工作等多方面内容在社会学、群体学上面的主观投射(见图5-38)。

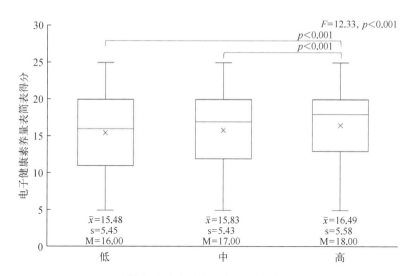

图5-38　农村家庭社会地位与电子健康素养单因素分析

三、农村居民电子健康素养组间差异原因分析

(一)农村地区特征与数据结果合理性

本报告对农村居民的电子健康素养进行了总体性描述和单因素分析,样本分布遍及每一个省份,且在性别、年龄和最高文化程度上的分

布相对较为平衡。因此,在常见的人口学变量和地域上具有较强的代表性。其他变量虽然在分布上存在不平衡的情况,但是本研究认为这些变量的分布具有合理性。

就职业状况而言,研究表明,当前农民工就业困难,主要反映在就业不稳定、返乡待业农民工数量多等方面[①]。这与本报告中不同职业状况的样本所占的比例基本符合,即在职样本和学生相对较少,失业、离退休样本所占比例高。就婚姻结构而言,有研究表明,一方面,与城市地区相比,农村地区女性的婚育率水平更高[②];另一方面,相对于城市来说,农村地区的经济发展水平往往比较落后,欠发达地区的结婚率往往更高。因此,已婚样本占比高是合理的。同时,也反映出了独生子女和独居样本数的合理性。综上所述,农村样本的职业状况、婚姻结构、独生和独居等家庭结构和收入情况也基本与总报告中的样本分布相符合。

本报告采用独立样本 t 检验和方差分析,检验了哪些因素会对农村居民的电子健康素养产生影响。我们发现,性别、职业状态、最高文化程度、所在地、年龄、是否有慢性病、婚姻状况、是否独生、家庭人均月输入、家庭社会地位均对农村居民电子健康素养得分有显著影响,而不同居住状况下的农村居民电子健康素养得分差异则并不显著。

(二)"环境—网络—个人":农村居民电子健康素养的比较及影响因素

农村居民的电子健康素养与全国样本的结果存在异同。在电子健康素养量表的各个条目上,农村受访者选择"同意"的比例均为最高。

---

① 夏柱智,许光建,徐祥临,等.专题研讨:农民工就业难题与应对[J].国家治理,2023(17):57-62.

② LUO D, YAN X, XU R, et al. Chinese trends in adolescent marriage and fertility between 1990 and 2015: a systematic synthesis of national and subnational population data [J]. The Lancet Global Health, 2020, 8(7): e954-e964.

这说明农村的数字化转型工作取得了一定的成就,数字健康建设促进农村公共服务均等化,从而推动农村居民利用平台问诊,降低就医成本,提升健康水平的目标也在不断实现[①]。在性别上,农村居民的调查结果和全国样本一样,男性在电子健康素养上的得分比女性高。在最高文化程度上,农村居民的调查结果和全国样本一样,接受过高等教育的受访者在电子健康素养得分上表现最佳,而仅接受过初等教育及以下的受访者电子健康素养得分最低。这说明教育程度对电子健康素养的影响在不同群体中具有一致性,且都是积极的影响。地区分布、年龄、慢病情况、婚姻状况、家庭人均月收入对电子健康素养得分的影响在全国样本和农村居民样本中情况相同。是否独居对全国样本和农村居民样本的电子健康素养的影响均不显著。

在电子健康素养的性别差异上,虽然农村居民样本和全国样本的结果相同,但是相较于全国样本数据结果而言,农村居民样本结果显示女性比男性的差异更大。这体现了性别上存在数字鸿沟[②]。而在农村地区,男性仍然是受教育的主要群体,因此会呈现出比全国样本差距更大的情况。近年来,由于农村男性劳动力外出,女性劳动力成为农业和农村发展过程中的活跃因素[③]。未来,农村的性别数字鸿沟有缩小的趋势,男性和女性在电子健康素养上的得分差异也会逐渐缩小。此外,职业分布也存在一定的差异,全国样本的数据结果表明,学生群体的电子素养得分最高,但是就农村居民这一群体而言,在职的受访者电子素养得分高于学生。这可能是因为一方面,农村教师在数字化转型背景下,对

---

① 李韬,冯贺霞,冯宇坤.数字技术在健康贫困治理中的创新应用研究:以甘肃省临夏州数字健康扶贫实践为例[J].电子政务,2021(9):47-57.

② DAVID R, PHILLIPS T. The gender digital gap: shifting the theoretical focus to systems analysis and feedback loops [J]. Information, Communication & Society, 2023, 26(10): 2071-2087.

③ 蒋燕,李萌,潘璐.成为青年女性农民:农村女性从事农业的过程与特征[J].中国农业大学学报(社会科学版),2021,38(2):73-81.

新技术和数字教学模式的适应度仍然不足，数字素养水平较低[①]，因此农村学生的电子健康素养水平受到影响。另一方面，作为主要的劳动力，农村在职工作者的身体健康状况将直接影响到家庭的生产生活和收入水平[②]。因此，在职人员有更大的动力提升自身的电子健康素养。

在是否独生这一变量上，全国样本的调查数据表明，非独生样本的电子健康素养得分较独生子女样本而言更高，而农村居民的调查结果则与之相反。这可能是因为在农村，独生子女需要承担更多的家庭责任，会更多地关注家人的身体健康情况，并且通常需要对家中的老年人给予更多的照顾，同时，农村老年人的健康水平也要低于城市[③]，且农村居民的基层就诊率更高[④]。在农村，由于独生子女面临更为复杂的家庭疾病负担和家庭就医需求，因而我们有理由认为农村独生子女有更强的意愿提升个人的电子健康素养。

在家庭社会地位这一变量上，就总体分布而言，全国样本的调查结果与农村居民样本的调查结果一致，均为随着家庭社会地位的提升，电子健康素养的总体得分也有所增加。但是，在农村样本中，家庭地位较低和中等的受访者在电子素养得分上呈现的差异并不显著。这可能是因为采用自评量表，与个人对自身情况判断的主观性有关。

总体而言，农村居民的调查结果基本上与农村人口结构、社会关系和农村总体的电子健康素养发展水平高度吻合。全国样本的调查结果显示，相较于常住农村的居民而言，常住城镇的居民有更高的电子健康

---

① 张靖，郭炯.农村中小学教师数字素养提升：价值意蕴、现实困境及策略探析[J].电化教育研究,2023,44(8):122-128.
② 罗先菊，骆焕琪，韩建一.健康人力资本对农户收入的影响研究：基于CFPS数据的实证分析[J].价格理论与实践,2023(8):92-96,208.
③ 穆滢潭，龙飞，原新.中国老年人健康老龄化的城乡差异及其变迁趋势：基于生命历程和健康公平视角的分析[J].人口研究,2023,47(4):82-97.
④ 唐林可，吴有维，顾花蓉，等.我国城乡居民就医行为差异及其影响因素分析[J].现代预防医学,2023,50(18):3341-3346.

素养,因此,调查结论具有较高的群体适用性和科学性。就各个具体变量的显著性结果而言,本报告的显著性结果与全国总报告结果相同,但是在具体的变量关系上则同总报告之间存在差别。根据上文的分析可知,这与农村居民所面临的生存环境、生活模式等有关。此外,这些具体的变量关系揭示了地区经济发展与环境、个体性数字鸿沟、家庭与社会支持网络等维度对电子健康素养的影响。有研究用社会网络模型(network episode model,NEM)研究健康和卫生保健的组织社会学景观(sociological landscape)。这一模型是一个集成的、多学科的、多层次的、多状态的框架,将社会网络中的行动者分为个人和组织,并包括了家庭、朋友等社会支持和环境的意义[①]。同时,"市场环境—组织—个人"的分析框架也常被用于市场相关的研究中[②]。

基于此,本研究采用"环境—网络—个人"的多层次分析模型对各个变量的数据结果进行讨论。

(三) 环境:经济发展与环境的影响

本报告的数据分析结果发现,西部地区农村居民的电子健康素养相对较低,中部地区次之,东部地区农村居民的电子健康素养最高。这可能是因为一方面电子健康素养的整体水平受到地区经济发展水平的影响[③]。有研究表明,东部地区和中西部地区的青少年在数字素养上存在较大的差距,在数字化学习方面的差距十分明显[④]。因此,我们有理由推断,东部地区农村居民可能也会因为在数字化学习方面表现更加优异

---

① PESCOSOLIDO B A, MARTIN J K, MCLEOD J D, et al. Handbook of the sociology of health, illness, and healing: a blueprint for the 21st century [M]. New York: Springer Science & Business Media, 2010: 39–66.

② 郑路,刘梦玲,陈宗仕."权力"视角下的工作场所侵害:基于CGSS 2015数据的实证分析 [J].社会学研究,2022,37(5):19-41,226-227.

③ 朱赫,李升.信息技术、城乡收入与公平感:基于CGSS数据的实证研究[J].社会学评论, 2023,11(3):109-130.

④ 李晓静,刘祎宁,冯紫薇.我国青少年数字素养教育的现状问题与提升路径:基于东中西部 中学生深度访谈的NVivo分析[J].中国电化教育,2023(4):32-41.

而具有更高的电子信息素养，中西部的差异可能并没有那么显著。这与本研究的结论相同。此外，西部地区由于经济发展水平相对较低、数字基础设施不够完善，农民对数字技术的认知和使用能力较弱，而东部地区的情况则刚好相反。因此，会出现农村居民电子健康素养从西部到东部阶梯式提升的特征。

另一方面，东部地区城乡融合的进程相对更快[①]，农村受到城市的影响更大，因此东部地区的农村居民也更有可能在电子健康素养得分上有更好的表现。这说明数字化进程需要现代化进程构建的经济基础作为保障。个人层面的数据结果也支持了这一点。随着家庭月收入的提高，人们的电子健康素养水平也越高。

同时，地方政府的能力也是影响地方经济发展和现代化的重要因素。研究表明，地方政府的能力越强，经济发展水平就越高[②]，从而影响到电子健康素养的总体水平。研究表明，东部地区地方政府的能力更强[③]，这也可以证明本研究结论的合理性。

（四）网络：家庭与社会支持网络的影响

社会网络的支持，即家庭与社会支持。家庭与社会支持是社会科学研究中常用到的变量，社会网络体现了人与人之间相互依赖的关系，并且通常会影响人们对某个事物的态度[④]，我们有理由认为家庭与社会支持网络在电子健康素养上的影响能够通过影响个人的技术可及性以及对电子健康素养的态度等因素实现。

---

① 晏朝飞.共同富裕视域下中国城乡融合水平差异及其收敛性[J].技术经济与管理研究,2023（4）:118-122.

② 韩永辉,黄亮雄,王贤彬.产业政策推动地方产业结构升级了吗?：基于发展型地方政府的理论解释与实证检验[J].经济研究,2017,52（8）:33-48.

③ 郁建兴,高翔.地方发展型政府的行为逻辑及制度基础[J].中国社会科学,2012（5）:95-112,206-207.

④ LINDH A, ANDERSSON A B, VOLKER B. The missing link: network influences on class divides in political attitudes [J]. European Sociological Review, 2021, 37(5): 695-712.

从家庭支持的角度来说,独生子女在农村地区是一个相对特殊的群体,他们通常被视为家庭中的重要成员,并受到家庭的高度关注和支持[①]。由于没有兄弟姐妹,独生子女通常可以获得更多的家庭资源,例如父母在教育、文化和经济方面的投入。这些资源可以帮助他们更好地发展数字技能。此外,独生子女通常有更多机会接触先进的数字技术和设备。因此,我们有理由认为,独生子女的电子健康素养比非独生子女更高,这支持了本研究的结论。

从社会支持的角度来说,在农村地区,未婚人群通常有更多的自由时间,可以更好地掌握数字技术并参加数字活动。另外,未婚人群通常需要独立生活和独立处理个人事务,因此必须掌握更多的数字技能来应对生活和工作中的挑战。与此相反,已婚人群通常需要面对家庭和子女的照顾,这可能会分散他们的注意力和精力,降低他们的数字素养和技能水平。这也与本报告得出的数据结论相符合。而在本研究调查的丧偶人群中,80%以上为60岁以上的受访者,容易受到老年群体学习能力减弱的影响,因此,丧偶人群呈现出更低的电子健康素养。

(五) 个人:个体性数字鸿沟的影响

第七次全国人口普查数据显示,2020年居住在城镇的人口占比63.89%,而居住在乡村的人口仅占总人口数的36.11%;相较于2010年第六次全国人口普查而言,乡村人口减少1.6亿人。由此可见,农村空心化问题正越来越严重。正因如此,相较于城市而言,农村地区的人力资本水平更低[②],这也引发了更为严重的数字鸿沟[③]。因此,数字鸿沟是分

---

① 孟庆渡.农村社区治理中"积极青年"何以形成?[J].当代青年研究,2022(6): 30-38.

② 朱哲,杨琴.数字乡村建设对农村人力资本结构的影响研究[J].贵州民族大学学报(哲学社会科学版),2023(5): 83-98.

③ 马嘉蕾,宋佳莹,高传胜.互联网使用对老年人健康不平等的影响:"数字鸿沟"还是"数字红利"?——基于人力资本和社会资本的调节作用[J].兰州学刊,2023(11): 130-146.

析农村居民电子信息素养的重要视角。具体而言，数字鸿沟包含3个层次，分别是传统的物理接入（physical access）、由个体差异带来的"技术接入"（skill access）和使用接入（usage access）。随着数字基础设施的完善和覆盖率的提升，技术接入鸿沟和使用接入鸿沟成为数字鸿沟的主要表现形式[①]，在农村居民的调查结果中也有所反映。

就年龄而言，研究表明，农村老年人面临的数字贫困问题相较于其他年龄段而言更加严重[②]。这种代际数字鸿沟干扰了老年群体的正常生活[③]。具体而言，这是因为目前社会中的老年群体往往受教育程度较低，缺乏数字技术的基本使用技能和使用技巧，或是对数字技术的使用还停留在通信功能上，无法进行信息检索、整理和决策[④]。这与本报告得出的结论相同，60岁以上的人群电子健康素养最低。因此，农村老年群体是电子健康素养建设推进过程中需要重点关注的人群之一。

就职业状态而言，研究表明，与数字技术相关的职业结构正经历转型，而有更多数字技能的人更容易获得工作[⑤]。本报告的结果显示，相较于其他职业状态的受访者而言，农村在职人员的电子健康素养得分最高，这可能意味着这部分在职的人员本身具有更高的数字技能。其他调查结果也反映出了职业状态和数字鸿沟之间的关系。国家互联网信息办公室发布的《数字中国发展报告（2022年）》显示，党政机关、事业单位工作人员和专业技术人员具有更强的用网能力。

就慢病人群而言，患有慢性病的人群往往有更高的压力感知度，同

---

① 周尚君,谢林杉.论数字不平等：理论框架与治理路径[J].社会科学,2024（1）：181-192.

② 范五三,黄成欢.农村老年人数字贫困及其治理逻辑[J].福建工程学院学报,2023,21（5）：487-492.

③ 卢章平,韦韬,苏文成,等.代际数字鸿沟影响因素与治理策略研究综述[J].终身教育研究,2023,34（5）：57-65.

④ 胡启元.助力老年群体跨越数字鸿沟加快推进数字健康建设[J].上海信息化,2023（10）：17-21.

⑤ 杨洸,杜丽洁.数字技术与数字鸿沟：弥合数字不平等的困境与行动[J].青年记者,2022（22）：9-11.

时对家庭成员的心理健康水平造成负面影响[①]。既有研究表明,家庭关怀度和自我效能感都对老年人电子健康素养具有显著的积极影响[②]。因此,患有慢性病的受访者往往呈现出更低的电子健康素养,与本研究的结论相符。同时,慢性病患者的生命质量相较于无慢病者来说更低,尤其是农村慢性病患者[③],作为弱势群体,其对数字技术的接触程度、学习能力、使用能力都相对较低。因此,无慢性病的样本会有更高的电子健康素养。

就受教育程度而言,研究表明,由教育文化程度引起的数字鸿沟主要体现在数字技术的基础知识和技能匮乏、数字资源获取渠道有限、数字技术应用的创新能力不足、数字隐私和安全问题的忽视等方面[④]。具体而言,受教育水平更高的人往往意味着其获得了更多的教育资源、更多的数字技能培训机会,且有更高的可能性从事具有信息化、数字化特征的职业。因此,相较于仅接受过初等及以下教育的人而言,受教育水平更高的人有更高的电子健康素养,这与本报告的结论相符合。

四、系统性提升农村居民电子健康素养

首先,政府应该关注农村地区发展的特征,包括农村的人口结构、家庭结构等,结合农村就业和教育资源等问题,针对不同的群体出台差异化的政策措施,帮助数字时代的弱势群体跨越数字鸿沟,提升其电子健康素养,特别是传统上的弱势群体,如老年人、离退休及失业人群、患

① 和红,谈甜.人口老龄化背景下家庭成员慢性病与压力感知度的代际传递:基于中国健康与营养调查数据的分析[J].社会建设,2022,9(1):60-73.
② 胡宇帆,陈璐,邓悦,等.老年慢性病病人电子健康素养现状及影响因素[J].护理研究,2023,37(19):3442-3447.
③ 方肖肖,许婉纯,卢珊,等.中国城乡慢性病患者健康相关生命质量及其影响因素分析[J].中国公共卫生,2022,38(7):833-837.
④ GÓMEZ-TRIGUEROS I M, DE ALDECOA C Y, TRIGUEROS I M G, et al. The digital gap in the educational context: education and learning for the digital citizen [J]. Research in Education and Learning Innovation Archives, 2023(30): 39-45.

有慢性病的人群等。具体而言，一方面，可以进一步提升农村健康教育水平，促进农村就业，形成良性循环；另一方面，需要开展数字适老化措施，关注老年人的需求，同时对不便行动者、长期慢性病患者等特殊群体进行针对性的培训。

其次，政府应该鼓励和引导企业、社会组织等社会力量积极参与农村居民电子健康素养的提升，例如设置健康管理服务点、发放健康产品优惠券等，以便充分发挥农村社区共同体在社会支持供给上的作用，更好地促进农村居民的健康管理。另外，在数字经济逐渐成为驱动乡村振兴重要力量的今天，也需要利用数字化赋能乡村发展的机遇，引导各个主体提供电子化健康服务，达到电子健康普惠化的效果。

此外，村干部应该鼓励形成相互信任、相互支持的村内社会网络，尤其需要对非独生家庭给予物质上和精神上的支持，以为电子健康素养的可持续发展注入动能。

总的来说，要促进农村电子健康素养的提升，就必须要形成相互支持的政策系统、相互依赖和相互影响的不同主体间关系系统以及相互促进的基础设施和技术系统，依托各个子系统之间的互动，充分为电子健康素养赋能。

第四节　慢性病患者电子健康素养调查

慢性非传染性疾病（简称慢性病），涵盖了诸如心脑血管疾病、癌症、糖尿病以及慢性阻塞性肺疾病等[1]。据统计，高达88.5%的中国人因慢性病离世，且慢性病所引发的疾病负担近乎占到总体负担的70%[2]。

---

[1] NUGENT R. Preventing and managing chronic diseases[J]. BMJ, 2019, 364: l459.

[2] ZHOU M, WANG H, ZENG X, et al. Mortality, morbidity, and risk factors in China and its provinces, 1990-2017: a systematic analysis for the global burden of disease study 2017 [J]. Lancet, 2019, 394(10204): 1145-1158.

值得注意的是,慢性病带来的经济压力增速已远超整体疾病负担与国内生产总值的增速[1]。由于其高患病率、高死亡率及沉重的疾病负担,慢性病现已由单纯的医学议题上升为社会公共问题。《健康中国行动(2019—2030年)》强调了提升全民健康素养的重要性,这被视为提升整体健康水平最为根本、经济和有效的手段之一[2]。特别是在"互联网+"时代背景下,电子健康素养作为健康素养的现代延伸,对改善个体健康状况具有不可忽视的作用[3]。大量研究揭示,电子健康素养的高低与慢性病患者的健康结果紧密相关[4]。然而,当前我国慢性病患者普遍显示出较低的电子健康素养水平[5][6]。同时,现有的关于慢性病与电子健康素养的研究往往存在研究样本单一、缺乏代表性以及因素分析不全面等问题[7][8][9]。鉴于此,为了推动"健康中国"战略的实施,并致力于提升慢性病患者的生命质量,本节将依托PBCIR的调查数据,对中国慢性病患

①　李配瑶,王黎君.中国人群重点慢性病疾病负担现状[J].包头医学院学报,2017,33(7):138-141.

②　健康中国行动推进委员会.健康中国行动(2019—2030年)[EB/OL].(2019-07-15)[2024-01-20].https://www.gov.cn/xinwen/2019-07/15/content_5409694.htm.

③　吴昊,刘冰,校益章,等.十堰市居民慢性病健康素养水平及影响因素分析[J].职业与健康,2023,39(5):649-652.

④　WANG Y, CHEN T, GAN W, et al. Association among high blood pressure health literacy, social support and health-related quality of life among a community population with hypertension: a community-based cross-sectional study in China [J]. BMJ Open, 2022, 12(6): e57495.

⑤　李梦华,秦文哲,徐凌忠,等.泰安市不同地区中老年居民电子健康素养现状及其影响因素分析[J].中国公共卫生,2021,37(9):1328-1332.

⑥　SHIFERAW K B, TILAHUN B C, ENDEHABTU B F, et al. E-health literacy and associated factors among chronic patients in a low-income country: a cross-sectional survey [J]. BMC Medical Informatics and Decision Making, 2020, 20(1): 181.

⑦　江悦妍,尹心红,王志敏,等.衡阳地区高血压患者电子健康素养现状及影响因素[J].职业与健康,2021,37(15):2074-2078.

⑧　张振香,任慧,平智广,等.脑卒中患者电子健康素养现状及影响因素研究[J].中国全科医学,2021,24(22):2850-2854.

⑨　郑嘉祺.糖尿病足高风险患者电子健康素养与足部自我护理行为相关研究[D].天津:天津医科大学,2020.

者的电子健康素养及其影响因素进行深入分析，旨在为相关政策制定和实践操作提供坚实的数据基础。

一、慢性病患者电子健康素养调查方法

（一）调查对象

本研究数据来源于2023年6—9月在全国范围内开展的一项横断面调查研究，覆盖我国34个省份，共计148个城市。在城市、区县均为等概率抽样，在社区层面为配额抽样，由调查员进行一对一、面对面调查。数据具有良好的样本代表性和数据质量，已通过伦理审查。调查针对个体进行，被访者要求18岁以上，能独立或在调查员帮助下理解相关问题，愿意配合且无认知功能障碍。调查问题主要包括居民的社会人口学特征、家庭特征、健康行为及素养、患病情况、生理及心理健康状况等。本研究将患有一种或多种慢病且年龄在18岁以上的人群纳入分析，最终共有12 271份有效问卷。调查对象的基本情况如表5-6所示。

表5-6　慢病样本结构

项　　目	人数/人	占比/%	项　　目	人数/人	占比/%
性别			民族		
男	6 082	49.56	汉族	10 941	89.16
女	6 189	50.44	少数民族	1 330	10.84
职业状态			最高文化程度		
在职	4 280	34.88	初等教育及以下	2 949	24.03
学生	1 301	10.60	中等教育	4 407	35.91
无固定职业	2 031	16.55	高等教育	4 915	40.05
待业/失业/无业	1 501	12.23	年龄		
离/退休	3 158	25.74	18～35岁	2 928	23.86
所在地区			36～59岁	5 481	44.67
西部	4 598	37.47	60岁及以上	3 862	31.47
中部	2 533	20.64	常住地		
东部	5 140	41.89	农村	4 534	36.95

续　表

项　目	人数/人	占比/%	项　目	人数/人	占比/%
慢病种类			城镇	7 737	63.05
一种慢病	7 517	61.26	户口性质		
多种慢病	4 754	38.74	农业户口	6 538	53.28
婚姻状况			非农业户口	5 733	46.72
未婚	2 588	21.09	独居状况		
已婚	8 399	68.45	非独居	9 695	79.01
离异	427	3.48	独居	2 576	20.99
丧偶	857	6.98	家庭社会地位		
家庭人均月收入			低	1 599	13.03
3 000元及以下	3 905	31.82	中	8 905	72.57
3 001～6 000元	5 219	42.53	高	1 767	14.40
6 001元及以上	3 147	25.65	不同慢病		
是否独生			高血压	4 827	39.34
否	10 231	83.38	糖尿病	1 877	15.30
是	2 040	16.62	呼吸系统疾病	1 054	8.59
自评生命质量			消化系统疾病	1 464	11.93
差（0～60）	3 479	28.35			
中（61～80）	5 065	41.28			
好（81～100）	3 727	30.37			

（二）问卷设计

本报告所使用的问卷题目主要包括3个部分。

第一部分为患者的一般资料调查表，同总报告调查问卷一致。

第二部分为健康相关生活质量，由EuroQol Five Dimensions Questionnaire（EQ-5D-3L）进行测量，包括5个维度和1个健康自评。5个维度分别为行动、自我照顾、平常工作、身体疼痛、沮丧/焦虑，每个维度有3种水平：没有任何问题、有中度问题、有重度问题，因此共有243种健康状态。健康自评（Visual Analogue Scale，VAS）是调查对象对自身健康状况的主观评分，评分范围为0～100分，分值越高，表现自我健康状态越好。Cronbanch's α 系数为0.820，经效度检验KMO的值为0.741。

第三部分为简化的电子健康素养量表（The Simplified Chinese Version of eHeaLiteracy Scale, eHEALS-SF），用以衡量个人电子健康知识水平。该量表为李克特5级评分量表。从非常不同意、不同意、不确定、同意、非常同意分别赋分1分、2分、3分、4分和5分。我们的调查从原始的8个条目进行筛选，保留了其中5个条目，分别为："我知道网上哪里可以找到有用的健康资源"；"我知道如何在网上找到有用的健康资源"；"我知道如何利用网上的健康信息来帮助自己"；"我具备评价网上健康资源好坏的能力"；"我有使用网络信息来做出健康决策的自信"。上述5个条目分属3个维度，分别是网络健康信息与服务的应用能力、评判能力和决策能力。该量表具有良好的信效度。

（三）统计方法

采用SPSS 26.0软件进行统计分析。同总报告调查问卷一致，$p <$ 0.05（双尾），差异有统计学意义。

二、慢性病患者电子健康素养调查结果

（一）社会人口学特征

根据研究结果，我们可以看到受访者的性别分布呈现出接近1∶1的比例，女性受访者略多于男性。在职的受访者占比最高，占据了总体受访者的34.88%。相比之下，学生、无固定职业、待业／失业／无业的受访者分布较为均匀，其占比在10.60%～25.74%之间波动。

关于家庭人均月收入，3 001～6 000元家庭人均月收入的受访者占比最高，达到42.53%，而家庭人均月收入在3 000元及以下的受访者占比达到31.82%。在民族分布方面，汉族受访者占比达到89.16%，而少数民族受访者占比为10.84%。在文化程度分布方面，接受过高等教育的受访者占比最高，达到40.05%；其次是接受过中等教育的受访者，占比为35.91%；相比之下，初等教育及以下的受访者占比最低，为24.03%。在年龄分布方面，36～59岁的受访者占比最高，达到

44.67%；18～35岁的受访者占比为23.86%，60岁及以上的受访者占比为31.47%。关于常住地分布，近三成受访者的常住地为农村，近七成为城镇。在家庭社会地位分布中，家庭社会地位中等的受访者占比最高，达到72.57%。最后，户口类型分布显示，53.28%的受访者为农业户口，46.72%的受访者为非农业户口。这些分布数据提供了研究慢性病患病率及相关因素的重要背景信息，有助于更深入地理解这一健康问题。

（二）慢性病患者电子健康素养得分情况

在本次调查中，慢性病受访者的电子健康素养总体得分为（15.73±5.39）分（见图5-39），显示出慢性病患者在电子健康素养上处于较低水平。从维度得分来看，网络健康信息与服务的应用能力得分为3.18，评判能力得分为3.11，决策能力得分为3.07（见图5-40）。从各个条目的得分情况来看，受访者普遍倾向于选择"不确定"或"同意"这样中立但偏积极的选项。受访者在电子健康素养各条目上的得分情况如图5-41所示。

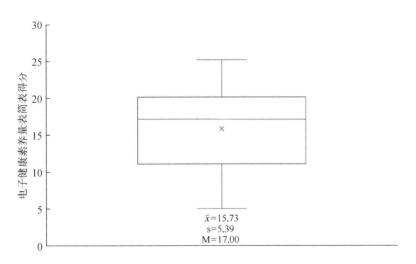

图5-39　慢性病患者电子健康素养量表简表得分

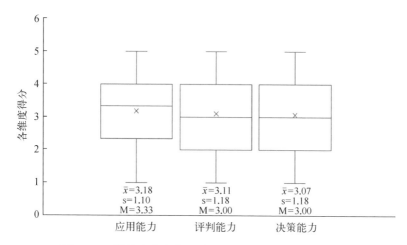

图5-40　慢性病患者电子健康素养量表简表各维度得分

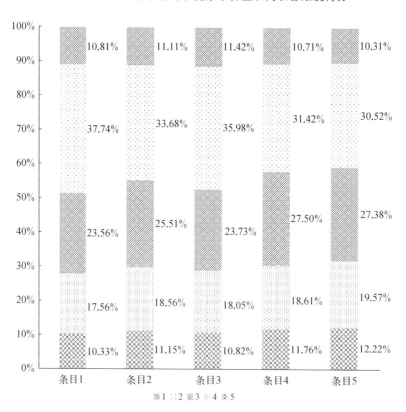

图5-41　我国慢性病患者电子健康素养各个条目得分情况

注：条目1="我知道网上哪里可以找到有用的健康资源"；条目2="我知道如何在网上找到有用的健康资源"；条目3="我知道如何利用网上的健康信息来帮助自己"；条目4="我具备评价网上健康资源好坏的能力"；条目5="我有使用网络信息来做出健康决策的自信"。

总的来说,调查发现患有慢性病的受访者在电子健康素养方面整体表现中等偏好,他们普遍具备了一定的网络健康信息应用、评判和决策能力,对于利用网络资源来帮助自己的信心也较强。这些结果反映出患有慢性病的受访者在电子健康素养方面的现状及不足,也为进一步提升居民的电子健康素养提供了方向。

(三) 慢性病患者电子健康素养的群体差异

1. 性别差异

性别与电子健康素养之间关系的独立样本 t 检验发现,男性与女性在电子健康素养上存在显著差异。男性样本的平均得分为15.97,标准差为5.26;女性样本的平均得分为15.50,标准差为5.41(见图5-42)。t 检验结果显示,t 值为4.83,p 值小于0.001,说明性别差异显著,男性得分较女性略高(见图5-42)。

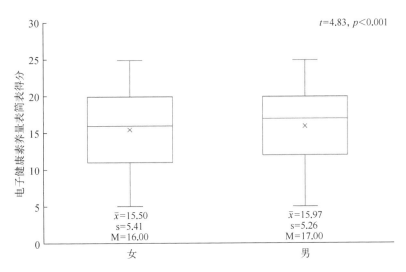

图5-42 不同性别慢性病患者电子健康素养得分

2. 民族差异

研究结果表明,在电子健康素养方面,汉族和少数民族的受访者之间存在一些差异。汉族受访者的平均得分为15.80,标准差为5.34,而少数民族受访者的平均得分为15.21,标准差为5.28(见图5-43)。通过进行t检验分析,结果显示汉族和少数民族受访者在电子健康素养方面的差异并不显著,t值为3.79,对应的p值小于0.001(见图5-43)。

3. 户口性质差异

研究发现,城镇户口与农业户口的受访者在电子健康素养上存在显著差异。城镇户口的受访者的平均得分为16.97,标准差为4.86;农

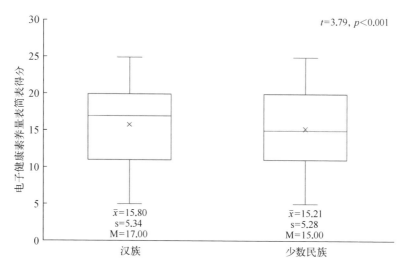

图5-43　不同民族的慢性病患者电子健康素养得分

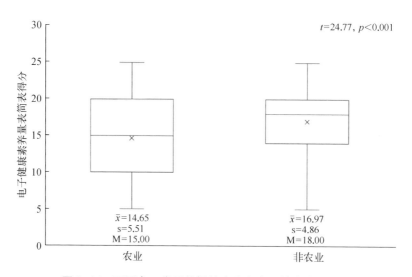

图5-44　不同户口类型的慢性病患者电子健康素养得分

业户口的受访者的平均得分为14.65,标准差为5.51(见图5-44)。*t*检验结果显示,*t*值为24.77,*p*值小于0.001,说明户口性质的差异显著,城镇户口的受访者的得分显著高于农业户口的受访者。

4. 常住地差异

研究发现,城市和农村地区的受访者在电子健康素养方面存在显著差异。在本研究中,我们分别对城市和农村地区的受访者进行了调查,城镇受访者的电子健康素养平均得分为16.60,标准差为5.01;而农村受访者的电子健康素养平均得分为14.25,标准差为5.55(见图5-45)。通过进行*t*检验,我们发现常住地对个体电子健康素养的影响是显著的,*t*值为23.44,相应的*p*值小于0.001,表明城镇受访者的电子健康素养得分显著高于农村受访者。进一步进行方差分析时,我们得到了*F*值为27.89,*p*值小于0.001,这进一步确认了常住地对个体电子健康素养的显著影响。这一结果强调了城镇和农村地区之间电子健康素养水平的差异,可能反映了不同地区居民在获取和利用电子健康信息方面的差异,为未来的健康教育和政策制定提供了有价值的信息。

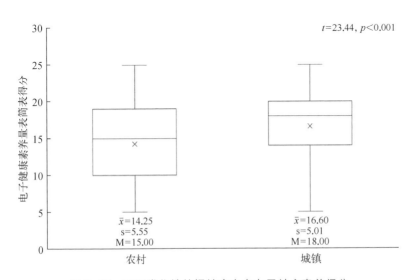

图5-45　不同常住地的慢性病患者电子健康素养得分

5. 居住状态差异

研究发现，非独居的受访者的电子健康素养平均得分为15.72，标准差为5.30；而独居的受访者的电子健康素养平均得分为15.76，标准差为5.47（见图5-46）。通过进行 t 检验，我们发现独居和非独居状态对个体电子健康素养的影响存在显著差异，t 值为−0.34，相应的 p 值为0.74，大于0.05，这表明尽管独居受访者的电子健康素养得分稍高于非独居受访者，但独居和非独居受访者之间的差异无统计学意义。除此之外，方差分析的结果显示 F 值为0.870，p 值为0.351，这进一步证实独居状况对电子健康素养的影响并不显著，与 t 检验结果相同。

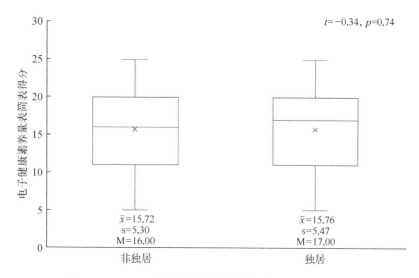

图5-46 不同居住状态的慢性病患者电子健康素养得分

6. 独生情况差异

研究发现，非独生的受访者的电子健康素养平均得分为15.48，标准差为5.36；而独生子女的受访者的电子健康素养平均得分为16.98，标准差为5.06（见图5-47）。通过进行 t 检验，本研究发现是否为独生子女在电子健康素养方面存在显著差异，t 值为−12.12，相应的 p 值小于0.001，这表明是否为独生子女的差异在慢性病患者电子健康素养得分

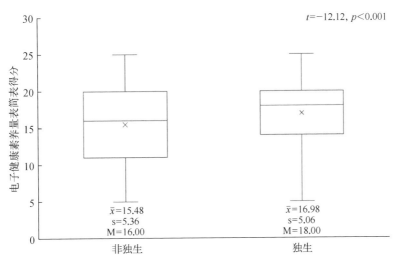

图5-47 慢性病患者是否独生与电子健康素养得分情况

方面是显著的,且独生子女的电子健康素养得分明显高于非独生受访者。这一结果突出了是否为独生子女对电子健康素养的重要性,可能反映了家庭背景和教育对个体电子健康素养的影响。这个发现为未来的健康教育和家庭政策制定提供了有价值的信息。

7. 年龄差异

研究结果发现,不同年龄段的受访者在电子健康素养得分上存在显著差异。18～35岁、36～59岁和60岁及以上组别的平均得分分别为18.17、16.79和12.38。通过进行ANOVA分析,我们得知年龄对电子健康素养有显著影响,这是因为组间的F值为1 318.38,p值小于0.001,进一步强调了年龄在评估电子健康素养中的重要性(见图5-48)。进一步的事后比较分析揭示了不同年龄组之间的具体差异。具体而言,18～35岁组与36～59岁组之间的差异为1.38,p值小于0.001,表明较年轻的成年群体在电子健康素养上得分更高。而18～35岁组与60岁及以上组之间的差异更为显著,平均得分差异高达5.79,显示了不同代际之间的较大差异。此外,36～59岁组与60岁及以上组别之间的平均得分差异也较为显著,为4.41。综合而言,这些结果进一步验证了年

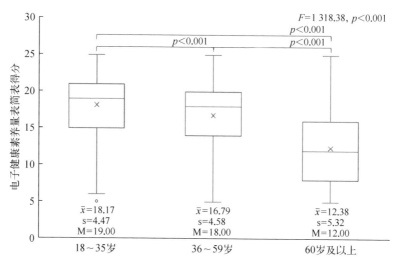

图5-48　不同年龄的慢性病患者电子健康素养得分

龄对个体电子健康素养的显著影响，同时也揭示了不同年龄段之间的具体差异，为进一步的研究和干预措施的制定和实施提供了有价值的信息。

8. 学历差异

研究结果表明，不同文化程度的受访者在电子健康素养得分上存在显著差异。接受过初等教育及以下、中等教育和高等教育受访者的平均得分分别为12.03、16.01和17.90。通过进行ANOVA分析，我们得知文化程度对电子健康素养有显著影响，这是因为组间的F值为1 195.06，p值小于0.001，进一步强调了文化程度在评估电子健康素养中的显著性（见图5-49）。进一步的事后比较分析揭示了不同文化程度组之间的具体差异。具体而言，初等教育及以下组与中等教育组之间的差异为−3.974，中等教育组与高等教育组之间的差异为1.891，表明较低文化程度的受访者在电子健康素养上得分更低。

9. 职业状态差异

职业状态与电子健康素养之间关系的单因素分析结果表明，受访者是否在职在电子健康素养得分上存在显著差异。通过ANOVA分

析,结果表明职业状态与电子健康素养之间的差异在统计上是显著的,
F值为477.38,p值小于0.001,进一步凸显了职业状态在电子健康素养
评估中的显著性,为进一步研究和判定有针对性的干预措施奠定了基
础(见图5-50)。

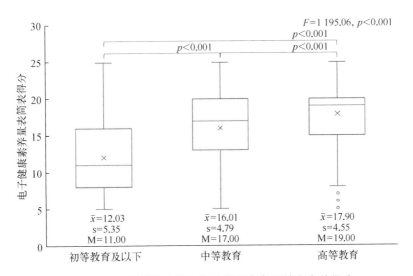

图5-49　不同教育水平的慢性病患者电子健康素养得分

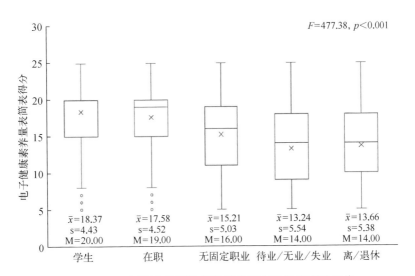

图5-50　不同职业类型的慢性病患者电子健康素养得分

10. 不同家庭人均月收入差异

家庭人均月收入与电子健康素养之间关系的单因素分析结果表明，家庭人均月收入与受访者的电子健康素养得分存在显著的相关关系。具体来说，家庭人均月收入在 3 000 元及以下的受访者平均得分为13.90，收入在 3 001～6 000 元之间的受访者平均得分为15.97，而收入在 6 001 元及以上的受访者平均得分为17.60。通过 ANOVA 分析，我们发现组间的 F 值为459.30，且 p 值小于0.001，这明确地表明家庭人均月收入对个体电子健康素养得分有显著的影响。进一步的事后比较分析也验证了这一点，结果显示家庭人均月收入在 3 000 元及以下的受访者与收入在 3 001～6 000 元以及 6 001 元及以上的受访者之间的电子健康素养得分存在显著差异，p 值均小于0.05。此外，家庭人均月收入在 3 001～6 000 元的受访者与收入在 6 001 元及以上的受访者之间的得分差异也是显著的（见图5-51）。这些结果再次强调了家庭经济状况在影响个体电子健康素养上的重要作用。

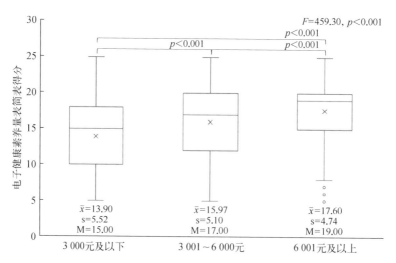

图5-51　不同家庭收入的慢性病患者电子健康素养得分

11. 不同家庭社会地位差异

家庭社会地位与电子健康素养之间关系的单因素分析发现，不同家庭社会地位的受访者在电子健康素养得分上存在显著的差异。具体来说，低社会地位的受访者平均得分为14.72，中社会地位的受访者平均得分为15.77，而高社会地位的受访者平均得分为16.47，而整体平均得分为15.65。通过ANOVA分析，我们发现组间的F值为46.11，且p值小于0.001，这表明家庭社会地位对个体电子健康素养的得分有显著的影响（见图5-52）。进一步的事后比较分析也验证了这一点，结果显示低家庭社会地位与中家庭社会地位、低家庭社会地位与高家庭社会地位，以及中家庭社会地位与高家庭社会地位的受访者在电子健康素养得分上都存在显著差异，p值均小于0.05。上述结果再次强调了家庭社会地位在慢性病患者个体电子健康素养中的重要影响作用。

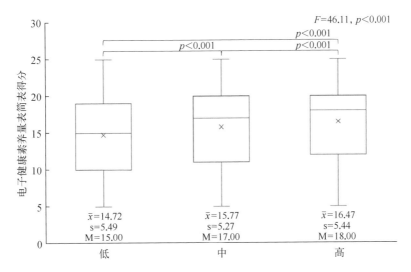

图5-52　不同家庭社会地位的慢性病患者电子健康素养得分

12. 其他变量与电子健康素养的关系

研究发现，单病种患者的电子健康素养远高于多病种患者，单病种受访者的电子健康素养平均得分为16.43，而多病共存的受访者平均分只有14.62，二者的差异有统计学意义。除此之外，不同疾病人群的电子健康素养也存在差异。具体来说，消化系统疾病受访者电子健康素养平均得分最高，为16.35；呼吸系统疾病的受访者平均得分次之，为16.15；高血压疾病受访者平均得分为14.79，排名第三；糖尿病的受访者平均得分最低，为14.35（见图5-53～图5-57）。此外，疾病发病率与电子健康素养得分成反比。分析原因，糖尿病、高血压患病率高，社

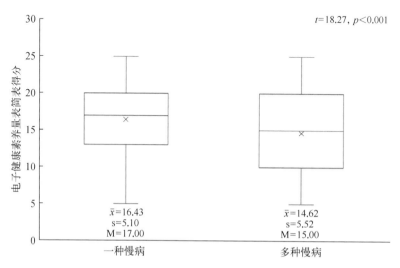

图5-53　不同疾病数量的慢性病患者电子健康素养得分

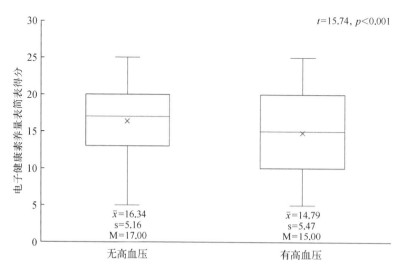

图5-54　有无高血压的慢性病患者电子健康素养得分

区普及度高,且由于高血压相关并发症较糖尿病更加凶险,因此高血压受访者的电子健康素养得分略高于糖尿病受访者,呼吸系统疾病及消化系统疾病患病率相较于糖尿病高血压低,但危险性高,一旦患者患有该疾病,则会全面搜索相关信息。

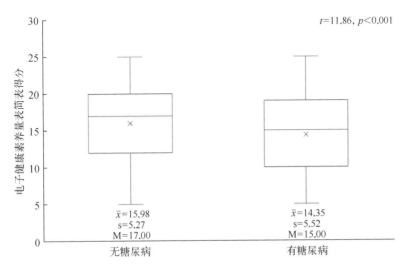

图5-55　有无糖尿病的慢性病患者电子健康素养得分

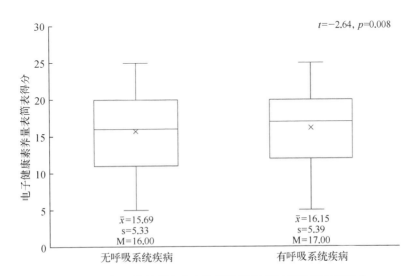

图5-56　有无呼吸系统疾病的慢性病患者电子健康素养得分

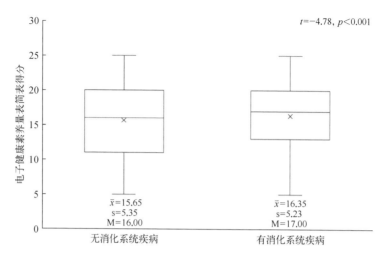

图5-57　有无消化系统疾病的慢性病患者电子健康素养得分

本研究的结果显示，生命质量越高的慢性病受访者，反映出更高的电子健康素养，通过ANOVA分析，我们发现组间的F值为306.39，p值小于0.001，这表明拥有不同生活质量的受访者的电子健康素养得分有显著差异。事后比较分析进一步揭示了这一点，电子健康素养得分随着生活质量的提高而升高，p值均小于0.001。由于横断面分析无法得出因果关系，本研究认为高电子健康素养使得参与者有更好的生活质量（见图5-58）。

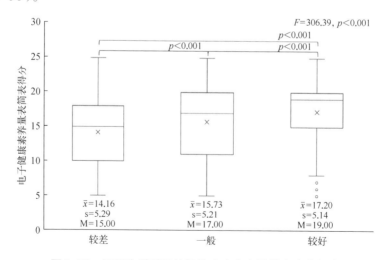

图5-58　不同生活质量的慢性病患者电子健康素养得分

三、慢性病患者电子健康素养影响因素

（一）主要发现概述

我们运用统计分析方法,包括t检验和方差分析,来探索中国慢性病患者的电子健康素养与人口学变量之间的关联性。研究结果表明,性别、年龄、最高文化程度、家庭人均月收入、家庭社会地位、所在省份、慢性病种类及数量、生命质量是影响个体电子健康素养的重要因素。具体来看,男女在电子健康素养上存在显著差异,不同年龄段和教育程度的人群在电子健康素养得分上呈现不同的趋势,家庭收入、家庭社会地位与个体电子健康素养正相关,不同省份的受访者在电子健康素养得分上存在显著差异,且慢性病的数量与种类存在显著相关关系。事后检验进一步验证了上述变量与电子健康素养之间的显著关系。这些发现为我们深入探讨和解读这些关系提供了坚实的基础。

（二）结果的解释和意义

1. 女性慢性病患者的电子健康素养值得关注

本研究结果显示男性慢性病患者的电子健康素养得分高于女性,这与丛新霞等人的研究结果相同[①]。丛新霞等人通过分析山东省泰安市不同慢性病患者电子健康素养发现,男性慢性病患者的电子健康素养合格率（12.81%）高于女性慢性病患者（7.34%）,且男性电子健康素养总分及应用能力、评判能力和决策能力3个维度得分均高于女性。分析原因,与其调查人群中男性受教育程度较高,有效利用网络信息资源能力更强有关。因此,今后应针对不同特征的人群加强健康教育,以提高全民的电子健康素养水平。

除此之外,笔者认为结果可能也与我国传统文化中男性作为家庭

[①] 丛新霞,马效恩,徐凌忠,等.泰安市不同性别慢性病患者电子健康素养现状及其影响因素分析[J].中国公共卫生,2021,37（9）: 1337-1342.

经济支撑,具有更强的健康责任意识,对健康信息的需求更迫切有关[①]。另一方面,也存在与本研究结果不尽相同的观点。有研究发现,性别对于电子健康素养得分的影响并不显著,甚至与我们的结论不同。这些不同可能与被研究群体的特性有关,如糖尿病患者、大学生群体以及吉林地区的中学生,他们的特殊健康关切、教育背景及经验使得性别差异表现出与本研究不同的趋势。

2. 高龄患者电子健康素养偏低

我们的研究揭示了年龄作为一个重要变量在电子健康素养中的作用,可能因为高龄老年患者的生理、心理机能退化,如视听功能下降甚至丧失,对智能时代的新鲜事物不熟悉,减弱其使用智能设备的信心[②]。此外,老年患者记忆力下降、对精细运动的控制能力下降,也是阻碍其使用智能设备获取医疗健康信息进行医疗保健活动的重要因素[③]。这与之前的研究结果相似。丛新霞等人的调查显示,年龄较大是不同性别慢性病病人的共同影响因素。然而,也有研究结果与本研究的结果相悖。Yang等人的[④]研究显示,年轻人和老年人电子健康素养水平相当,没有显著差异,可能与韩国互联网普及率高有关。

综上所述,年龄对数字健康理解力的影响是一个复杂的现象,它可能受到参与者特性、文化背景、教育层次和健康状况等多重因素的共同影响。这一发现强调了未来研究需深入考察这些影响因素。在应用层面,理解年龄与电子健康素养的关系,有助于我们更精确地构建和推广

---

① 胡宇帆,陈璐,邓悦,等.老年慢性病病人电子健康素养现状及影响因素[J].护理研究,2023, 37(19): 3442-3447.

② WILSON J, HEINSCH M, BETTS D, et al. Barriers and facilitators to the use of e-health by older adults: a scoping review [J]. BMC Public Health, 2021, 21(1): 1556.

③ AN L, BACON E, HAWLEY S, et al. Relationship between coronavirus-related ehealth literacy and Covid-19 knowledge, attitudes, and practices among us adults: web-based survey study [J]. Journal of Medical Internet Research, 2021, 23(3): e25042.

④ YANG E, CHANG S J, RYU H, et al. Comparing factors associated with ehealth literacy between young and older adults [J]. Journal of Gerontological Nursing, 2020, 46(8): 46-56.

健康教育项目,尤其是针对不同年龄层的定制化策略。对于年轻人群,可以利用他们常用的社交媒体和移动应用传递健康信息;对于老年群体,应考虑采用更传统的传播和教育手段。

3. 少数民族患者电子健康素养偏低

上述内容还表明,汉族受访者在电子健康素养方面较少数民族表现突出,汉族受访者的电子健康素养得分略高于少数民族受访者。这一结果与前人研究相似[①]。不同民族受各方面因素的影响,在受教育程度、经济水平、文化习俗等方面可能存在差异,提示民族自治县的健康素养提升工作,要做到一县(区)一策,同时要充分分析当地民族特有的文化习俗。同时,有针对性地对民族文化习俗等进行深入研究,开展有针对性、可行的健康教育策略,在尊重传承民族习俗的基础上,提高少数民族同胞的电子健康素养。

4. 职业、学历和家庭收入及地位是提升慢性病患者电子健康素养关键因素

根据研究,在职人员的电子健康素养水平通常较高。这与袁凤娟的研究结果一致[②]。在职人员一般收入较稳定,文化程度也较高,容易接触到互联网信息,对自身健康的关注度较高,而且会积极主动地去寻求健康知识、提升相关技能。同时,在职人员更频繁地使用各类技术,从而提高了他们的电子健康素养[③]。此外,他们可能有更多的资源和机会来接受相关的培训或教育。研究表明,在农村居民中,职业状态对居民电子健康素养得分的差异并不显著。这可能是因为农村地区的居民可能

① 高颖,孙乐成,王莉莉,等.2018和2020年海南省脱贫地区居民健康素养水平分析[J].中国健康教育,2023,39(2):166-169.
② 袁凤娟.糖尿病患者电子健康素养与自我效能、自我管理的相关性分析[D].新乡:新乡医学院,2016.
③ DESCHÊNES A A. Digital literacy, the use of collaborative technologies, and perceived social proximity in a hybrid work environment: technology as a social binder [J]. Computers in Human Behavior Reports, 2024(13): 100351.

存在共同的环境因素，如低技术接触率或拥有较少的健康教育资源，这些因素可能掩盖了职业状态的效应①。

本研究结果显示，中等学历慢性病人群的电子健康素养高于低学历人群及高学历人群。分析原因，高学历的人群可能比中、低学历的人群更容易获取和理解健康信息，因为他们通常具有更好的阅读理解和信息处理能力。

该项研究凸显了教育水平与数字健康理解能力间的紧密联系。教育是电子健康素养的正向预测因素，较高的教育水平与较高的电子健康素养有关。美国老年人电子健康素养预测因素的研究也显示，除教育因素外，大多数人口学特征与电子健康素养结果关联很小②。教育水平往往与个体处理信息的能力、批判性思维及解决问题的技巧相关联。高学历、高收入人群，有更高的认知能力，能够更好地解决生活与工作中出现的问题，他们更加注重个人健康，能够更加轻松地消化和评价繁杂的健康资讯。另外，他们也有能力寻求更多的资源和途径提升自己的精神和文化需求，也会更加关注自身的心理健康。

在本项研究中，家庭收入水平、家庭社会地位与个人电子健康知识水平呈正相关关系。究其原因，收入水平越高或社会地位越高的患者，拥有更多的健康信息获取渠道，更易获得外界的网络技术支持等。

即使是在农村地区，这一趋势依然存在。研究发现，无论是在农村还是城市，经济状况较好的居民在电子健康素养方面都表现得更为优秀。目前，我国农村居民实现全面脱贫，增加居民收入将对其健康素养

---

① CHEN H, LIU Y, ZHU Z, et al. Does where you live matter to your health? Investigating factors that influence the self-rated health of urban and rural Chinese residents: evidence drawn from Chinese general social survey data [J]. Health and Quality of Life Outcomes, 2017(15): 1-11.

② BERKOWSKY R W. Exploring predictors of ehealth literacy among older adults: findings from the 2020 CALSPEAKS survey [J]. Gerontology and Geriatric Medicine, 2021(7): 1692859997.

产生积极的影响。因此,居民健康素养水平的提升是项系统的社会工作,必须是也应当是当地党委、政府践行将健康融入所有政策的综合成果。综合现有文献,我们可以看出家庭经济水平对个体电子健康素养具有重要影响。不同的研究虽然关注不同的人群和区域,但均强调了经济条件对个体电子健康知识获取的关键作用。家庭收入的提高不仅关联着更多的教育资源和信息访问渠道,还可能与个人的自信心、健康意识和行为模式紧密相关,这些都是提高电子健康素养的关键因素。考虑到电子健康素养在公众健康促进中的重要性,特别是在技术飞速发展的今天,我们的研究结果对于形成电子健康推广策略具有实际的指导意义。为了保证公众能够充分获得电子健康知识,政策制定者和健康教育工作者应该关注家庭经济状况对个体电子健康素养的影响,并采取措施如经济支援和扩大健康教育范围,以促进全民健康。

5. 慢性病种类与数量是患者电子健康素养的重要影响因素

本研究结果显示,慢性病的种类及数量是电子健康素养的预测因素之一。慢性病的发生是长期积累的过程,对健康人群、高危人群、患者开展健康教育,可以提高其慢性病防治素养,纠正不良生活方式,改善患者心理状况和生活质量,及时阻断疾病的发生和进展,降低慢性病发病率和致残率,发挥慢性病的三级预防作用。因此,医疗卫生及健康教育专业机构应齐心协力,在普及健康知识的同时,提高患者的信息搜索及甄别能力,针对不同慢性病患者制定分层防治指南,为基层医疗机构开展健康教育提供核心技术基础,鼓励二、三级医院承担更多的健康教育工作。在积极开展健康教育的同时,还应关注患者素养水平。正确评价健康教育干预措施的实施效果,有助于完善健康教育的不同模式,提高健康教育工作的影响力,进一步提高全体居民的慢性病防治素养。

6. 生命质量高的慢性病患者电子健康素养得分更高

本研究结果显示,受访者的电子健康素养与其生命质量呈正相关关系,即受访者的电子健康素养水平越高,其生命质量得分越高。这与Filabadi等人的[①]研究结果一致。电子健康素养高的受访者,更加关注自身及家人的健康状况,能够有意识地寻找影响其身体状况的正确健康信息,查找、辨别和运用网络健康信息,从而促进个体健康行为并积极解决自身的健康问题,更易获得较高的生活质量[②]。政府部门应重视提高慢性病患者的电子健康素养水平,加强健康知识在社区的宣传,广泛开展健康科普活动,使更多的慢性病人群树立对电子健康素养的正确认识,有效提高电子健康素养水平,从而提升其生命质量。

四、电子健康素养支持慢性病患者健康决策和自我管理

《2021世界卫生统计报告》显示,癌症、心血管疾病、糖尿病和慢性呼吸系统疾病的死亡总数有所上升,成为严重威胁我国居民健康、影响国家经济社会发展的重大公共卫生问题。提升居民的健康素养,是提高全民健康水平最根本的措施之一,健康素养也是国民素质的重要标志。在数字化时代,提升公民的电子健康素养则成为提高全民健康水平最经济、最有效的一种方式。个体的电子健康素养不是与生俱来的,而是需要涵养培育的[③]。慢性病病人及其照顾者存在未满足的信息和教育需求,难以持续获得可靠的健康信息以支持其进行健康决策和自我健康管理。随着互联网与医疗的不断融合,慢性病医防整合呈现数字化、智能化、信息化的特点,健康信息技术提高了医疗资源的可及性,为慢性病管理提供了大量的电子卫生资源。通过本次研究,我们注意到

---

① FILABADI Z R, ESTEBSARI F, MILANI A S, et al. Relationship between electronic health literacy, quality of life, and self-efficacy in Tehran, Iran: a community-based study [J]. Journal of Education and Health Promotion, 2020 (9): 175.

② MILANTI A, CHAN D N S, PARUT A A, et al. Determinants and outcomes of eHealth literacy in healthy adults: A systematic review [J]. Plos One, 2023, 18(10): e0291229.

③ BUSSE T S, NITSCHE J, KERNEBECK S, et al. Approaches to improvement of digital health literacy (eHL) in the context of person-centered care [J]. International Journal of Environmental Research and Public Health, 2022, 19(14): 8309.

慢性病患者在电子健康素养方面整体处于中等水平,有较大的提升空间。这与地区的经济水平、教育程度和信息技术的普及程度等多重因素相关。这意味着在设计电子健康教育和干预措施时,应该考虑到受众的基本情况,并为不同的群体提供定制化的支持和资源。目前,国内外关于电子健康素养的相关研究不断深入,但缺乏纵向研究,电子健康素养评估工具有待完善,影响因素研究不全面,且国内相关干预研究较少。建议今后可在描述性研究的基础上,结合相关理论制订适合我国老年慢性病人群的电子健康素养干预方案。

第五节　长三角地区居民电子健康素养调查

居民健康水平的提升对增强人民幸福感、促进经济发展和社会稳定至关重要。信息技术与产业的快速发展为卫生健康事业带来了黄金发展期,推动卫生健康领域实现质量、效率的深刻变革。党和政府高度重视居民健康,《"健康中国2030"规划纲要》将全民健康作为建设健康中国的根本目的[①],同时《"十四五"全民健康信息化规划》也旨在加快健康信息化建设,以更好地实施健康中国战略[②]。

长三角在数字经济与数字健康方面领跑全国[③]。数字经济已深植于当地居民的生活,并推动了数字健康政策的实施。如上海推进"便捷就医服务"数字化工作,预示医疗服务的数字化转型[④]。同时,长三角各级政府也积极推动数字健康发展,如温州构建的"互联网+医保+医疗+医

---

① "健康中国2030"规划纲要[EB/OL]. (2016-10-25) [2024-01-20]. https://www.gov.cn/zhengce/2016/10/25/content_5124174.htm.

② "十四五"全民健康信息化规划[EB/OL]. (2022-11-09) [2024-01-20]. https://m.gmw.cn/baijia/2022-11/09/1303190362.html.

③ 今天的长三角,越来越像一座城[EB/OL]. (2023-06-05) [2024-01-20]. https://www.thepaper.cn/newsDetail_forward_23365112.

④ 看病更方便了! 上海推进"便捷就医服务"数字化转型[EB/OL].(2021-07-21) [2024-01-20]. http://finance.sina.com.cn/tech/2021-07-21/doc-ikqciyzk6766465.shtml.

药"服务体系①，以及杭州嘉善县建立的首个5G智慧健康屋，实现了与沪杭医疗资源的共享②。这些发展正逐步对居民健康素养提出了新要求。

然而，目前我们对长三角地区居民的电子健康素养水平还缺乏全面的认识。电子健康素养是评价个体在数字经济时代从数字媒体中获取、理解和评估健康信息能力的关键指标，对于提升居民健康意识和整体健康水平至关重要③。尽管已有一些针对长三角特定地区或人群的研究④⑤⑥，但这些研究难以全面反映整个长三角地区的情况，且抽样方法存在局限性。

考虑到电子健康素养对长三角居民未来健康生活方式和可持续发展的重要性，以及在实现"健康中国2030"目标和长三角经济健康稳步发展中的价值，本研究将基于PBICR全国调查数据，深入分析长三角各地区居民的电子健康素养现状，为长三角居民电子健康素养的提升提供支撑。

一、长三角地区居民电子健康素养调查方法

（一）调查对象

本节的研究重点在于分析长三角地区居民的电子健康素养水平。

① 长三角发力数字健康，温州市政府与微医共同打造长三角健共体示范[EB/OL]. (2021-02-01) [2024-01-20]. https://baijiahao.baidu.com/s?id=1690458857650223595&wfr=spider&for=pc.
② "长三角一体化5G智慧健康屋"嘉善全覆盖，长三角居民同享优质医疗[EB/OL]. (2021-11-27) [2024-01-20]. https://wenhui.whb.cn/third/baidu/202111/27/436273.html.
③ 王刚，高皓宇，李英华.国内外电子健康素养研究进展[J].中国健康教育，2017，33（6）：556-558，565.
④ 孟舒娴，沈冲.南京某高校大学生电子健康素养及行为现状调查[J].中国健康教育，2018，34（3）：254-257.
⑤ 奚艳华，徐伟，施艳瑾.上海市静安区高中生电子健康素养现况及其影响因素分析[J].中国健康教育，2021，37（10）：938-941.
⑥ 袁程，魏晓敏，武晓宇，等.中老年居民网络健康信息使用习惯与其电子健康素养的关系研究[J].中国全科医学，2023，26（16）：1989-1994.

研究数据来自总报告中包含的长三角地区部分数据,覆盖了上海市、江苏省、浙江省和安徽省主要城市的居民调查数据,未经任何筛选或额外抽样。因此,本报告的数据和结论具有较高的完整性、可靠性和代表性,能够准确反映长三角地区居民的电子健康素养现状。

（二）调查工具

本调查所使用的工具与总报告相同,包括两个主要方面：一是基本信息调查,包括个人及家庭的基本信息,如年龄、职业、出生地、姓名、性别、学历、居住地、家庭地位及家庭月收入等。二是电子健康素养评估,采用简化的电子素养量表（eHEALS-SF）来衡量个人电子健康知识水平。这是一个5级的李克特量表,分数范围从1分（非常不同意）到5分（非常同意）。我们采纳了该量表原有的8个条目中的5个,涉及网络健康信息与服务的应用能力、评判能力以及决策能力3个主要维度。

（三）数据分析

统计分析主要通过SPSS 26.0软件进行。计数资料采用频次和百分比进行描述；经过正态性检验的计量资料,我们选择用均数 ± 标准差（$\bar{X} \pm \sigma$）来进行描述。为了检验不同的人口统计学特征与电子健康素养得分之间的关系,本研究使用了单因素方差分析、t检验及事后比较分析。在所有的分析中,我们设定显著性水平为$p < 0.05$（双尾）。

二、长三角地区居民电子健康素养调查结果

（一）描述性统计

长三角地区居民电子健康素养调查总体结果如表5-7所示。

表5-7　长三角地区居民一般人口特征

项　目	人数/人	占比/%	项　目	人数/人	占比/%
性别			常住地		
男	2 118	48.53	城镇	2 959	67.80
女	2 246	51.47	农村	1 405	32.20

项　目	人数/人	占比/%	项　目	人数/人	占比/%
民族			户口性质		
汉族	4 274	97.94	非农业	2 298	52.66
少数民族	90	2.06	农业	2 066	47.34
目前职业状态			婚姻状况		
在职	2 249	51.54	未婚	1 142	26.17
学生	615	14.09	已婚	3 045	69.78
无固定职业（或自由职业）	595	13.63	离异	80	1.83
			丧偶	97	2.22
待业/失业/无业	222	5.09%	是否独居		
离/退休	683	15.65	否	3 667	84.03
最高文化程度			是	697	15.97
初等教育及以下	589	13.50	是否独生		
中等教育	1 561	35.77	否	3 060	70.12
高等教育	2 214	50.73	是	1 304	29.88
居住地			家庭人均月收入		
安徽省	1 670	38.27	3 000元及以下	432	9.90
江苏省	1 686	38.63	3 001～6 000元	3 375	77.34
上海市	220	5.04	6 001元及以上	557	12.76
浙江省	788	18.06	家庭社会地位		
年龄分组			低	432	9.90
18～35岁	1 643	37.65	中	3 375	77.34
36～59岁	1 961	44.94	高	557	12.76
60岁及以上	760	17.42			
慢病情况					
无	3 033	69.50			
有	1 331	30.50			

　　电子健康素养评估显示，网络健康信息与服务应用能力维度的得分中（条目1～3），分别有47.39%、44.89%和46.88%的受访者得分为4。在评判能力得分中（条目4），40.70%的受访者得分为4；而决策能力得分中（条目5），39.96%的受访者得分为4（见图5-59）。总体上，长三角地区居民在电子健康素养上表现为中到高水平。

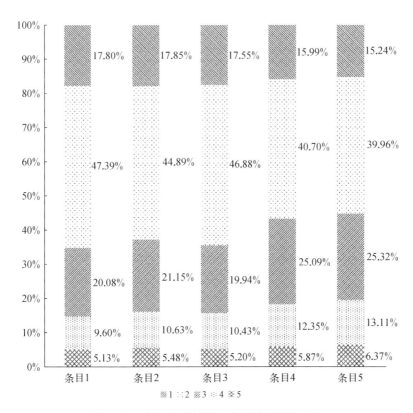

图5-59　长三角地区居民电子健康素养水平

（二）人口学变量与电子健康素养的关系

1. 性别与电子健康素养之间关系的独立样本 *t* 检验

我们发现男性与女性在电子健康素养得分上存在显著差异。男性样本的电子健康素养平均得分为18.06，标准差4.85；女性样本的电子健康素养平均得分为17.49，标准差4.95。*t* 检验结果显示，*t* 值3.86，*p* 值小于0.001，说明不同性别的受访者在电子健康素养得分上差异显著，男性得分较女性略高（见图5-60）。

2. 慢病情况与受访者的电子健康素养之间关系的独立样本 *t* 检验

我们发现有慢病与无慢病的受访者在电子健康素养得分上存在显著差异。有慢病的受访者样本有1 331人，平均得分15.60，标准差5.46；无慢病的受访者样本为3 033人，平均得分18.71，标准差4.32。

t检验结果显示，t值为20.13，p值小于0.001，说明有无慢病的受访者在电子健康素养得分上差异显著，有慢病的受访者得分显著低于无慢病的受访者（见图5-61）。

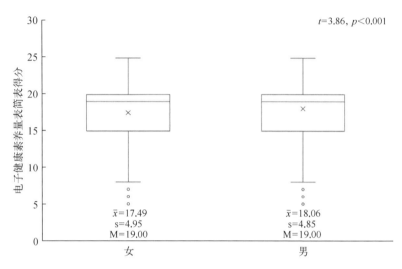

图5-60　长三角地区不同性别居民的电子健康素养得分

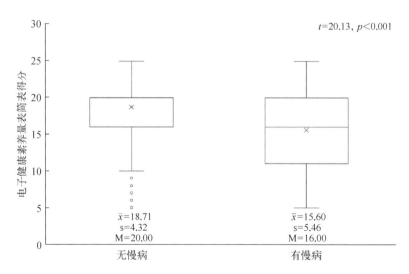

图5-61　长三角地区不同慢病状况居民的电子健康素养得分

3.常住地与受访者的电子健康素养之间关系的独立样本t检验

我们发现城镇与农村的受访者在电子健康素养得分上存在显著差异。城镇受访者样本为2 959人,平均得分18.54,标准差4.37;农村受访者样本为1 405人,平均得分16.13,标准差5.54。t检验结果显示,t值为15.53,p值小于0.001,说明常住地不同导致受访者在电子健康素养得分上差异显著,城市受访者的得分显著高于农村受访者(见图5-62)。

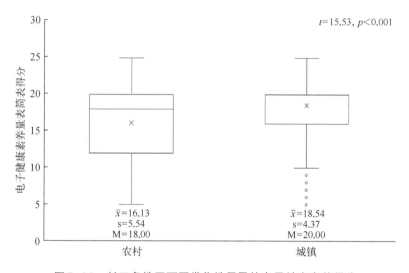

图5-62　长三角地区不同常住地居民的电子健康素养得分

4.年龄与电子健康素养之间关系的单因素分析

不同年龄段的受访者在电子健康素养得分上存在显著差异。具体来说,18~35岁的受访者平均得分为19.75,标准差为3.82;36~59岁的受访者平均得分为17.78,标准差为4.35;而60岁及以上的受访者平均得分为13.44,标准差为3.57。ANOVA分析结果显示,组间的F值为421.63,p值小于0.001,说明了不同年龄的受访者在电子健康素养得分上的差异显著(见图5-63)。事后比较分析显示,18~35岁与36~59岁的受访者和60岁及以上的受访者之间存在差异,而36~59岁与60岁及以上受访者之间也存在显著差异。

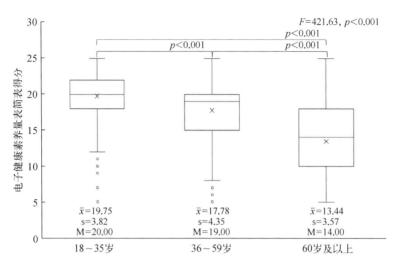

图5-63　长三角地区不同年龄居民的电子健康素养得分

5. 最高文化程度与电子健康素养之间关系的单因素分析

不同文化程度的受访者在电子健康素养得分上存在显著差异。具体来说，接受过初等教育及以下（未接受过正规学历教育/小学）的受访者平均得分为12.76，标准差为5.47；中等教育（初中/中专/高中）的受访者平均得分为17.11，标准差为4.55；而高等教育（大专/本科/硕士/博士）的受访者平均得分为19.56，标准差为3.85（见图5-64）。

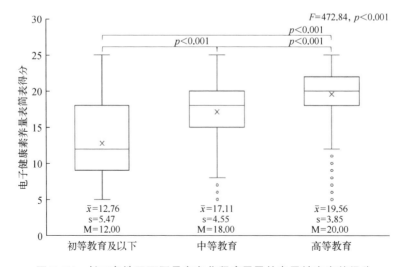

图5-64　长三角地区不同最高文化程度居民的电子健康素养得分

ANOVA分析结果显示,组间的F值为472.84,p值小于0.001,说明不同文化程度的受访者在电子健康素养得分上有显著差异。事后比较显示,初等教育及以下与中等教育、高等教育,中等教育与高等教育的受访者在电子健康素养得分上都存在显著差异。

　6. 职业状态与电子健康素养之间关系的单因素分析

　我们观察到了不同职业状态的受访者之间的显著差异。学生的平均得分为20.14,标准差为3.54;在职人员的平均得分为18.66,标准差为4.27;无固定职业或自由职业者的平均得分为17.07,标准差为4.74;待业、失业或无业的人的平均得分为15.59,标准差为5.70;离退休人员的平均得分为14.01,标准差为5.38(见图5-65)。ANOVA分析结果显示,组间的F值为176.06,p值小于0.001,说明不同职业状态的受访者在电子健康素养得分上有显著差异。事后比较分析显示,不同职业状态的受访者的电子健康素养得分存在显著差异。特别是学生与其他职业状态之间,以及待业/失业/无业人员与在职人员之间的得分差异尤为显著。

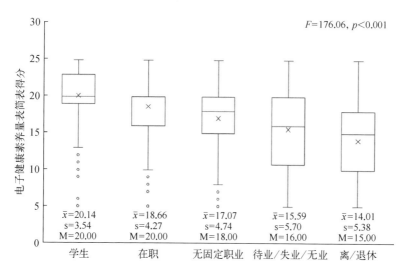

图5-65　长三角地区不同职业状态居民的电子健康素养得分

7. 婚姻状况与电子健康素养之间关系的单因素分析

不同婚姻状况的受访者在电子健康素养得分上存在显著差异。具体来说，未婚者的平均得分为19.74，标准差为3.80；已婚者的平均得分为17.18，标准差为5.00；离异者的平均得分为17.74，标准差为4.55；而丧偶者的平均得分为12.98，标准差为5.85（见图5-66）。ANOVA分析结果显示，组间的F值为130.05，p值小于0.001，说明不同婚姻状况的受访者在电子健康素养得分上有显著差异。事后比较分析进一步揭示，未婚与已婚、未婚与离异及未婚与丧偶者之间的电子健康素养得分均表现出显著的差异。而在已婚与离异者之间的得分对比中，没有发现明显的差异。

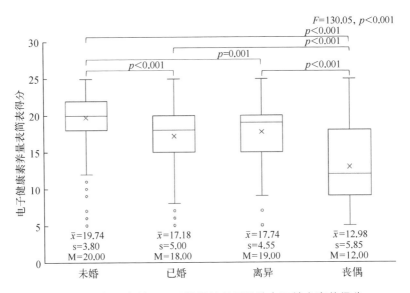

图5-66　长三角地区不同婚姻状况居民的电子健康素养得分

8. 家庭人均月收入与电子健康素养之间关系的单因素分析

不同家庭人均月收入的受访者在电子健康素养得分上存在显著差异。具体来说，家庭人均月收入为3 000元及以下的受访者平均得分为15.48，标准差为5.40；收入在3 001～6 000元的受访者平均得分为17.55，标准差为4.84；而6 001元及以上收入的受访者平均得分为

19.08，标准差为4.29（见图5-67）。ANOVA分析结果显示，组间的F
值为140.49，p值小于0.001，说明家庭人均月收入在电子健康素养得分
上有显著差异。事后比较分析显示，家庭人均月收入为3 000元及以下
的受访者与收入为3 001～6 000元以及6 001元及以上的受访者在电
子健康素养得分上均存在显著差异，p值均小于0.05。同时，家庭人均
月收入为3 001～6 000元的受访者与6 001元及以上收入的受访者之
间也表现出显著差异。

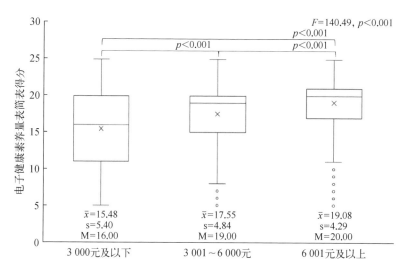

图5-67　长三角地区不同家庭人均月收入居民的电子健康素养得分

（三）各地区居民电子健康素养的差异比较

1. 长三角地区电子健康素养水平的省际比较

从电子健康素养总分上来看，中国各省区市的电子健康素养得分总
分范围在16.09～19.37之间，全国平均得分为17.40。在长三角地区中，
上海的得分为18.95，位于全国前列，仅次于新疆和北京，明显高于全国
平均得分；江苏的得分为18.01，略低于上海但仍然高于全国平均得分；
浙江的得分为17.76，虽然低于上海和江苏，但也高于全国平均得分；安
徽的得分为17.36，与浙江得分相近，但是低于全国平均得分。整体上，
长三角地区的电子健康素养得分普遍高于全国平均水平，显示出该地区

居民在电子健康素养上的相对优势。长三角地区的平均电子健康素养得分为18.02，与西北地区持平，均高于全国的平均得分。在与其他地区的对比中，长三角地区的得分与华北地区的18.36和东北地区的18.29相比略有不及，但这些差异并不显著。然而，长三角地区相对于华东地区的17.81、中南地区的17.43、西南地区的17.64以及港澳地区的17.65，都展现出了明显的优势。尤其是在与中南和西南地区的对比中，长三角地区的得分显著领先，凸显了该地区在电子健康素养方面的强劲实力。

从电子健康素养水平细分维度得分来看，长三角地区均显现出其特有的竞争优势。具体而言，长三角地区在各维度上的平均得分如下：应用能力为3.65分，评判能力为3.53分，决策能力为3.52分。相较于全国的平均得分，即应用能力3.52分、评判能力3.43分和决策能力3.40分，长三角地区在每一个维度上都略微超出。更为突出的是，与中南地区（平均得分：应用3.44分，评判3.36分，决策3.33分）以及西北地区（平均得分：应用3.42分，评判3.39分，决策3.37分）相比，长三角地区在这3个维度的得分都明显更为出色。而与华北地区（平均得分：应用3.66分，评判3.59分，决策3.57分）和东北地区（平均得分：应用3.61分，评判3.59分，决策3.55分）进行比较时，长三角地区展现出细微的差异。具体而言，长三角地区在应用能力上的得分为3.65分，略低于华北地区的3.66分，但超过东北地区的3.61分。然而，在评判能力上，长三角地区的得分低于华北、东北2个地区。在决策能力方面，长三角地区以3.52分的得分略低于华北的3.57分，同时也略低于东北地区的3.55分。此外，与华东地区的其他省份和港澳地区比较，长三角地区有一定优势。总体而言，这些数据支撑了长三角地区在电子健康素养领域的优异表现，不仅总得分领先，而且在应用、评判和决策3个子维度上，其表现同样十分出色。

2. 长三角地区电子健康素养水平的内部比较

长三角三省一市在电子健康素养上表现出一定的差异。从总分来看，上海位列首位，其次是江苏，而浙江和安徽的得分相对较低，但差

表5-8　各省电子健康素养量表简表总分及各维度得分均值（按总分排序）

区　　域	应用能力	评判能力	决策能力	eHEALS-SF总分
全国	3.52	3.43	3.40	17.40
新疆	3.91	3.84	3.80	19.37
北京	3.85	3.77	3.74	19.06
上海	3.81	3.70	3.76	18.95
黑龙江	3.69	3.66	3.57	18.32
辽宁	3.70	3.64	3.58	18.30
山东	3.70	3.60	3.56	18.27
甘肃	3.69	3.58	3.56	18.2
青海	3.64	3.64	3.56	18.13
江苏	3.66	3.55	3.48	18.01
山西	3.64	3.54	3.54	18.00
西藏	3.60	3.61	3.51	17.91
天津	3.58	3.55	3.54	17.83
浙江	3.60	3.50	3.46	17.76
湖南	3.61	3.48	3.35	17.75
河北	3.58	3.50	3.47	17.71
内蒙古	3.56	3.53	3.50	17.69
云南	3.59	3.47	3.45	17.68
港澳	3.60	3.46	3.39	17.65
吉林	3.50	3.51	3.44	17.47
安徽	3.54	3.38	3.36	17.36
福建	3.49	3.44	3.39	17.31
宁夏	3.50	3.38	3.33	17.20
贵州	3.48	3.42	3.33	17.18
广东	3.47	3.39	3.35	17.16
广西	3.45	3.36	3.37	17.07
四川	3.45	3.35	3.33	17.03
江西	3.44	3.30	3.27	16.87
河南	3.40	3.33	3.31	16.83
重庆	3.43	3.27	3.25	16.80
湖北	3.35	3.35	3.31	16.70
海南	3.34	3.23	3.22	16.47
陕西	3.24	3.21	3.18	16.09

距不大。在应用能力维度上，上海再次领先，得分为3.81分，超过其他3个省市；江苏紧随其后，得分为3.66分；而浙江和安徽的得分分别为3.60分和3.54分，相差不大，但均低于上海和江苏。在评判能力方面，上海继续保持领先地位，得分为3.70分；浙江和江苏的得分相近，分别为3.50分和3.55分；安徽在此维度上得分为3.38分，略低于其他3个省市。在决策能力这一维度上，上海同样处于领先地位，得分为3.76分，显著高于其他省市。江苏的得分为3.48分，位居第二，而浙江和安徽的得分分别为3.46分和3.36分。总体来看，上海在长三角地区三省一市中的表现最为出色，其电子健康素养在所有维度上均位列首位。江苏紧随其后，而浙江和安徽的得分相对较低，但差距不大。

　　长三角地区的6个主要城市在电子健康素养上也表现出一定的差异。从总分来看，上海以18.95分位列首位，紧随其后的是南京，总分为18.91分。相较于其他城市，宁波的得分较低，总分为15.61分。这表明，虽然宁波属于长三角地区的主要城市，但在电子健康素养上仍有待加强。在应用能力方面，南京的得分最高，为3.86分，其次是上海，得分为3.81分。与此相反，宁波在此维度上得分最低，仅为3.16分，明显低于其他城市。在评判能力上，上海表现最为出色，达到了3.76分，而宁波再次位列末尾，得分为3.00分。在决策能力这一维度上，上海同样领先，得分为3.76分，超过其他所有城市，而合肥和宁波分别以3.32分和3.13分位列后两位。综合而言，上海和南京的电子健康素养在长三角地区显著领先，其得分在所有维度上均较高。

表5-9　长三角四省市电子健康素养量表简表总分及各维度得分均值（按总分排序）

地　区	应用能力	评判能力	决策能力	eHEALS-SF总分
上海	3.81	3.70	3.76	18.95
江苏	3.66	3.55	3.48	18.01
浙江	3.60	3.50	3.46	17.76
安徽	3.54	3.38	3.36	17.36

表5-10　长三角主要城市电子健康素养量表各维度得分及总分均值（按总分排序）

地　区	应用能力	评判能力	决策能力	eHEALS-SF总分
长三角	3.61	3.49	3.45	17.76
上海	3.81	3.76	3.76	18.95
南京	3.86	3.71	3.62	18.91
杭州	3.68	3.55	3.46	18.04
苏州	3.65	3.47	3.41	17.81
合肥	3.51	3.38	3.32	17.23
宁波	3.16	3.00	3.13	15.61

三、长三角地区居民电子健康素养影响因素

（一）主要发现概述

为验证本次调查数据的代表性，我们将其与第七次全国人口普查中的长三角地区数据进行了对比[①]。在性别特征上，全国人口普查数据显示，上海、江苏、浙江和安徽的男性人口比例分别为51.14%、51.68%、51.60%和50.97%，而本次调查中男性受访者占比为48.53%。这表明本次调查在性别分布上与全国普查的数据相对接近。在受教育程度上，全国普查数据中，上海、江苏、浙江和安徽的大学及以上受教育程度的人口占比分别为17.24%、44.95%、29.72%和17.91%。与此相比，本次调查中，技术学校及本科毕业者合计占比为76.9%，硕士研究生与博士研究生受访者加起来为23.10%。这显示出两者在高等教育程度人口的分布上具有相似性。关于年龄特征，全国普查数据中，长三角三省一市中15～59岁的人口比例如下：上海为63.35%，江苏为68.53%，浙江为64.87%，安徽为64.72%。而本次调查中，36～59岁和18～35岁的受访者合计占比为82.59%。尽管两者的年龄划分标准有所不同，但大致的

---

① 第七次全国人口普查公报[EB/OL]. (2021-05-13) [2024-01-20].https://www.gov.cn/guoqing/2021-05/13/content_5606149.htm.

中年及青年人口比例均显示相似的趋势。综上，本次调查在性别、受教育程度和年龄特征上均与第七次全国人口普查的长三角地区数据展现了较为接近的趋势，验证了我们调查数据的代表性和可靠性。

通过对长三角地区居民的电子健康素养进行独立样本 t 检验或单因素方差分析，我们观察到各人口学变量均与电子健康素养水平显示出一定程度的关联。首先，性别对个体电子健康素养有中等程度的影响，具体表现为男性得分略高于女性。其次，受慢病影响的受访者电子健康素养得分明显低于没有慢病的受访者。常住地对个体电子健康素养的影响也较为显著，城镇居民的得分显著高于农村居民。同时，年龄、最高文化程度、职业状态以及婚姻状况也都是电子健康素养得分差异的重要决定因素。具体来说，较年轻、接受过高等教育、学生和未婚者在电子健康素养上的得分更高。最后，我们对比了长三角地区内部及其与全国其他省区市在电子健康素养总分和各维度上的得分，结果显示长三角地区的受访者在各维度都有优异的表现。

（二）结果的解释和意义

1. 性别：长三角地区男性的电子健康素养得分略高于女性

在本研究中，我们探讨了性别与个体电子健康素养之间的关系，并发现男性在电子健康素养上的得分略高于女性。

首先，与我们的发现相符的有吴琼等[①]、李红敏等[②]、丛新霞等[③]以及 Xu 等人[④]的研究结果。这些研究均发现男性的电子健康素养得分高于

① 吴琼，赵光红，龚娟，等.武汉市大学生电子健康素养与健康生活方式现状及相关性分析[J].医学与社会，2022，35（8）：78-83.

② 李红敏，徐进，翟敏，等.宁夏农村居民电子健康素养及其影响分析[J].中国卫生事业管理，2022，39（11）：852-856，867.

③ 丛新霞，马效恩，徐凌忠，等.泰安市不同性别慢性病患者电子健康素养现状及其影响因素分析[J].中国公共卫生，2021，37（9）：1337-1342.

④ XU R H, ZHOU L M, WONG E L Y, et al. The association between patients' ehealth literacy and satisfaction with shared decision-making and well-being: multicenter cross-sectional study [J]. Journal of Medical Internet Research, 2021, 23(9): e26721.

女性。这种性别差异可能与男性更频繁地使用技术和在线资源有关[1]，或者男性在某些健康领域中有更多的知识和经验。此外，社会文化因素也可能起到作用，例如在某些文化中，男性可能更多被鼓励去探索和使用新技术。

　　然而，也有研究的结论与我们的发现不完全一致。例如，李佩瑶等[2]、刘晓雯等[3]、左乾涛等[4]、孟舒娴和沈冲[5]以及程丽楠和崔文香[6]的研究都发现不同性别的个体在电子健康素养得分上的差异不显著或与我们的发现结果相反。这种差异可能与研究的目标人群有关。例如，老年糖尿病患者、南京的大学生和吉林的中学生可能由于其特殊的健康需求、教育背景和经验，使得性别差异在这些特定群体中的表现与我们的发现不同。姜林辉等人[7]的研究提供了一个有趣的视角，他们发现虽然整体上性别差异不显著，但在某些维度上，如评判能力和决策能力，男性的得分高于女性。这可能意味着性别因素在电子健康素养的不同维度上有不同的影响。

　　2. 年龄：长三角地区不同年龄段在电子健康素养得分上差异显著

　　本研究发现不同年龄段的受访者在电子健康素养上的得分有显著的差异。这与部分文献的发现一致，但也存在一些差异。首先，我们的

---

① 李志光，贾仓仓.互联网使用对中老年人心理健康的影响：异质性特征与作用机制检验[J].江苏社会科学，2021（6）：72−79.

② 李佩瑶，陈璇，张红梅.老年糖尿病患者电子健康素养现状及其影响因素分析[J].现代临床护理，2021，20（11）：8−14.

③ 刘晓雯，秦文哲，徐凌忠，等.泰安市居民电子健康素养与抑郁症状的关系[J].中国心理卫生杂志，2022（365）：427−432.

④ 左乾涛，程静霞，彭维雪，等.社区居民电子健康素养水平及影响因素的城乡差异性分析[J].护理研究，2022，36（4）：587−593.

⑤ 孟舒娴，沈冲.南京某高校大学生电子健康素养及行为现状调查[J].中国健康教育，2018，34（3）：254−257.

⑥ 程丽楠，崔文香.吉林省中学生电子健康素养现状[J].中国学校卫生，2016，37（4）：526−528.

⑦ 姜林辉，郭锡尧，卢碧燕，等.大学生电子健康素养与体质健康的相关性[J].中国学校卫生，2022，43（7）：990−994.

发现与李红敏等[①]和 Xu 等[②]的研究结果相吻合,他们在宁夏农村地区具备上网能力的居民中发现,18～34 岁年龄段的受访者电子健康素养得分最高。此外,刘晓雯等人[③]的研究也支持了我们的结论,他们在泰安市受访居民中发现,年龄越小的群体,其电子健康素养得分越高。因为教育程度可能影响个体的信息获取能力、批判性思维和健康知识的积累[④]。因此,受过高等教育的人可能更容易理解和评估健康信息,从而做出更加明智的健康决策。此外,受教育程度的影响,年轻人可能更加习惯于使用社交媒体和移动应用来获取健康信息,而老年人则可能更加依赖于传统的媒体和医疗机构[⑤]。

　　不过,李佩瑶等人[⑥]的研究结果与我们的结果存在一定的差异。他们发现在老年糖尿病患者中,年龄越大,其电子健康素养得分越高。这种不同可能是老年糖尿病患者由于疾病管理的需要,更加关注与健康相关的电子信息,从而提高了他们的电子健康素养。但 Qin 等人[⑦]的研究则显示,在中国大学生中,年龄较大的学生,其电子健康素养得分更高。这可能是因为年龄较大的大学生可能已经接受了更多的健康教育

① 李红敏,徐进,翟敏,等.宁夏农村居民电子健康素养及其影响分析[J].中国卫生事业管理,2022,39(11):852-856,867.

② XU R H, ZHOU L M, WONG E L Y, et al. The association between patients' ehealth literacy and satisfaction with shared decision-making and well-being: multicenter cross-sectional study [J]. Journal of Medical Internet Research, 2021, 23(9): e26721.

③ 刘晓雯,秦文哲,徐凌忠,等.泰安市居民电子健康素养与抑郁症状的关系[J].中国心理卫生杂志,2022,36(5):427-432

④ 周文杰,包赞琪.信息贫富分化的"时间悖论":基于个人信息世界边界要素的实证检验[J].图书情报知识,2021,38(6):73-86.

⑤ 喻国明,刘淼.媒介动机如何影响人们的媒介使用:基于"全民媒介使用与媒介观调查"的描述与分析[J].新闻爱好者,2020(6):10-15.

⑥ 李佩瑶,陈璇,张红梅.老年糖尿病患者电子健康素养现状及其影响因素分析[J].现代临床护理,2021,20(11):8-14.

⑦ QIN N, SHI S, MA G, et al. Associations of COVID-19 risk perception, ehealth literacy, and protective behaviors among Chinese college students following vaccination: a cross-sectional study [J]. Frontiers in Public Health, 2022(9): 776829.

或有更多的健康管理经验。总的来说,年龄对个体电子健康素养的影响可能受到多种因素的影响,包括研究对象的特点、文化背景、教育水平和健康状态等。这也提示我们在未来的研究中,需要更加深入地探讨这些因素对个体电子健康素养的影响。

3. 文化程度:长三角地区高教育程度群体电子健康素养得分更高

本研究揭示了不同文化程度的个体在电子健康素养得分上的显著差异。这一发现与多数文献的结论相符,但也存在一些不同。为了更深入地理解这一关系,我们需要探讨可能的原因。首先,个体的教育程度通常与其信息处理能力、批判性思维和问题解决能力有关[①]。受教育程度较高的个体可能更容易理解和评估复杂的健康信息,因为他们在学习环境中已经习得了这些技能。例如,他们可能更擅长于从多个信息源中筛选出可靠的信息、批判性地评估信息的质量和可靠性,并据此做出明智的健康决策。我们的研究结果与李红敏等人[②]的研究结论相吻合,他们在宁夏农村地区具备上网能力的居民中发现,大专及以上教育程度的受访者得分更高。此外,刘晓雯等人[③]的研究也支持了我们的结论,他们在泰安市受访居民中发现,受教育程度高的个体,其电子健康素养得分更高。其次,受教育程度较高的个体可能更容易接触到健康教育资源,如学术文章、健康讲座和培训课程。这些资源为他们提供了更深入、更具体的健康知识,从而提高了他们的电子健康素养。这与左乾涛等人[④]的研究结果也是一致的。他们发现,无论是农村还是城市

---

① 刘森.媒介素养教育:新媒体视域下高校思想政治教育的新领域[J].江西师范大学学报(哲学社会科学版),2014,47(3):116-120.

② 李红敏,徐进,翟敏,等.宁夏农村居民电子健康素养及其影响分析[J].中国卫生事业管理,2022,39(11):852-856,867.

③ 刘晓雯,秦文哲,徐凌忠,等.泰安市居民电子健康素养与抑郁症状的关系[J].中国心理卫生杂志,2022,36(5):427-432.

④ 左乾涛,程静霞,彭维雪,等.社区居民电子健康素养水平及影响因素的城乡差异性分析[J].护理研究,2022,36(4):587-593.

居民,文化程度越高,电子健康素养得分也越高。此外,Xu等人[1]的研究以及Qin等人[2]的研究也都指出,受教育程度更高的个体在电子健康素养上得分更高。

然而,李佩瑶等人[3]的研究结果与我们的结果存在一定的差异。他们发现在老年糖尿病患者中,文化程度对个体电子健康素养得分的影响不显著。值得注意的是,虽然大多数研究都支持了教育程度与电子健康素养之间的正相关关系,但也有一些研究发现这一关系在某些特定群体或维度上不那么明显。这些差异可能由多种因素导致,如研究对象的特定健康需求、文化背景、地理位置、研究方法等。例如,农村地区的居民可能由于信息获取渠道的限制,更加依赖于口头传播和社区活动,而不是电子健康资源。

4. 家庭人均月收入：长三角地区高收入群体电子健康素养得分更高

在当前研究中,我们发现不同的家庭人均月收入的个体在电子健康素养上的得分上存在显著的差异。具体来说,家庭人均月收入越高的个体,其电子健康素养的得分更高。这一趋势与多位研究者的研究结论相契合。李佩瑶等人的研究聚焦于老年糖尿病患者,指出了个人月收入与电子健康素养得分之间的显著关联。他们发现,收入越高的老年糖尿病患者在电子健康素养上的得分也相应较高。这与吴琼等人[4]对武汉市大学生的研究结论呼应。吴琼等人的研究揭示,家庭经济

---

① XU R H, ZHOU L M, WONG E L Y, et al. The association between patients' ehealth literacy and satisfaction with shared decision-making and well-being: multicenter cross-sectional study [J]. Journal of Medical Internet Research, 2021, 23(9): e26721.

② QIN N, SHI S, MA G, et al. Associations of COVID-19 risk perception, ehealth literacy, and protective behaviors among Chinese college students following vaccination: a cross-sectional study [J]. Frontiers in Public Health, 2022(9): 776829.

③ 李佩瑶,陈璇,张红梅.老年糖尿病患者电子健康素养现状及其影响因素分析[J].现代临床护理,2021,20(11):8-14.

④ 吴琼,赵光红,龚娟,等.武汉市大学生电子健康素养与健康生活方式现状及相关性分析[J].医学与社会,2022,35(8):78-83.

情况较好的学生群体在电子健康素养得分上展现出更高的水平。李少杰等人[①]对济南市大学生的研究也指向同一个方向,即家庭经济状况较好的大学生在电子健康素养上的得分显著超越了经济状况一般或较差的同龄人。同样地,刘晓雯等人[②]对山东省泰安市居民的研究也证实了相同的结论,即经济状况较为富裕的居民在电子健康素养上的得分更为突出。

当视角从城市转向农村,左乾涛等人[③]的研究依然为我们呈现了类似的图景。他们观察到无论是在农村还是在城市,经济状况更好的居民在电子健康素养得分上均较高。此外,刘珍等人[④]对郑州市农村老年人的研究进一步细化了这一观点,他们指出月收入超过 2 000 元的农村老年人在电子健康素养上呈现出更高的得分。李红敏等人[⑤]的研究则深入到了宁夏的农村地区,结果显示家庭人均月收入较高的居民在电子健康素养上呈现更高的得分。

对于家庭人均月收入与电子健康素养的关系,已有文献均指向了一个共同的趋势:收入或家庭经济状况较好的人群更可能在电子健康素养上取得较高的得分。不同的研究虽聚焦于不同的地区和人群,但其核心观点在于经济条件是影响个体电子健康素养的一个重要因素。首先,较高的家庭收入可能意味着更好的教育资源和信息获取渠道[⑥]。

---

① 李少杰,尹永田,陈莉军,等.济南市大学生电子健康素养水平及影响因素分析[J].中国学校卫生,2019,40(7):1071-1074.

② 刘晓雯,秦文哲,徐凌忠,等.泰安市居民电子健康素养与抑郁症状的关系[J].中国心理卫生杂志,2022,36(5):427-432.

③ 左乾涛,程静霞,彭维雪,等.社区居民电子健康素养水平及影响因素的城乡差异性分析[J].护理研究,2022,36(4):587-593.

④ 刘珍.农村老年人电子健康素养现状及影响因素分析[C]//上海市护理学会.第四届上海国际护理大会论文汇编.2019:2.

⑤ 李红敏,徐进,翟敏,等.宁夏农村居民电子健康素养及其影响分析[J].中国卫生事业管理,2022,39(11):852-856,867.

⑥ 甘浩辰,贾雨歌.收入差异、媒介使用与知识获取:农村老年群体知沟的影响机制研究——基于 Logistics 回归的调节检验与分析[J].新闻界,2021(3):54-62,93.

这些家庭往往能够更容易地获取和理解健康相关的电子信息。其次，经济条件较好的家庭更有可能购买和使用先进的电子设备和服务，例如智能手机、电脑或付费健康应用，这些工具能够帮助他们更高效地获取、处理和应用健康信息。此外，较高的家庭收入也可能与个体的自我效能感、健康意识和健康行为有关，这些都是影响电子健康素养的重要因素[①]。

5. 职业状态：长三角地区学生电子健康素养得分最高，退休人员最低

不同职业状态的个体在电子健康素养得分上的显著差异在本次研究中得到了明确的反映。我们观察到学生在电子健康素养上的得分最高，而离退休人员的得分最低。这样的趋势可能与个体受教育年限、技术接触频率以及对电子健康相关信息的日常需求有关。对于学生得分较高的情况，这可能是因为在现代教育系统中，电子资源和工具的使用越来越普遍，使得学生对电子健康信息的接触和理解能力得到了加强[②]。与此相对，离退休人员可能在电子健康素养方面处于劣势。

在分析学生电子健康素养得分较高的背后原因时，首先不得不提及当前的教育环境。现代教育系统已经深度融合了数字化工具，使学生从小便与各种电子设备和在线平台打交道。这无疑提高了他们的技术熟悉度和数字适应能力。相对于其他群体，他们更习惯于使用网络来搜索、评估和分享健康信息。再者，受现代教育的影响，学生们通常被鼓励批判性地思考并评估所接收到的信息[③]。这一能力同样延伸到了电子健康信息的获取和处理上。此外，学生群体可能更加关心个人的

[①] 楚啸原，理原，王兴超，等.家庭社会经济地位与青少年自我效能感的关系：家庭支持的中介作用与性别因素的调节作用[J].心理科学，2019，42（4）：891-897.

[②] 顾理澜，李刚，常颖昊.PISA2018解读：中国学生阅读开展状况的分析及建议——基于中国四省市PISA2018数据的分析与国际比较[J].中小学管理，2020（1）：21-24.

[③] 刘森.媒介素养教育：新媒体视域下高校思想政治教育的新领域[J].江西师范大学学报（哲学社会科学版），2014，47（3）：116-120.

健康和形象,导致他们更主动地在线上寻找健康建议或信息[1],进而提升其电子健康素养。值得注意的是,相对于其他群体,学生的日常生活中有更多的时间和机会在互联网浏览,这可能使他们接触到更多的健康资源,从而积累更丰富的电子健康知识[2]。

与此相似,Xu等人[3]在其对中国患者群体的研究中也发现了在职人员的电子健康素养得分较高。这可能是因为在职人员更频繁地使用技术,从而增强了他们的电子健康素养。此外,他们可能有更多的资源和机会来接受相关的培训或教育。然而,左乾涛等人[4]的研究与我们的发现在某种程度上不同。他们发现,在农村居民中,不同职业状态的个体在电子健康素养得分上的差异并不显著。这可能是因为农村地区的居民可能存在共同的环境因素,如低技术接触率或较少的健康教育资源,这些因素可能掩盖了职业状态的效应。

6. 婚姻状况:长三角地区未婚者电子健康素养得分更高

在婚姻状况与电子健康素养的关系上,我们的研究发现未婚者在电子健康素养得分上明显高于其他婚姻状况的受访者。这一发现与李佩瑶等人对老年糖尿病患者的研究结果相呼应,他们发现未婚者的电子健康素养得分更高[5]。类似地,李红敏等人[6]也在宁夏农村地区的居民

① 李旭光,姜富强,周力虹,等.信息生态视角下高校学生网络健康信息搜寻行为影响因素及互动关系研究[J].信息资源管理学报,2021,11(2):85-96.
② 邹霞,谢金文.互联网使用对在校大学生麻醉功能的影响研究:基于对上海4所高校学生的调查分析[J].新闻界,2017(8):67-74.
③ XU R H, ZHOU L M, WONG E L Y, et al. The association between patients' ehealth literacy and satisfaction with shared decision-making and well-being: multicenter cross-sectional study [J]. Journal of Medical Internet Research, 2021, 23(9): e26721.
④ 左乾涛,程静霞,彭维雪,等.社区居民电子健康素养水平及影响因素的城乡差异性分析[J].护理研究,2022,36(4):587-593.
⑤ 李佩瑶,陈璇,张红梅.老年糖尿病患者电子健康素养现状及其影响因素分析[J].现代临床护理,2021,20(11):8-14.
⑥ 李红敏,徐进,翟敏,等.宁夏农村居民电子健康素养及其影响分析[J].中国卫生事业管理,2022,39(11):852-856,867.

中观察到，未婚者的得分超过其他婚姻状况的居民。这可能是因为未婚者通常较年轻，对于数字技术更为熟悉，这使他们在电子健康信息处理方面有优势。

　　然而，刘晓雯等人[①]在针对山东省泰安市居民的研究中得出了不同的结论，他们发现有配偶者的电子健康素养得分更高。这种差异可能与受访群体的社会经济状况、教育背景和健康需求有关。有配偶者可能因为有更多家庭责任而更加注重健康信息的获取和应用[②]。此外，左乾涛等人[③]的研究给出了一个有趣的视角：在农村居民中，未婚者的电子健康素养得分较高；但在城镇居民中，婚姻状况对个体电子健康素养得分的影响并不显著。这可能提示，农村与城镇居民在电子健康素养方面受到的影响因素存在差异，比如城镇居民可能接触到更多的健康教育渠道和资源。

　　7. 慢病状况：长三角地区无慢病受访者电子健康素养得分更高

　　关于有无慢病情况与个体电子健康素养之间的关系，我们发现有慢病的受访者在电子健康素养上的得分显著低于无慢病的受访者。我们的结论与 Xu, Zhou 和 Wong 等人[④]的研究具有一致性。他们在对中国患者群体进行研究时发现，没有慢性病的患者报告的电子健康素养得分更高。首先，没有慢性病的人群可能在日常生活中更加积极地获取和使用健康信息，因为他们更注重预防而不是治疗。其次，这部分人群可能更乐于接受和采纳新技术，包括电子健康工具，使得他们在这方面的知识和技能得到了提升。与此相对，有慢性病的患者可能由于病

---

① 刘晓雯，秦文哲，徐凌忠，等.泰安市居民电子健康素养与抑郁症状的关系[J].中国心理卫生杂志，2022，36（5）：427-432.

② 卿石松.性别角色观念、家庭责任与劳动参与模式研究[J].社会科学，2017（11）：91-100.

③ 左乾涛，程静霞，彭维雪，等.社区居民电子健康素养水平及影响因素的城乡差异性分析[J].护理研究，2022，36（4）：587-593.

④ XU R H, ZHOU L M, WONG E L Y, et al. The association between patients' eHealth literacy and satisfaction with shared decision-making and well-being: multicenter cross-sectional study [J]. Journal of Medical Internet Research, 2021, 23(9): e26721.

情的限制、对医疗环境的依赖或其他原因,相对减少了他们对电子健康资源的接触和利用①。

　　然而,这一结论与左乾涛等人②关于农村居民的研究结果不完全一致。他们观察到在农村居民中,有无慢病状况对个体的电子健康素养得分并不存在显著影响;但在城镇居民中,没有慢病的受访者得分较高。这或许说明,在农村地区,其他因素如接入网络的条件、教育背景或社会经济地位可能产生了更大的影响。而在城镇中,健康信息和电子健康资源的普及可能导致无慢病的居民有更高的得分③。另外,刘晓雯等人④的研究则与我们的结论存在较大差异,他们在山东省泰安市受访居民中发现,有慢性病的受访者的电子健康素养得分更高。这可能是因为有慢性病的居民可能更加关心自己的健康状况,从而更积极地寻找和使用电子健康信息。

　　8. 常住地:长三角地区城镇居民电子健康素养得分高于农村居民

　　本研究发现城镇与农村的受访者在电子健康素养上存在显著差异,城镇受访者的得分明显高于农村受访者。这一发现与李少杰等人⑤的研究以及程丽楠和崔文香⑥的研究结果是一致的,两者都指出城镇的学生群体在电子健康素养得分上高于农村学生。

　　深入探讨这一趋势背后的原因,我们认为城镇居民可能更容易、更

---

① 周敏,郅慧.“替我搜一下”:慢性病患者健康信息替代搜寻行为影响因素研究[J].新闻记者,2022(12):81-96.

② 左乾涛,程静霞,彭维雪,等.社区居民电子健康素养水平及影响因素的城乡差异性分析[J].护理研究,2022,36(4):587-593.

③ 袁浩,谢可心,王体基.城市居民的互联网行为对城市居民社区参与的影响[J].城市问题,2019(4):81-87.

④ 刘晓雯,秦文哲,徐凌忠,等.泰安市居民电子健康素养与抑郁症状的关系[J].中国心理卫生杂志,2022,36(5):427-432.

⑤ 李少杰,尹永田,陈莉军,等.济南市大学生电子健康素养水平及影响因素分析[J].中国学校卫生,2019,40(7):1071-1074.

⑥ 程丽楠,崔文香.吉林省中学生电子健康素养现状[J].中国学校卫生,2016,37(4):526-528.

频繁地接触到与健康相关的电子信息。城市中的多样化媒体和广泛的网络覆盖使得信息传播更为便捷。同时，城市往往集中了更多的教育资源，这可能意味着城镇居民受益于更多的教育机会，从而提高了他们的电子健康素养①。另外，城镇居民可能拥有更多的电子设备，且更加熟练地使用它们，使他们更能够有效地获取和理解电子健康信息。最后，城镇中可能拥有更为浓厚的健康文化氛围，如公共健康宣传活动或健康教育活动，这有助于提高居民的健康意识和电子健康素养。

9. 长三角地区电子健康素养水平，高于全国平均水平，存在地区差异

本研究对长三角地区居民的整体电子健康素养水平进行了深入的对比分析，得出了以下几点发现。

首先，长三角地区居民在电子健康素养总得分上普遍高于全国平均水平，显示出该地区居民在电子健康素养上的相对优势。具体地，上海、江苏和浙江的得分均高于全国平均得分，其中上海的得分优势尤为显著。这可能与长三角地区的经济发展、教育普及率以及数字技术的广泛应用有关。这一结果印证了长三角地区在技术发展和人才培养方面的领先地位。

其次，长三角地区居民在电子健康素养的细分领域中也展现出了显著的优势，尤其是与中南地区和西北地区居民进行对比时。长三角地区居民在应用能力、评判能力和决策能力3个子维度上的得分均略高于全国平均水平，这意味着长三角地区的居民不仅在电子健康信息的获取和使用上更为熟练，同时也更加善于评判和决策。这可能与该地区教育体系的先进以及居民对电子健康技术的积极态度和高接受度有关。

最后，在长三角地区的内部比较中，上海无疑是最为突出的，无论是在总得分还是各细分领域都表现出了领先地位。江苏紧随其后，而

① 和爽,周典,戴靓华,等.社区养老建筑医养空间构成模式研究：基于慢性病医养需求指数[J].建筑学报,2023(2): 92-97.

浙江和安徽的得分虽然相对较低,但仍然是在可接受的范围内。这种内部的得分差异可能与各省市的经济发展、教育资源分配以及科技应用水平有关。长三角地区的六大主要城市在电子健康素养得分上也存在明显的差异。其中,南京和上海的得分明显领先,而宁波的得分相对较低。这可能与这些城市的经济发展、教育资源以及健康技术应用的普及程度有关。值得注意的是,尽管宁波是长三角地区的主要城市之一,但其在电子健康素养上的得分仍然有待提高,这提醒我们在推动健康技术应用时,需要更加注重地方特色和实际需求。

总之,长三角地区的电子健康素养水平整体较好,但仍存在一定的地区差异。在推广健康技术和电子健康服务时,应考虑各地的实际情况,制定针对性的策略和措施,以进一步提高长三角地区居民的电子健康素养水平。

四、长三角地区居民电子健康素养的示范和引领作用

随着我国对人民健康的高度重视,尤其是在"健康中国2030"战略下,我们对全民健康的认识已从单纯的医疗治疗转向了健康促进、预防与管理。电子健康素养作为"健康中国"建设的重要组成部分,显得尤为重要。长三角地区作为我国经济最具活力的区域之一,其居民电子健康素养水平的不断提高,不仅是该地区发展的必然要求,更是对"健康中国"战略的有力响应和落实。

我们的调查结果显示,长三角地区居民的电子健康素养总体呈上升趋势,但仍存在不足。这与该地区的经济发展、教育普及、信息技术应用等方面的综合实力有关。从政策层面看,长三角一体化战略为该区域居民电子健康素养的提高提供了有利条件。《长江三角洲区域一体化发展规划纲要》中关于"打造健康长三角"的相关内容,为我们在电子健康素养方面的研究提供了政策支撑和方向指引。

未来,结合长三角地区的特点和优势,我们应加强科技创新,推广

电子健康平台的应用，实现健康信息的共享和远程医疗服务的联通。同时，要借助长三角一体化的政策红利，加强与上海、江苏、安徽等地的合作，共同推动电子健康产业的发展。此外，长三角地区居民的电子健康素养水平不仅与技术和应用水平相关，更在于人们的认知、态度和行为。因此，未来在推动电子健康技术和平台发展的同时，还需加强对公众的电子健康教育和培训，提高人们的电子健康意识和能力，确保每个人都能享受到电子健康带来的便利。

总的来说，长三角地区的电子健康素养研究为我们揭示了当前的现状和存在的问题，也为未来的发展指明了方向。结合国家和地区的政策导向，我们有理由相信，长三角地区的电子健康事业将得到快速而稳健的发展，为构建健康中国做出更大的贡献。

附 录

附录一

条 目 内 容	非常 不相符	不相符	说不清	相符	非常 相符
	1分	2分	3分	4分	5分
1. I know how to find helpful health resources on the Internet					
2. I know how to use the Internet to answer my health questions					
3. I know what health resources are available on the Internet					
4. I know where to find helpful health resources on the Internet					
5. I know how to use the health information I find on the Internet to help me					
6. I have the skills I need to evaluate the health resources I find on the Internet					
7. I can tell high quality from low quality health resources on the Internet					
8. I feel confident in using information from the Internet to make health decisions					

附录二

条 目 内 容	非常不 同意	不同意	不确定	同意	非常 同意
	1分	2分	3分	4分	5分
1. read disclosure statements on health websites					
2. check for credentials and institutional affiliations of those who provide information on websites					

条　目　内　容	非常不 同意	不同意	不确定	同意	非常 同意
	1分	2分	3分	4分	5分
3. check the ownership of a health website					
4. check a website's sponsor(s)					
5. check for financial ties between website information and the website's sponsor(s)					
6. appraise the adequacy and integrity of information providers' credentials					
7. check to see whether a physical address is provided					
8. check for stated goals and objectives					
9. appraise whether coverage of health topics is clear and comprehensive					
10. check whether other print or Web resources confirm information provided					
11. checked whether information is current and updated					
12. check for the last time information was updated					
13. if they were confident in their ability to appraise information quality on the Internet					
14. asked health professionals for advice about where to find credible information on the Internet					
15. discussed information obtained from the Internet with a health professional					
16. believed information provided on the Internet was credible					
17. believed information provided on the Internet was balanced and accurate					
18. thought information provided on the Internet was the same as or better than what most health professionals provided					
19. trusted the Internet for obtaining accurate health information					

附录三

条　目　内　容	完全 不同意	不同意	不确定	同意	完全 同意
	1分	2分	3分	4分	5分

1. I know what health resources are available on the Internet.

2. I know where to find helpful health resources on the Internet

3. I know how to use the Internet to answer my health questions

4. I have the skills I need to evaluate the health resources I find on the Internet

5. I can tell high-quality from low-quality health resources on the Internet

6. I can easily extract the essential meaning of some health information on the Internet

7. Considering all health information on the Internet, I sometimes find it difficult to select the most relevant for my health

8. The huge quantity of health information available on the Internet usually confuses me

9. I do not have any difficulties understanding the terminology used by some online health resources

10. Sometimes, when I am confronted with a health issue, I am not sure where to start searching for information on the Internet

11. I feel confident using information from the Internet to make successful health decisions

12. Usually, I do not find helpful health information on the Internet

13. The Internet helps me to make decisions about my health more easily

14. It is important for me to be able to access health-related online information

续　表

条　目　内　容	完全 不同意	不同意	不确定	同意	完全 同意
	1分	2分	3分	4分	5分
15. If I do not fully understand health information on the Internet, I try to make sense of it					
16. If I do not understand health information on the Internet, I would rather ask somebody for an explanation than to form my own conclusions					
17. It is important to me to check health information that I find on the Internet with other resources(such as doctors, books, friends, or relatives)					
18. I think that most of the health information we find on the Internet can be trusted					
19. I am satisfied with the first health resource on the Internet that can deliver answers to my questions					
20. On the Internet, I prefer reading short and simple health explanations instead of complicated expert clarifications					

附录四

How easy or difficult is it for you to …

1. Use the keyboard of a computer (eg, to type words)?
2. Use the mouse (eg, to put the cursor in the right field or to click)?
3. Use the buttons or links and hyperlinks on websites?

When you search the Internet for information on health, how easy or difficult is it for you to …

4. Make a choice from all the information you find?
5. Use the proper words or search query to find the information you are looking for?
6. Find the exact information you are looking for?
7. Decide whether the information is reliable or not?
8. Decide whether the information is written with commercial interests (eg, by people trying to sell a product)?
9. Check different websites to see whether they provide the same information?

10. Decide if the information you found is applicable to you?

11. Apply the information you found in your daily life?

12. Use the information you found to make decisions about your health (eg, on nutrition, medication or to decide whether to ask a doctor's opinion)?

When you search the Internet for health information, how often does it happen that …

13. You lose track of where you are on a website or the Internet?

14. You do not know how to return to a previous page?

15. You click on something and get to see something different than you expected?

16. Clearly formulate your question or health-related worry?

17. Express your opinion, thoughts, or feelings in writing?

18. Write your message as such, for people to understand exactly what you mean?

When you post a message on a public forum or social media, how often …

19. Do you find it difficult to judge who can read along?

20. Do you (intentionally or unintentionally) share your own private information (eg, name or address)?

21. Do you (intentionally or unintentionally) share some else's private information?

附录五

条 目 内 容	非常不同意	不同意	同意	非常同意
	1分	2分	3分	4分

1. Using technology to process health information

1) I use technology to find...

2) I often use technology to understand...

3) Technology helps me decide...

4) I use technology to share...

5) I use technology to organize...

2. Understanding of health concepts and language

1) The information I have helps me...

2) I have enough information to take part in...

3) I understand medical results...

4) Overall, I understand how my body...

5) I use measurements about my body to...

3. Ability to actively engage with digital services

1) I know how to get...

2) I know how to make health technology...

3) I can enter data...

4) I quickly learn how to...

5) I easily learn to use...

条　目　内　容	非常不同意	不同意	同意	非常同意
	1分	2分	3分	4分

4. Feel safe and in control
1) I am sure that my health data...
2) My electronic health care data are being stored...
3) I have a clear understanding of...
4) I am sure that only authorized people...
5) I am confident that health care providers...

5. Motivated to engage with digital services
1) Technology makes me feel actively...
2) I find technology helps me...
3) I find I get better services...
4) Technology improves my communication...
5) I find technology useful...

6. Access to digital services that work
1) Information about my health is always available...
2) My health care providers deliver services that I can access...
3) My health data are available...
4) All the health technology I use works...
5) Most of my health care providers can be accessed...
6) I have access to health technology that...

7. Digital services that suit individual needs
1) I find that digital services can adapt...
2) I find that digital health services seem to...
3) I find digital health services are provided to me in a way...
4) Digital health services provide me with easy ways...

附录六

工具一

条　目　内　容		选　　项		
Functional health literacy Imagine this is a patient information leaflet on 500 mg paracetamol tablets (Panodil). Fill in the blanks by choosing from the four options below each blank.	A	B	C	D

条 目 内 容	选 项			
Panodil is a painkiller and also _____ your temperature when you have a fever.	reuses	increases	rescues	reduces
The maximum dose for children is 50 mg/kg/day divided in 3–4 doses per day. E.g. if the child weighs 30 kg, the maximum dose is _____ mg a day.	500	1 000	1 500	3 000

工具二

条 目 内 容	非常困难	困难	容易	非常容易
	1分	2分	3分	4分
1. Find information on treatments of illnesses that concern you?				
2. Follow instructions from your doctor or pharmacist?				
3. Understand advice on health from family members or friends?				

工具三

条 目 内 容	非常不熟悉	不熟悉	熟悉	非常熟悉
	1分	2分	3分	4分
1. Rehabilitation				
2. Spleen				
3. Medical ventilator (respirator)				
4. Withdrawal (symptoms)				

工具四

条 目 内 容	选 项			
Choose the option that you believe is the right one for each of the seven questions.	A	B	C	D

续　表

条　目　内　容	选　项			
1. Which of the following is one of the livers main functions?	Detoxing of the blood	Oxygenate blood	Urine production	I will ask someone else, since I'm unsure about the answer
2. Nephrology is the doctrine of?	Liver diseases	Kidney diseases	Nervous diseases	I will ask someone else, since I'm unsure about the answer

工具五

条　目　内　容	非常不熟悉	不熟悉	熟悉	非常熟悉
	1分	2分	3分	4分
1. Keyboard				
2. Settings				
3. Operating system (e.g. Windows)				
4. User name				

工具六

条　目　内　容	非常不自信	不自信	自信	非常自信
	1分	2分	3分	4分
1. How confident do you feel …?				
2. Using a computer in general?				
3. Using touchscreen?				
4. Finding information online?				

工具七

条 目 内 容	完全 不同意	不同意	同意	非常 同意
	1分	2分	3分	4分
1. I'm interested in using computers				
2. I'm fond of my computer				
3. I'm not afraid to try out new functions on computers				